以人为本的
听力咨询与康复
—— Counseling-Infused ——
Audiologic Care

[美] 约翰·格里尔·克拉克 [美] 克里斯蒂娜·M·英格利希 ◎ 著

冯定香 刘国益 彭惠融 ◎ 编 译

U0212920

重庆出版集团 重庆出版社

图书在版编目（CIP）数据

以人为本的听力咨询与康复 / （美）约翰·格里尔·克拉克，（美）克里斯蒂娜·M·英格利希著；冯定香，刘国益，彭惠融编译. -- 重庆 ：重庆出版社，2024. 9.
ISBN 978-7-229-19087-3

Ⅰ. R764.5

中国国家版本馆CIP数据核字第2024VE1556号

以人为本的听力咨询与康复
YIRENWEIBEN DE TINGLI ZIXUN YU KANGFU
[美]约翰·格里尔·克拉克　[美]克里斯蒂娜·M·英格利希　著
冯定香　刘国益　彭惠融　编译

责任编辑：袁婷婷
责任校对：何建云
装帧设计：何海林

重庆出版集团
重庆出版社 出版

重庆市南岸区南滨路162号1幢　邮政编码：400061　http://www.cqph.com
重庆诚迈文化传媒有限责任公司制版
重庆升光电力印务有限公司印刷
重庆出版集团图书发行有限公司发行
E-MAIL:fxchu@cqph.com　邮购电话:023-61520646
全国新华书店经销

开本：889mm×1194mm　1/16　印张：29.75　字数：466千
2024年10月第1版　2024年10月第1次印刷
ISBN 978-7-229-19087-3
定价：168.00元

如有印装质量问题,请向本集团图书发行有限公司调换：023-61520678

版权所有　侵权必究

序

随着医学模式从生物医学到生物—心理—社会的转化，国际功能残疾和健康分类ICF的出台，以人为本的听力康复模式（Person-Centred Care, PCC）也越来越被行业认可和推崇。2021年WHO发布了世界听力报告，将以人为本的服务整合到耳和听力康复中作为未来10年的战略。为了促进PCC的实施，2022年底，美国言语语言听力协会（ASHA）发布了成人听力康复临床实践指南，其核心内容是建议患者应接受在PCC框架下的4种听力康复措施：听觉管理、患者教育、个人调整咨询和康复训练。同时，听力行业不断变化的技术和服务模式更加突显了PCC和咨询对提高医患双方满意度的重要性，而其核心是以人为本的听力咨询。听力咨询是通过无时不在的医患沟通而呈现的，并融合贯穿在听力康复的每一个过程中。

但是，长期以来，国内外听力行业都存在几个需要反思的问题：听力学的主要工作内容就是听力测试或验配助听器吗？我们是否太关注层出不穷的技术或产品？相对患者的生活质量和整体健康，我们对患者生活情景中的沟通能力和人际关系的关注度如何？以人为本这个既传统又现代的理念，到底有没有方法得以在临床中实施和操作？听力咨询的具体内容到底是什么？其康复效果是如何发挥的？

正是在这种大背景下，John Greer Clark 和 Kristina M.English 博士在1990年推出了首版开创性著作 *Counseling-Infused Audiologic Care*，并不断再版，该书发行后即被美国听力协会评为25本最重要的听力学专著之一。近三十年来该书一直是以人为本听力咨询主题的权威经典著作，也是美国听力学博士咨询课程的教科书，同时是执业听力学家继续教育的课程之一。它可以被称为听力咨询和康复领域系统而完整的学习指南，也是临床实践的实施指南。

本书以循证实践为基础，采用系统化的方式进行组织，第一到第五章是概论，涵盖了以人为本的发展历史，听力咨询的定义、内容和方法，面对听力损失的情绪反应，发展医患关系的重要性和方法，以及听力诊断和评估时期咨询的重要性和方法。第六到第十章针对全生命周期中的各类患者群体，讨论了具体咨询技巧和考虑因素，包括儿童、青少年、成人和老年人，其中第九章专门描述了如何提高助听器接受度的咨询考虑因素。第十一到十三章充分考虑了听障患者的普遍心理感受，如对听障污名的恐惧、对听障的诸多担心，并在此基础上从以人为本的角度详述了听障患者教育、提高沟通能力和提供小组支持的咨询技巧。

近几年来PCC在中国方兴未艾，经过一批先行专家的共同努力和实践，证明了PCC在中国行之有效。同时我们也看到还有很多知识技能需要发展，听力咨询是急需填补的空白。相信本书将帮助听力康复专业人员系统学习PCC，特别是咨询的理论和系统方法，同时更充分地理解各种PCC工具背后的原理，提高医患沟通能力，最终提供高质量的听力康复服务，提升医患双方的满意度。本书适合所有从事听力康复工作的人员，包括耳鼻喉科医生、听力师、助听器验配师、特教老师、言语病理治疗师、听力与言语康复学专业在校学生、听力中心工作人员和广大听障者等。

在本书的编译过程中，我们非常感恩各方的大力支持，感谢原作者的分享，感谢出版社对听障人士的关注，感谢各位PCC先行专家的投入和对本书的支持，包括热情洋溢的推荐！

冯定香　刘国益　彭惠融

国内权威专家推荐语

　　本书出版发行意义重大。中国已进入老龄化时代，助听设备验配及听力康复需求将会持续增长。而助听设备的验配和康复过程更加复杂，需要长期追踪和不断优化。其中，以人为本、以患者为中心的人文关怀、情感沟通和应对工具更显重要。这本书将会带来国际上在这一领域的新视野、新认知，同时带来适合我国国情的新方法和实用工具，将会及时填补并迅速提升我国在这一领域的普遍认知，并促进我国听力医学以人为本的事业健康发展。

马芙蓉教授

北京大学第三医院耳鼻咽喉科主任

中国医师协会耳鼻咽喉分会副会长

　　这是既有理论又有实践的一本好书。因为我自身耳聋、配戴助听器十年，深深体会到"以人为本的听力咨询与康复"有多么重要。

高成华教授

中国聋儿康复研究中心　原中心主任

　　本书填补了国内以人为本听力咨询和康复的空白，是编译团队在权威经典著作基础上，结合国内现状和实践经验后倾情而成的临床实践指南。它以临床听力咨询和以人为本的医患沟通为主线，康复效果为目标，注重临床实践和技能提升，以适中为出发点，以适中为终结点。推荐这本书，因为它既是经典，是核心，又与时俱进。

于丽玫博士

《中国听力语言康复科学杂志》总编辑

本书既是临床实践指南，也是前沿的听力学教材，它将咨询理念和技能贯穿于听力健康管理的全程。原作者和编译者凭借深厚的专业知识、丰富的实践经验和对国内现状的了解，指导我们如何与听障者建立信任和尊重的关系，激发听障者的主动性和责任感，帮助听障者达到最佳的听力效果和生活质量。本书内容全面而实用，案例生动而贴切，练习设计巧妙而有趣，既能提高学生的理论水平，又能培养学生的实践能力。本书是听力与言语康复学专业不可或缺的宝贵资源，无论是作为教材还是作为参考书，都值得所有关心听力与言语康复领域的读者阅读。

蒋雯博士

徐州医科大学听力与言语康复学专业讲师

徐州市听力学会秘书长

听力学咨询在美国临床博士教育以及英国的本科和硕士听力教育课程中都是必修的学习内容。临床听力学和言语康复作为帮助人们交流沟通的学科之一，每位临床从业人员都应该具备以患者为中心的临床听力服务的基本素养。虽然在临床咨询工作中会有文化差异，但本书在英文原著基础上，经过细致推敲和编译，填补了国内这方面的教材空白，将一定会对我国听力言语康复学本科/硕士教育和听力学咨询在临床应用方面起到积极的推动作用！

李国平博士

英国南安普顿大学中英听力学教育部　主任

这本书对以人为本的听力咨询和康复实践进行了系统的阐述，并结合案例加以细致解释说明，非常实用和及时，对听力康复行业在技术和服务方面上一个台阶定会起到积极的推动作用。

黄青平老师

重庆西南医院

本书首次在国内系统介绍了如何为听力障碍个体提供以人为本的听力健康管理服务，这将提高医患双方的满意度。本书也是一本以"实战"为导向的听力服务实践指南，既提供了几十个以人为本听力康复PCC量表和工具，又通过大量临床案例和医患沟通场景中的对话进行说明，读者可以即刻"上手"帮助患者，并不断提高自己医患沟通和听力咨询的技巧，它是听力康复服务专业人士必备的工作指导书。

田宏斌博士

博聆听觉康复中心　首席听力学家

本书编译团队近年来立足中国，公益致力于以人为本听力康复服务理念和实施方法的研究、教育培训和推广；本书的编译出版，能大力支持中国所有听力康复从业人员，专业、系统地了解听力康复是一种慢病管理，以人为本能注重个人感受，便于效果评估，不断改善结果、提高满意度，提升患者真正的幸福感。

万敏老师

北京听力协会会长

作为一个科班出身，在听力康复领域从业15年的听力师，我想说：循证医学固然重要，以人为本尤不可缺，本书的听力咨询理论和方法都是建立在循证的基础上，给出了听力康复的最佳实践指南。

郑志红主任

佳音听力　首席听力学家兼创始人

以人为本的本质是以患者为中心，重视个体的心理社会需求，全面解决患者的健康问题，这也体现了医学人文精神。由于文化差异，国外的听力服务行业重视患者的体验，把以患者为中心融合在常规看诊流程中，而我国长期处于以疾病为中心的传统生物医学模式，病人多时间紧，医患沟通不足，对患者的心理社会特点关注少，根本原因在于没有做到以人为本的落地，缺乏行之有效的沟通咨询方法。本书一定会给中国听力学注入新鲜血液，指导国内听力康复从业者提升以人为本的专业素养和技能，了解听障者的需求，在系统性地关注人整体生理、心理、社交等方面基础上，实现医患之间的高效沟通和互动，提高听障者的满意度，帮助更多的听障者回归有声世界。

张丽萍博士

上海交通大学医学院医学技术学院听力与言语康复系副主任

前　言

当患者和家属初诊时，他们希望遇到能够回答他们问题并理解他们的听力学家，因为这两个方面都很重要。然而，证据表明，听力康复专业人员的医患沟通能力实际上更重要，是帮助患者成功康复的基础。此外，有效的沟通训练指导对于听障患者一直很重要，听力学家很早就认识到需要为患者提供更好的咨询和康复训练指导，然而，他们经常感觉自己因缺乏这方面的知识和技能而无法提供这样的服务。事实上，近几十年来，这个主题不断在会议和文章中被提及，充分说明了它对行业的重要性。

一直以来听力学更接近于生物医学模式中自上而下的模式，听力学家专注于听力障碍本身。本书的主要目的是帮助听力学从业者重新调整听力康复的重点，专注于有听力障碍的人本身，以便更好地让患者参与进来，一起管理听力损失造成的社交、心理等负面影响。

为了让患者成功康复以应对家庭生活、教育环境、工作或社交中面临的挑战，听力学家在提供服务时必须把有效的患者咨询融入听力康复服务中。这是一本实施指南，它把患者教育和个人调整咨询的原则整合到了高质量的以人为本听力康复中。

在美国，听力学从业者必须拥有博士学位，也有着很大的自主权。研究清楚地表明，单纯通过助听设备提高听觉的干预措施往往不能解决患者的全部沟通困难，而这些困难可能会加剧患者对助听设备和听力服务的不满，进而抑制行业发展，阻碍听力学家向更多其他听损者提供服务。

诚然，听力学家在诊断方面的专业知识对于患者管理始终很重要，因为任何康复方案都无法独立于对患者听力状况的全面评估而制定。但是，如果不能通过完善的咨询技能来加强医患沟通，形成良好的互动关系，就很难让患者及其家属充分参与康复工作，进而产生最佳的康复效果。

本书的读者不需要具有咨询或者听力康复的背景知识。它可以用作咨询课程培训的独立教材，也可以把它融入其他课程中，或者作为全面听力康复的课程之一。本书整体内容更侧重于临床应用，因此对各种方法的理论和具体研究阐述较少，同时也为寻求更多咨询和听力康复信息的读者提供了额外的参考资料。

本书的每一章都以临床案例为开头，为该章的展开奠定基调。各章正文开始是学习目标，能够帮助读者快速了解该章的要点。对于重要咨询方法和要点，各章都使用了实际案例进行阐述和分析，以便更好地说明其概念和技巧；同时，书中还提供了大量具体的医患沟通场景和对话，帮助读者在阅读过程中将所学内容与自己的临床实践或患者进行"对接"和"共鸣"，读者也可以直接应用书中提出的咨询方法和沟通话术。这种设计使读者能够更深入地理解并实践所学的沟通技巧，使其在实际接待听障患者时更加得心应手。每章结尾还有进一步学习的讨论问题和学习活动。同时，书中还提供了几十个咨询问卷、技能量表和工具，展示了以人为本听力咨询和康复的具体过程和细节。各章还引用了支持以人为本听力咨询和康复的证据和研究文章。

以人为本的听力咨询和康复是听力学专业人员必备的知识和技能，在美国该书的内容既作为听力学博士咨询课程的教材，也是听力学家在临床实践中继续教育的培训内容之一。同时本书的内容可以促进以人为本听力康复服务，所以适合所有听力康复专业人员和听障者。

John Greer Clark，Kristina M. English

目　录

序　1

国内权威专家推荐语　1

前　言　1

第一章　以人为本听力咨询与康复的定义

1.1　什么是听力咨询和以人为本?　…………………………4

1.2　听力咨询的原则　…………………………………………10

1.3　听力咨询不是心理治疗　…………………………………19

1.4　听力咨询的效果有证可循吗?　…………………………24

第二章　面对听力损失的情绪反应

2.1　哀伤的不同阶段　…………………………………………40

2.2　不同年龄听障者的哀伤表现和影响　……………………47

2.3　应对听障者的哀伤情绪　…………………………………50

2.4　哀伤情绪的转化　…………………………………………53

2.5　临床服务中的情感消耗　…………………………………56

第三章　以人为本听力咨询的理论和方法

3.1　听力学家的咨询责任　……………………………………62

3.2　内容咨询　…………………………………………………64

3.3　听力咨询的理论和方法　…………………………………68

3.4　听力学家混合使用各种咨询方法　………………………77

1

第四章　建立以人为本的医患关系和沟通

4.1　感受是医患关系的基础 ……………………………………84

4.2　互相合作的医患关系和沟通 ………………………………89

4.3　听力学家提问的方式和效果 ………………………………91

4.4　听力学家回应患者的方式和效果 …………………………95

4.5　个人社交风格和医患关系 …………………………………106

4.6　患者拒绝接受康复方案和改变时 …………………………113

第五章　听力诊断和评估初期的咨询

5.1　看诊前检查对患者心理状态的假设 ………………………122

5.2　听力学家在看诊初期的倾听和认同 ………………………124

5.3　看诊初期的咨询重点 ………………………………………127

5.4　患者自我评估问卷的好处 …………………………………128

5.5　对听障成人传达诊断结果时的咨询重点 …………………133

5.6　患者对诊断结果的反应以及听力学家的回应方式 ……134

5.7　对患儿父母传达诊断结果时的咨询重点 …………………140

第六章　儿童及其家长听力咨询的考虑因素

6.1　听力损失一旦确诊后给家长的咨询 ………………………154

6.2　家长扮演"塑造者"角色的咨询 …………………………160

6.3　家长咨询的主题与内容 ……………………………………165

6.4　其他咨询内容:家长支持体系 ……………………………171

6.5　邀请家长分享他们的顾虑 …………………………………173

6.6　直接为听障儿童咨询的考虑因素 …………………………173

6.7　听障儿童咨询的主题与内容 ………………………………176

第七章 青少年听力咨询的考虑因素

7.1 青春期各方面的发展 …………………………………202

7.2 为青少年提供咨询的建议 …………………………………208

7.3 青少年的患者教育:建立过渡计划 …………………………221

第八章 成人听力咨询的考虑因素

8.1 听力损失对自我认知的影响 …………………………………230

8.2 咨询应用:讨论听力损失对个体生活的影响 …………235

8.3 沟通伙伴对听力损失负面影响的认知 …………………238

8.4 听障患者应对压力的策略和咨询方法 …………………240

8.5 听障患者的脆弱感和孤立感以及咨询方法 …………244

8.6 提高助听器/听觉辅助设备接受度的咨询方法 …………250

8.7 介绍助听器的技巧 …………………………………251

8.8 平衡功能障碍、耳鸣和声音耐受性下降患者的情绪反应 251

8.9 针对非器质性听力障碍的咨询 …………………………257

8.10 针对人而不是疾病咨询 …………………………………258

第九章 提高助听器接受度的咨询考虑因素

9.1 常见的患者犹豫和意愿度低下 …………………………298

9.2 通过以人为本的沟通获得患者信任 …………………………299

9.3 以人为本的助听器验配咨询方法与流程 …………………301

9.4 推荐助听技术和产品的方法 …………………………………316

9.5 应该常规评估患者的意愿度吗? …………………………318

第十章 老年听力咨询的考虑因素

10.1 衰老各方面功能的改变 …………………………………336

10.2 自我认知与衰老 ………………………………………342

10.3 压力与衰老 ………………………………………343

10.4 老年患者伴随的交流障碍 …………………………346

10.5 老年患者不愿接受听力康复时 ……………………346

第十一章　有效患者教育的原则和考虑因素

11.1 患者对信息的接收、理解和保留 …………………352

11.2 患者对信息的吸收和应用 …………………………355

11.3 患者教育的有效方法 ………………………………356

11.4 信息延缓 ………………………………………363

第十二章　帮助患者改善沟通的咨询

12.1 改善沟通,而不仅仅是通过助听器改善听力 ………370

12.2 从一开始就让沟通伙伴参与进来 …………………374

12.3 让患者认识到验配助听器后沟通训练的重要性 ……375

12.4 用PG-ST法指导患者改善沟通 ……………………377

12.5 助听器验配以外的沟通改善方案 …………………386

第十三章　小组咨询和听障康复小组

13.1 听障儿童康复小组 …………………………………398

13.2 成年听障者康复小组 ………………………………404

后　记　同理疲劳的风险　411

参考文献　417

附录表　455

国外权威专家推荐语　457

第一章

以人为本
听力咨询与康复的定义

Audiologic Counseling Defined

84岁的Damien夫人在女儿Mary陪同下来到听力学家的咨询室，她患有黄斑变性，髋部骨折后正在康复中。Mary对母亲的听力有很多担忧，她坐在后面，希望母亲能告诉听力学家她的听力问题。然而，Damien夫人进行自我评估时，对她在护理所的生活没有提出任何不适。在接受评估时Mary说："在整个看诊过程中，母亲看着我指望我为她回答问题。我是什么时候成为她的代言人了呢？我才意识到她变得如此被动。她曾经那么善于交谈、那么独立。现在，除了去餐厅吃饭，她从不离开自己的房间，即使在餐厅，她也只是吃，很快吃完就离开了。如果她不与别人交往，就会变得越来越孤立。我们应该如何激励她让她的听力变得好些呢？"

Mary提出的问题切中要害，为听力学家带来了更多的思考。我们能激励患者主动去寻求听力解决方案吗？由于家属也受到和患者沟通不畅的影响，我们能否帮助家属成为与患者共同解决听力问题的帮手呢？我们可以帮助患者克服对听力问题的不接纳进而接受听力康复的建议吗？为了达到这些目标，我们如何在看诊中运用沟通技能对患者进行咨询呢？咨询的内容有哪些？是不是有多种咨询方法？听力咨询（audiologic counseling）的基本原则是什么？我们和病人沟通咨询的边界在哪里？听力咨询的效果如何？如果有效，如何衡量有效性？在本章和随后的章节中，我们将讨论医患双方在这些方面的诸多挑战。

学习目标

阅读本章后，读者应该能够：

- 区分听力咨询和心理治疗。
- 描述听力咨询两方面的内容。
- 描述从传统临床方法到以人为本听力康复的演变。
- 解释听力咨询的三个原则。
- 确定听力咨询的边限，并描述心理治疗的转诊流程。
- 将听力学家的沟通技巧与患者的信任度和依从性相关联。

1.1　什么是听力咨询和以人为本？

长期以来，咨询一直被认为是听力康复的重要组成部分（美国听力学会，2004）。但听力咨询究竟涉及哪些方面，它是怎样实施的，为什么它非常重要呢？

如果分析接诊过程，我们很快就能意识到听力服务不仅仅是听力测试和助听技术及设备的应用。通过几个小时的接诊观察就会发现，接待患者比听力测试和操作设备要复杂得多，患者的能动性和对康复的投入度会很大程度地决定康复效果。听力学家只是对患者教育（patient education）或内容咨询（content counseling）有经验，而对个人调整咨询（personal adjustment counseling）因缺乏技能和经验而信心不足，但个人调整咨询能够解决患者的心理、情绪和社交障碍，因此对听力康复非常重要（Meibos et al., 2017）。听力学家希望患者获得最佳康复效果，所以不仅要理解患者的心理和情绪状态，还要具备支持性的人际沟通技能以进行良好的医患沟通。具体来说，这些技能包括仔细倾听和适当地回应，以帮助患者接纳他们自身的恐惧，找到听力康复的动力，并在听力康复的过程中培养自信。

患者就诊时常常处于各种心理和情绪状态的交织中，如期待、希望、恐惧、担忧、焦虑和谨慎的乐观等等。有些患者形之于色，有些患者内敛且很少沟通。他们对病史问诊和听力测试结果的反应方式各不相同：有些患者不理解听力诊断结果，有些患者对听力学家提出的解决方案可能感到疑惑，而且担心预后。同时，他们可能因听力损失而感到失望和悲痛。成年患者可能会对生活方式的改变感到苦恼，听障儿童的父母可能会对家庭的未来感到悲观。以下情景可能在临床中常常遇到。

去年新年假期，Melissa 突然得了特发性单侧听力损失。她在公司正处于上升期，并为晋升做准备。最近在工作和一个重要战略会议的沟通中她出现听觉困难，这看起来会阻碍她职业梦想的实现。她努力应对听力损失给生活带来的各种突然改变，无休止的耳鸣让她的压力更大。Melissa 曾经认为拥有正常听力是理所当然的，而现在她要解决听力障碍，工作和家庭中遇到的双重打击加剧了她的愤怒和悲伤。

四个月前 Robinson 夫人生下儿子。她和丈夫过去的生活从各个方面看起来似乎都很完美。他们的职业生涯很顺利，结婚八年后他们认为是要孩子的好时机了。没想到儿子被诊断为重度听力损失，他们震惊的同时感到更多的悲伤和内疚，艰难地面对着这个打击。

Vincent 太太越来越沮丧和愤怒，因为她 5 岁的儿子 Ian 已经接受了两年多的言语治疗，虽然有进展，但听力学家现在说 Ian 又得了中耳炎。Vincent 太太担心他可能又需要用鼓室置管，这已经是第四次了。尽管她小心地遵循医嘱，中耳炎还是不断复发。每当 Ian 的耳朵里又有水时，他的康复进展就会减慢。为什么医生不能解决这个问题呢？

几年来，Hartke 先生的妻子和孩子一直想让他做个听力测试。他过去坚持认为自己听力正常，当测试结果显示他确实有听力问题时，他才意识到自己否认听力损失已经好几年了。但当他被告知药物或手术无济于事，唯一的选择是助听器而且还需要两个时，他感到惊讶。他发现自己嫉妒别人能够自如沟通，也怨恨别人不理解他的听力困难。

> ▶听力咨询对上面的每一位患者都至关重要。听力学家必须帮助 Hartke 先生适应听障导致的沟通困难，即使使用了助听器，他在生活中还会存在一些沟通不畅的情景；想想 Melissa，她的世界在那时坍塌了；还有像 Robinson 这样的父母，他们当下的感受是沮丧，对将来的未知感到害怕；听障会引发生活中的诸多不便和悲伤，这是大多数患者必须学会面对的，这些患者可能随时踏入我们的听力中心寻求帮助，仅靠准确的诊断并不能帮助他们解决当下经历的痛苦。

听力咨询是医患之间的人际沟通，不能与普通谈话相提并论。它是围绕听力康复的一种治疗性对话，旨在帮助患者理解并应对他们的听力问题。听力咨询的内容包括两个方面：提供信息，或称为患者教育，也称为内容咨询，在第十一章中有深入描述；以及针对患者的心理情绪状态提供的个人调整支持，也称个人调整咨询，接下来将深入讨论。

为了区分说明，有时将这两个方面描述为在那个当下与大脑的沟通（学习/思考）以及与心的沟通（感觉/反应）。然而，不应该认为这两个方面是分开的，因为人类同时思考和感受（Goleman，2006）。当我们进行患者教育时，我们必须了解患者的心理情绪状态，以确定这些信息对当下的病人是否太突兀或太难以接受。当我们提供个人调整支持时，我们要了解患者是否已经理解了诊断和康复方案方面的信息——也许他们是基于先前获得的错误信息在进行决策。在教学中为了方便，可以把听力咨询的两个方面分开讲解，以强调两者之间的不同，但准确地说，它们应该被视为同一枚硬币的两面，而不是独立的两个过程（图1.1）。

听力咨询两方面的内容——患者教育和个人调整支持——都必须以人为本才能有效。我们只有围绕患者的需求、价值观和期望时，才能找到医患双方共同认可的解决方案。本书各章节中都提供了令人信服的研究证据，表明以人为本的听力咨询可以提高患者的信任度、满意度和依从性（美国医学协会，2006）。

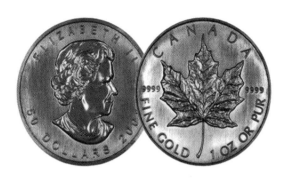

图1.1　患者教育和个人调整支持是同一枚硬币的两面，
两面的内容互相交织和促进

　　有些听力学家以为他们了解患者的需求，因为他们在服务中很重视医患关系（Laplante-Lévesque et al.，2013）；而患者的需求与他们听力问题背后的心理情绪状态密切相关，所以有必要从解决患者的情绪问题入手，进而促进患者的行为改变和康复行动。经验证明，虽然听力学家理论上理解这些，但并没有落实到临床实践中（Grenness et al.，2015）。听力学家自身也意识到了这一事实，因为Meibos和他的同事（2017）的研究报告指出，他们不断要求更多的听力咨询培训，以便应用到患者服务中。我们希望本书有助于满足这个要求。

1.1.1　什么是"以人为本"？

　　为了理解"以人为本（person-centered）"的含义，我们需要将它与传统的医学模式进行比较，并了解医学模式发展的动因。Grenness与她的同事（2014）及McWhinney（2014）分别对医患沟通进行了较全面的研究，以帮助我们回答"什么是以人为本的服务（person-centered care，PCC）"。

　　我们熟悉医疗服务中传统的"临床医学模式"，这种模式在西方文化中已经主导了200年。它发展于17世纪的欧洲启蒙运动，人们开始使用科学观察和假设推理，因此通常被描述为现代科学的诞生时期。医生们重拾希波克拉底的教导，疾病的治疗和干预是通过记录病史、整理病案、分析导致康复或死亡的过程而进行的。早期的从业者包括 Thomas Sydenham（1624—1689），他被认为是第一位使用系统床边观察法的西方医生，他最先根据症状和病程将疾病分几类，并引入了综合征的概念。

Rene Laennec（1721—1826）是首次使用 Laennec 听诊器检查患者的医生，他还将两组关键数据关联起来：一组是临床观察到的体征和症状，另一组是尸检报告的结果，然后他把治疗过程和疗效关联起来。如此一来，医生对疾病的描述从仅依靠尸检结果向前迈进了一步。这样的思维和实践方式如今被称为临床方法（clinical method），它在19世纪70年代已经形成并沿用至今。

临床方法的含义是什么呢？根据定义，它主要基于疾病的生物生理特征。由于来源于那个假设推理时代，所以临床方法是分析性的和非个体化的，个体的患病经历几乎被忽视，尽管治疗和康复需要患者的能动性、合作和良好心理状态。Grenness 和她的同事（2014）指出，这种以医生为中心的医疗服务在医患之间造成了权力不平衡。事实上，"客户（client）"这个词的拉丁文（cliens）是指鞠躬的人或需要另一个人保护的人，而"患者"或"病人 patient"（patiens）这个词的拉丁文源于被动接受护理的人（Martin，1996）。显然，这两个术语都不符合以人为本的服务理念。为了统一，我们在本书中多数时候使用"患者"。

McWhinney（2014）指出，临床方法是过去唯一被使用的医学服务模式，因而并没有一个专有名词来描述它。然而，随着时间的推移和提高患者满意度的诉求被逐渐认可，医学服务模式发生了转变。McWhinney 认为第一个转变是由 Michael Balint 提出的，他在1964年观察到患者的低满意度可能是由于无视患者的心理情绪状态、生活事件、人际关系和环境挑战等造成的。他提出了以人为本的医疗服务模式，指出开展这一服务模式要看到两个方面：一方面是临床医生根据患者症状和体征所做的诠释和判断，另一方面是患者自身的患病感受和经历。这也是人们第一次认识到这两个方面都很重要，患者和临床医生之间的沟通互动可以使双方相互理解（达成共识，请见1.2.2节）。

医学服务模式的另一个转变是由 George Engels 在1977年提出的，他指出患者存在生物生理和心理情绪两方面的问题，同时要考虑患者在家庭、朋友和社区中的社交情况。因此他发展出包含患者生活方方面面的生物—心理—社会医学模式（bio-psycho-social model），这种模式成为世界卫生组织（2017年）《国际功能、残疾和健康分类》（*International Classification of Functioning, Disability and Health*，ICF）的基础，如图1.2所示。

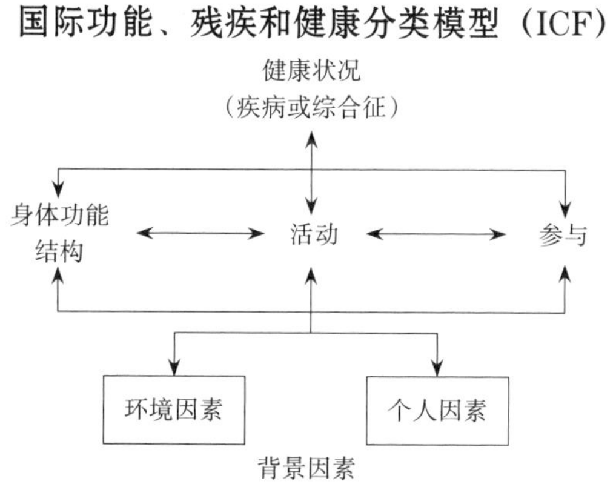

国际功能、残疾和健康分类模型（ICF）

图1.2 世界卫生组织描述影响残疾人生活的各种因素

遗憾的是，尽管患者更喜欢这种生物—心理—社会医学模式下的医患沟通，但包括听力学家在内的许多医疗服务提供者并没有开展这种模式下的以人为本服务（Roter & Hall，2006；Grenness et al.，2015）。Grenness 等人（2014）指出，对听力学临床服务的观察表明，听力学家常在紧凑的时间限定下按照既定流程操作，并且对康复计划的决策起主导作用，所有这些都不是以人为本的。当读者阅读这本书时，将学习到开展以人为本听力康复服务时会遇到的挑战以及解决方法。

刚接触听力咨询的听力学家经常会问，"我应该跟患者讨论哪些内容？"听力服务的边界将在本章后面讨论，但总的来说，图1.2中所列的所有内容都是合适且有意义的，因为它们与听力损失或平衡障碍相关。

医疗模式在不断发展，听力学家也必须随之不断学习和进步。由于生物—心理—社会模式特别适用于听力损失患者，因此它是本书的基础。表1.1概述了生物—心理—社会模式下以人为本听力康复服务的要素。

表1.1 生物—心理—社会模式下以人为本听力康复服务的要素

认可多样性 （Diversity recognition）	尊重文化背景、信仰、价值观和观点的不同以达成共识
治疗性倾听 （Therapeutic listening）	在不带评判和积极关注的医患关系中表现出同理性倾听，努力去理解听力损失给患者和家庭带来的负面影响
信息共享 （Information sharing）	在接诊中围绕患者和家属提出的问题进行讨论，给患者的回应要与患者的接受度相匹配
共同决策 （Shared decision making）	结合研究成果、专家意见以及患者和家属的诉求制订康复方案；鼓励各方积极参与，必要时医患双方共同制订康复目标
评估效果 （Assessed outcomes）	评估康复效果和患者对服务的满意度
关注整体健康 （Holistic outlook）	持续关注患者的整体健康和安全，让患者在听力中心和日常生活中都能听得满意
持续跟进 （Follow through）	及时跟进和随访，以确保患者持续的满意度和康复效果

1.2 听力咨询的原则

生物—心理—社会医学模式下的以人为本服务强调一点，就是把患者作为生活在一定社会背景下的"整体人"。听力学家希望尽快帮到患者，所以很容易立即"聚焦在听力图"或只关注助听技术而忽视人这一整体。本节将介绍听力咨询中的三个原则，这些原则促进了"整体健康"服务模式（whole person model of care）的发展（见图1.3）。

- 每个患者都处在听力康复之旅的特定阶段中
- 咨询过程中一定要建立医患共识
- 咨询要融入听力康复的各个方面

图1.3　"整体健康"服务模式的三个原则

1.2.1　每个患者都在康复之旅的过程中

患者康复之旅（patient's journey）的概念长期以来被用来描述慢性病患者的经历。丹麦的Ida研究所（2009）与全球几十位听力学家合作，开发了描述听损患者的听力康复之旅工具（图1.4）。

这个工具可以帮助专业人员"描绘"患者康复的旅程，并让听力学家专注于患者的故事和经历。如果不问，我们不会知道为什么患者决定来做听力测试。虽然每位患者在康复之旅中会遵循一般规律，但他们都是独一无二的。Gregory（2012）描述了一般情况下患者康复之旅的各个阶段：

前意向期（Pre-Awareness）　患者遇到沟通问题并尝试"应对"，但不承认有听力问题。当家人和朋友开始表达对患者的担忧时，他们可能会感到沮丧。

意向期（Awareness）　患者意识到听力损失对生活、工作和社交的负面影响。他们可能会承认听力损失和其引起的问题，并进行"自我测试"（例如，提高电视音量）。

准备期（Movement）　患者因需求程度达到"临界点"而寻求专业帮助。他们可能会从网络和媒体等各种渠道了解收集相关信息。

诊断行动期（Diagnostics）　患者积极寻求听力学家的帮助，配合病史问诊、听力测试和康复方案的确定。听力康复的进程在很大程度上取决于听力学家是否让患者获得了信任感。

康复维持期（Rehabilitation）　患者采取行动进行了咨询、助听器验配和康复训练或执行其他解决方案。如果听力学家能提供全面的支持，患者还会考虑尝试其他听觉辅助设备和更多的沟通方法。

康复后期（Post-Clinical） 患者经历了听力康复的适应和变化过程。他们体验听力康复给生活带来的正面影响，不断对听力康复的效果进行自我评估，既能管理当下听力问题，也能应对可能出现的新问题。

听力学家要牢记的是，患者到听力中心首诊时，已经处于康复之旅的过程中了，患者在生活中已经发生了很多与听障相关的事件，这些构成了患者希望与我们分享的故事。首诊时患者可能愿意接受听力评估，但我们都知道，这并不意味着他们一定会接受康复方案并采取行动改变现状。

同样我们要清楚的是，助听器验配后康复之旅仍在继续。患者康复的成功很大程度上取决于助听器验配以外的服务（如沟通策略的制订、患者和家属之间的沟通培训、小组支持等，请见第十二章和第十三章）。为了让患者有效地自我管理听能，我们还需要做哪些工作？

听力康复之旅和其他问卷是帮助听力咨询的工具，在随后的章节中还会提到具体使用方法。总而言之，这些PCC工具提供了医患沟通的框架，帮助听力学家引导和鼓励患者讲述他们的听力故事、分享他们重点关注的问题和感受，动机和期望，操作方便，结论有效。

听力康复之旅工具

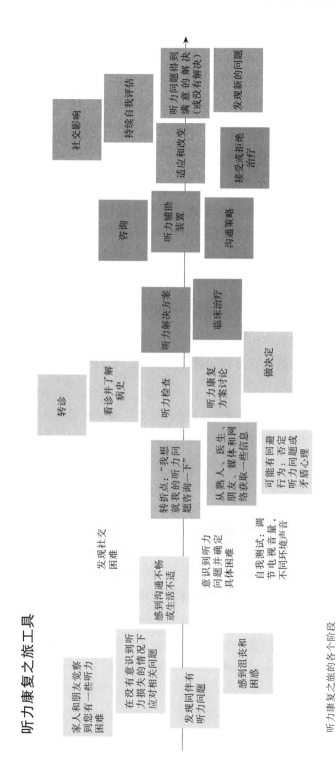

图 1.4 听力康复之旅工具

听力康复之旅的各个阶段

前意向期 诊断行动期 意向期 准备期

康复维持期 康复后期

重点提醒

我们应该记住，相对于患者的听力康复之旅全程，看诊时我们只看到很小一部分。为了了解他们就诊的动机，我们应该允许他们分享他们的故事，并引导他们看到听障带来的负面影响（第9.3节）。同时，患者的听力困难会持续存在，佩戴助听器或依托相关技术手段是必要的，但这只是整体解决方案的一部分。

1.2.2 建立医患共识是咨询的基础

听力学家在探索患者的听力康复之旅时，使用听力咨询工具比直接提问更有效率，原因有多个：许多患者在首诊之前从未谈过他们的听力问题，他们不知道怎么说或缺乏表达的词汇。当医患之间的信任尚未建立时，患者可能还没准备好说出全部病情，直接提问就显得唐突，导致他们回避不谈甚至抵制。

听力咨询的各种方法和PCC工具可以帮助听力学家了解患者的各方面情况和需求，读者在后面的各章节可以看到相关的具体信息。必须明白的是，工具本身并不是目的，设计听力咨询工具的唯一目的就是帮助听力学家与患者建立"共识"（develop common ground）。发展共识超越了传统的听力服务（见图1.5），是提供以人为本医疗服务的关键组成部分（表1.1）。事实上，发展共识超越了传统的"建立融洽医患关系"的目的，它涉及医患双方观点的交流，旨在帮助各自理解对方对患者具有的听力问题的看法。听力学家从病理学和病因学的角度来解释听力损失，而患者说明自己带着听障生活的感受和经历，表达听力损失对其个体生活的具体影响和对康复的期望。在以人为本的听力康复中，医患双方的观点都很重要，这种交流为医患双方就下一步康复计划达成共识奠定了基础。

- 听力学家单方面提问。
- 听力学家控制医患沟通的内容和节奏。
- 听力学家的工作是诊断、得出结论、告知结论并提出康复方案。
- 听力学家根据患者的需求单方面做出决定。

图1.5 传统的不利于发展医患共识的听力服务

和建立医患共识、以人为本的服务相反的是专家主导型的服务，类似于我们付钱给某专家来解决问题，如汽车维修、税务问题等。在这些情况下，专家不需要了解我们对此问题的看法，他们知道我们只需要车可以再跑，税收问题得到解决。然而，健康的恢复在很大程度上不仅取决于患者的患病情况，还取决于他们积极参与的程度。归根结底，患者是有能动性的人，他们决定是否能遵循康复方案，这些决定在很大程度上取决于听力学家通过咨询建立的医患伙伴关系。很多证据表明，建立医患共识是成功康复的关键（Brown，Weston，& Stewart，2003）。

Barrera，Corso，and Macpherson（2012）在一篇文化多样性的文章中提供了另一种理解医患共识的角度，即被称为"发展第三空间（develop third space）"的医患沟通过程。他们指出，将一种文化与另一种文化进行比较的传统方法本身就造成了关系紧张，其中隐含着一种文化优于另一种文化的假设。另一种方法是把人与人之间的差异作为人类经验谱的一部分来接纳，差异不再是"需要解决的问题"，而是被视为新型医患关系的组成部分。随着这种新型关系的发展，患者和听力学家分别分享他们的价值观和观点，"第三空间"从这种医患沟通过程中发展创造出来——这也是一种理解和尊重双方观点的关系，更有利于以人为本的听力康复。

发展"医患共识"或"第三空间"代表着同样的想法：听力学家在首诊时花一点时间和精力来了解患者独特的故事或旅程，同时建立良好的医患信任关系。在本书中，读者将看到很多临床案例，展示听力学家和患者发展"第三空间"或"共识"的沟通对话，这种沟通能够帮助患者面对听障带来的一系列挑战（如助听器的不适、做人工耳蜗的决策、家庭压力、个人困难等等）。

发展共识的挑战 当患者有强烈的负面想法或情绪时，可能难于与患者和家属建立共识。例如，家属不断抱怨患者的顽固不听劝；青少年患者一直拒绝使用助听器；父母因为孩子听障的诊断而悲伤，进而转向对听力学家的愤怒。

当医患沟通变得困难时，我们的第一个倾向可能是退缩回避，忽略"房间里的大象"。这当然不是解决办法，我们都非常清楚，"没有被看见的情绪不会消失，它们会埋在心底"（Pipher，2006）。为了帮助患者和家属向前迈进，我们应该尝试接近"大象"。放下预先确定的接诊流程，花些时间使用开放式问题与患者讨论他的情绪，这样能为他提供机会表达情绪，并在讨论的过程中帮助他消除不利想法（English et al.，2016；Stone，Patton，& Breen，2010）。

听力学家作为非专业的心理咨询师，难免在医患沟通中遇到困难，但我们至少应该尝试。不成功的尝试可能意味着转诊的必要。应对困难的医患沟通需要练习、反思和同伴支持，这样能不断增加自信心。在5.4.1、6.3、6.7.2、7.2.5和8.5节中有这种案例供学习。

1.2.3 听力咨询应融入到听力康复的全过程

刚接触听力咨询的读者可能将咨询视为是独立的"工作"或额外的任务，以为要把它以某种方式挤压到时间不多的接诊过程中。认为只有在时间充裕时才能有效地"提供咨询"；时间不够时就可以省略它。

为了消除这种印象，本书原作者在英文书名*Counseling-Infused Audiologic Care*中特意加入了"融入咨询"（counseling-infused）一词，强调说明听力咨询贯穿在听力康复的各个环节。它要求听力学家在看诊的每个阶段都与患者建立共识，和患者最初的良好沟通为后面的听力咨询设定了基调。听力学家在接诊中始终保持积极的聆听和友好正向的接待方式（请见图1.6），并激励患者及其家属，把咨询贯彻融入到听力康复的全过程中。

- 使用患者称谓：先生、女士、博士等。
- 和患者的握手坚定而舒适。
- 保持良好的眼神接触。
- 使用开放/欢迎的肢体语言。
- 避免分心/干扰。
- 确保患者感受到：当下唯有患者的听力康复最重要。

图1.6　首诊时友好正向的患者接待方式

如何将听力咨询融入到接诊的全过程？请参见本章的学习活动1.3和附录1.1《四习惯模式医患沟通技能评估表》，附录1.1详细介绍并列出了在接诊的开始、中间和结束时以人为本医患沟通的行为和分级（从不好到可以接受、到很好），该工具已经过临床验证，应用它确实可以达到将听力咨询融入到接诊全过程的目标。

为了验证《四习惯模式医患沟通技能评估表》是否适合听力学，作者让听力学四年级实习生每周学习一个习惯，一个月学完四个习惯后，教学老师应用此表给他们提供反馈。结果表明该表中的沟通项目确实适合听力康复（English，2008）。在此我们鼓励读者在自己的听力中心或教学中使用此工具。

以人为本的听力咨询需要更多时间吗？ 一些研究表明，以人为本的听力咨询不会增加接诊时间（Brown，Stewart，Weston，& Freeman，2003；Stein，Frankel，& Krupat，2005），如何使用时间是一个重要的技巧，因为听力学家不是花时间解释听力图或灌输大量科普信息，而是充分利用时间来发展共识并探索患者的听障经历。如果患者对产品技术等科普信息不感兴趣，或者在心理上没有准备好消化大量信息，我们应有效利用时间提供患者需要且适合的最大帮助。

重点提醒

以人为本的服务与其说是由花在患者身上的时间多少决定的，不如说是由听力学家与患者采取的沟通互动方式决定的。

听力咨询和时间成本方面的科研尚不多，一项前沿研究（English，2001）涉及了美国听力学博士在学习应用咨询这门课程时的时间成本。该研究要求学生在学习期间对听力咨询带来的患者满意度改变进行评估。数月后学生给出结果，有些学生因为听力咨询显著的效果改变了服务方式，同时把听力咨询纳入了常规接诊流程中。以下是一部分学生的感想：

我现在让患者选择讨论话题：您想讨论您的整体听力情况还是某个细节小问题？百分之七十五的患者选择整体情况，这样就节省了大约10分钟。

因为使用COSI问卷（请见附录9.3，Dillon，James，& Ginis，1997）帮助我们更好地了解患者最想要什么，这样减少了随访次数。

我发现患者对我所讲的部分技术内容不感兴趣，他们希望我们倾听他们的故事之后给出建议。关键的是，我这种沟通方式对患者和我更有利，同时节省了时间。

我没有谈测试结果和听力管理策略，这样节省了大约10分钟，反而是询问患者他们听到测试结果后的想法，让患者主导谈话的内容。

我发现，收起听力图开辟了一种全新解决患者问题的沟通方式，它似乎从源头上打破了我所有的看诊常规。

不把听力图作为工具改变了我看诊的方法，现在我必须从人的角度而不是从图表的角度来讨论听力损失，这种看诊过程令我大开眼界。

Luterman（2017）也认为花些时间让患者选择讨论话题很有价值。听力学家了解患者的需求后，应让患者把需求优先排序，哪些是最紧迫的，以此就下一步的行动达成一致并安排时间，同时约定解决其他问题的方法和时间。这里笔者想分享临床中一个小小的经验——听力学家可以边看手表边说："不巧我们今天只有几分钟的时间。你今天最想解决什么问题？"

将以人为本的咨询融入医疗服务并不是新鲜的概念，但以人为本听力康复的理念是近几十年发展成熟的，其有效性的证据可以在本书各章节中看到。

1.3 听力咨询不是心理治疗

正确看待听力咨询至关重要，我们并不是说听力学家应该就患者所有的问题提供咨询，但其一个重要组成部分是帮助到听力学家认识到听力咨询的边界，并知道如何在需要时进行转诊。

听力学家有许多技能，但我们不是心理治疗方面的专家，心理学家、精神科医生和社会工作者的职业是提供咨询服务，接受培训后他们有资质帮助患者面对内在心理冲突并重构认知。这些内在的冲突表面上不可见，可能表现为深深的抑郁、焦虑、持续的内疚、困惑或矛盾。

听力学家本该为听障患者和家属提供服务，他们心理正常，由于听力损失、耳鸣、声音耐受困难或平衡障碍影响了其正常生活，所以他们有心烦意乱、沮丧、愤怒、困惑或沮丧等负面情绪，这是可以理解的。这些负面情绪可能会严重阻碍听力康复，同时，他们可能也正在面对生活中的其他困难。在这些情况下，听力学家承担非心理治疗人员的支持角色，帮助患者面对与听障相关的一系列心理、社交和情绪问题（Kendil，Charles，2017）。

作为非心理治疗专业人士，我们坚持以听力学家的身份，敏锐地观察了解患者的状态和需求并做出反应，有时需要提供超出我们传统常规流程的以人为本的服务。

那到底我们该怎么做呢？

Lampe先生助听器调节后再次就诊，他告诉听力学家：虽然他听得好一些，但他在看最喜欢的电视节目时仍然经常错过重要的对白，他的妻子也因为跟他说话需要重复说几遍而感到沮丧。听力学家检查了助听器的参数和使用音量，发现一切正常，于是再次调整他们对助听器的期望，并鼓励他们耐心等待，因为耳朵和大脑还在适应放大的新声音。

▶遗憾的是，通常在这种情况下有些听力学家只建议患者几周后复诊。以上病例中的听力学家咨询的大方向是对的，可以进一步不避讳地指出患者陈述背后的挫败感，这将有助于让患者感受到被理解并产生与听力学家"在一起"的感觉，从而找到最好的解决方案。进一步的沟通可以这样说，"你还是会漏听电视上的对话，这确实让你和你的妻子都感到沮丧。告诉我有没有听得更好的情景？又或者你在哪个情景听不到"。这样既表达了同理患者的感受，又可以鼓励患者意识到已经取得的效果，同时为患者管理聆听情景、进一步提高听力打开了大门。（有关聆听情景管理的信息，请参阅附录12.1、12.2和12.4）

听力咨询可以协助患者重新认识遇到的听力困难，这种个人调整咨询不需要太长时间，不涉及患者的内在人格改变，听力学家把它自然融入到与患者沟通的过程中即可。这些和心理治疗是不同的。听力学家提供咨询的目的是帮助患者和家属在生活中做出实际的行动改变，以便对听障采取更积极的态度、接受助听技术和设备、接纳康复后还会存在的部分沟通不畅。听力学家正是这样不断扩展服务范围以支持患者内在的情感需求。因此，个人调整咨询完全属于听力康复服务的一部分，听力学家必须将以人为本的听力咨询作为临床常规予以实施。

重点提醒

遗憾的是，大部分临床医生都迷失在技术堆里。听力学家也很容易关注片面的技术，没能和听障患者达成共识从而共同制订康复目标。在医疗领域，需要更好的机制来了解患者生理机能以外的需求，有时甚至是患者没有表达的隐性需求，这正是患者需要个人调整咨询的关键部分，但医生常常误以为患者要求更多的信息说明。

1.3.1 识别听力咨询的边界

Stone，Olswang（1989）对咨询的边界提供了很好的指导。我们必须意识到听力学家不是专业的心理治疗人员，必须在医患沟通过程中保持合适的边界。这些可以通过控制"沟通内容——我们说什么"和"沟通方式——我们如何说"做到。

"沟通内容"必须在听力学专业范围：应对听力损失。有时双方沟通的内容表面上是关于听障，但重点可能不清楚。例如，患者与听力专家讨论患者家庭成员之间的关系不好、强烈的悲伤或长期没有解决的问题，或者孩子的行为问题。听力学家应该仔细倾听并对这些主题保持谨慎，判断是否有必要进行转诊，或者某个话题处于不违反界限的灰色地带。

"超越边界"是指明显超出听力学专业范围的主题（Flasher & fogle，2012）。例如：药物滥用、虐待儿童或老人、婚姻或法律问题、心理健康问题和自杀想法。听力学家没有义务为这些问题提供咨询，否则可能会给双方造成巨大的伤害。我们需要保持警惕，甚至在怀疑时用"筛选问卷"（Squires，Spangler，Johnson & English，2013）。（参见关于霸凌的第6.7.2节和关于自杀的第7.2.5和8.5节）。制订转诊制度有助于管理此类情况，也避免在双方沟通对话中突然僵住。当然，怀疑受虐待或患者自我伤害时需要立即采取行动。

"沟通方式"指的是说话语气、肢体语言和其他非语言信号，听力学家应该保持自然舒适的体态，沟通的主题虽然是患者的听障，但患者可能使用影射、冒犯性或其他让我们不舒服的说话方式。

以下情况是越过听力咨询边界的预警信号：尽管我们尽了最大努力，患者仍然不满意；当沟通十分困难，过度担心病人，一直对病人感到愤怒，或者感觉到不舒服时，我们必须"相信我们的直觉"。

当交流沟通超出咨询的界限时该怎么办？向专业心理治疗人员转诊是听力学家的权利和义务。

1.3.2 转诊心理治疗

听力学家必须牢记我们不是心理治疗专业人员，并清楚支持性的个人调整咨询和心理治疗之间的区别。患者在听力康复过程中可能会经历各种情绪，这在本书第二章会更全面地讨论。个人调整咨询可以帮助患者及其家属有效地解决这些情绪；鼓励患者与有经验的其他病人相互支持可以大大增强咨询效果，本书第十三章讨论了康复小组在成功管理听力方面的价值。患者的一些需求也会超出听力咨询的范围。

如果患者不愿意面对听损带来的负面情绪并且负面情绪阻碍了听力康复，听力学家就该向心理治疗机构转诊患者了。正常听力人群和听障人群中都有人可能发生情绪障碍，这些人就需要更多的帮助。

为了给转诊做好准备，听力学家应了解当地心理治疗的资源。Kennedy 和 Charles（2017）认为了解这些资源是非心理治疗人士的职业要求。事实上，美国听力学会的职业准则（2006；2016）明确规定，听力学家必须使用所有可用的资源以达到最好的服务，包括转诊。

在考虑转诊时，听力学家应选择熟悉听障问题的心理治疗人员。聋校的心理学家通常可以提供服务或转介信息，如果没有，我们应该与社区心理师建立联系，并在需要时给他们提供和听障人士有效沟通的方法。

一些听力学家转诊时可能会觉得在放弃患者，此时大家须明确：合适的转诊不是放弃，而是为了患者的最佳利益而提出的方案。当然，听力学家该继续保持听力康复师的角色。问题来了：何时转诊？

确定转诊需求 下面几种情况可能需要转诊：对孩子的听障感到内疚的父母可能通过过度帮助同样的人群来减轻内疚感，虽然这种行为令人钦佩，但如果持续的内疚导致父母放弃家庭、职业或个人责任，那么他们可能需要心理治疗。

如果患儿父母和成年患者的配偶一直不接受家庭成员之间的沟通困难，也需要转诊。同样，有些听障家属和患者产生了情感上的隔阂，他们也需要转诊服务。父母反复推迟为孩子购买助听器，可能是因为有些问题听力学家无法解决而需要转诊。

相对于孩子的能力，有的父母有不切实际的或高或低的期望，可能会造成孩子过度依赖和低自尊心；有的父母对听损儿童的哥哥姐姐施加过大压力，他们也需要转诊咨询。当听障家庭无法在成员间找到平衡，或者以健康的方式相互支持时，也有必要转诊。同理，成年患者的配偶可能对伴侣抱有不切实际的期望，或者康复效果与听力程度不成比例，通过转诊也许可以找到潜在的问题并更好地解决。

也有少数听障家庭的内部冲突持续存在，特别是在内疚感、否认感、愤怒感或抑郁感有增无减时，有必要转诊进行进一步的咨询。

现实情况中，许多患者可能对转诊持有负面看法，那么听力学家该如何有效地转诊呢？

提出转诊时的注意事项　听力学家对转诊的信心非常重要，否则患者会感到同样的不确定性。不应该让患者对转诊感到突兀，听力学家应该通过不断加深的医患关系在沟通中将转诊的看法自然流露出来，甚至可以在听力咨询的早期与患者分享讨论转诊的可能性。

同样重要的是，我们要对患者如实地说明转诊的必要性。原因可能简单明了——病人的需求超出了听力学家的专业范围。

转诊时我们应该透明并愿意回答有关转诊的任何问题，并了解患者对转诊的感受。谈论转诊医生或诊所是有帮助的。然而，应让患者负责安排就诊。

在与患者讨论转诊时，我们要注意所使用的词汇。例如，咨询师听起来比治疗师要容易接受。同样，社会工作者可能会让人想起儿童保护机构的形象，精神科医生和心理学家又都可能让患者想到精神疾病。听力学家有必要提醒患者，就像许多类似的患者一样，我们确实认为他们需要转诊，以解决相应的问题。

最后，听力学家应在转诊后安排随访，确定患者是否行动，如果没有，则需要提供一些帮助。

听力康复领域中的转诊并不经常发生，这一部分是为了帮助读者做好准备，保持开放视野，避免超出听力咨询的服务边界。

1.4　听力咨询的效果有证可循吗？

本章的最后一个问题与康复效果有关：听力咨询确实有可测量的康复效果吗？值得花时间去学习、实践和应用吗？答案是肯定的！

以研究和循证为基础的听力学专业不断发展，这其中也包括听力学评估和康复决策。研究越多，就越能证明听力学实践的正确性。

研究中证据的可信性分不同层次，从最小可信性（例如，社论）到可信（例如，双盲对照随机研究），再到最大可信性，其中包括对所有可用证据的meta分析和系统评价（Cox，2005）。有哪些证据支持听力咨询呢？它是否有效，效果又有多大呢？

大量的研究证实了听力咨询的效果，《有效的咨询》（也称为《以人为本的沟通》）一书中的meta分析最清楚地说明了这一点。Zolnierek和DiMatteo（2009）通过预设纳入标准来避免偏差，并进行了60年（1949年至2008年）的文献检索，检查了106项相关研究和21项实验结果。他们试图回答这个问题，"医生的沟通技巧与患者依从性之间有什么关系？"他们的meta分析结果表明，这两个变量之间存在强烈的正相关和显著的关系（$p < 0.001$）。具体来说，当医生使用以人为本的沟通时（详见表1.1），患者更有可能遵循医生的建议。这项meta分析还表明，以人为本的沟通培训使患者的依从性增加了62%。作者得出的观点：（1）有效的咨询是一种可教/可学习的技能；（2）医疗服务人员可以通过仔细倾听和以人为本的沟通赢得患者的信任来提高依从性。

信任似乎难以定义，但"当我们看到它时，就知道它的存在"。Thom，Hall和Pawlson（2004）将信任定义为"对劣势情境的接纳，其中信任者（例如患者）认为受托人（例如，听力学家）将按照患者的最佳利益行事"。

信任是可以测量和定义的。听力学家还没有测量信任度的方法，但是医学界已经这样做了很多年。例如，Fiscella及其同事（2004）从100名医生那里收集了数据，每位医生允许两名测试患者匿名就诊并录制他们的谈话录音。

对话的记录被编码，以测量与患者陈述的症状、想法、期望、感觉以及症状对功能的影响。医生的反应也被编码为无反应、初步探索、进一步探索和验证，谈话中断也被编码。此外，测试患者（以及4746名实际患者）完成了一项包括"信任度"在内的调查。结果表明，特定的沟通方式和语言行为与患者的信任度评级呈正相关，如图1.7所示。

- 引出并确认患者的担忧。
- 询问患者的想法和期望并给与认同。
- 评估症状对功能的影响。
- 通过使用同理语言来应对患者的低落情绪。

图1.7 增加患者信任度的沟通方式

有效的咨询支持患者信任度的发展，信任可提高患者的依从性。由于听障患者的依从性不高，因此我们必须重视提高患者信任度的沟通和咨询技能。

总　结

当读者思考听力咨询这个概念时，可以想象每次接诊患者时的时间和心理空间。听力学家可以主导这个空间，也可以与患者分享这个空间，同时有意识地将患者置于这个空间的中心。

本章的目的是加强听力学家为患者开展听力咨询的责任，并介绍如何从非心理治疗师的角度来履行这个责任。此外，听力学家必须意识到自己咨询的局限性，必要时进行转诊。最后，我们简要回顾了听力咨询有效性的证据。具体来说：有效的咨询可以提高患者的依从性。本书的重点是介绍个人调整咨询，同时在第十一章中也将讨论患者教育的康复效果。

为了在听力康复中提供有效的咨询，听力学家必须与患者建立牢固的医患关系，这将在第四章中进一步探讨。

讨论问题

1.聚焦听力图看诊会是什么情况？

2.什么是患者自主权？（patient autonomy）

3.你正在接诊一对最近退休的夫妇，由于丈夫的听力下降，他们因沟通不畅而变得关系紧张。虽然干预后沟通有所改善，但关系却没有改善。你认为这是妻子对康复的期望值过高，或者她对沟通困难的不接纳。即使在参加康复小组后，这个问题也没有得到解决（也可能存在根深蒂固的冲突）。为什么这是一次困难的沟通？必要时你会转诊吗？将您的想法与第8.5节中描述的场景进行比较。

4.一位大学教授（Palmer，1998）发表了以下观察结果："几乎所有的专业人士都陷入一种虚假的神话，认为其专业技能可以达到无所不知、无所不在的程度"。这个神话是如何发展和存在的？如何消除它？

学习活动

1.1　在临床实践中给予患者更多的积极关注

大多数情况下听力学家和患者之间可以建立相互尊重和关怀的关系，听力学家偶尔也会遇到自己不喜欢的患者，或者因不被患者认可而没能尊重患者。但是，如果真的要有效地与这类患者沟通，我们必须克服这种态度，力求在他们身上找到一些积极的方面并表达出来，这样可以增强患者的信心以克服各种障碍。有些听力学家能够非常容易且自然地分享对他人的积极想法，有些认为这种表达既尴尬又困难。为了加强医患关系，听力学家掌握练习这种能力是最有益的。

花几分钟时间想想生活中你敬仰的人，你对这个人表达了这种尊重和善意关怀了吗？你是以什么方式表达的？记下各种表达的方式。

这个练习的目的是让你舒适自然地表达你对他人的正面感受。自发地表达你对另一个人的温暖善意，这是可以学习的，重点在于表达正向的感受，而不在于方式。没有一种特定的方法。

再想想与你关系很好的人，这个人可能是你的配偶、孩子、父母或朋友。你什么时候告诉过这个人，你很高兴他们出现在你的生活中，你喜欢他们的陪伴？问问自己，当你赞美对方时你的感受如何？这会对那个人产生什么影响？是什么阻止你不经常这样做？

与伙伴一起进行临床角色扮演：患者因难以适应助听器多次就诊，多次调试助听器并学习助听器的使用方法，听力学家和患者都有些沮丧。但你可以改变：在下次的沟通中你可以使用哪些话语来帮助患者提高自信并自我寻找解决方案？（也许你可以尝试"我钦佩你为改善听力所做的努力"，或者"谢谢你愿意如此公开地与我分享你的挫折感"。）

*修改自 Cormier and Hackney（2012）

1.2 不熟悉转诊的听力学家可能会不知道如何对患者表达。

可以参考下面的话："我关心你的康复，但这个问题超出了听力学范围。我认识另一位医生可以提供帮助，这是电话号码。"试着说几次，和别人一起练习，直到自己感觉舒服。同时想一想，你有没有自己的表达方式？

1.3 使用附录 1.1 中的"四习惯模式医患沟通技能评估表"或附录 1.2 中的听力咨询技能评估表自我评估你当前的沟通技巧。

请主管也对你进行评估，并比较结果。请思考，你如何进一步提高沟通咨询技能呢？

附录 1.1　四习惯模式医患沟通技能评估表（The Four Habits Model）

四习惯模式医患沟通技能评估表

姓名：_____

时间：_____

说明：在四个习惯中分别以 1 至 5 评分并提供建设性反馈，5 代表很好，1 代表很差。

评分 四个习惯	5	4	3	2	1
在初次接诊时投入时间和精力	☐ 1. 以热情的方式问候患者（例如，询问如何称呼患者、使用患者的名字） 2. 不用医学术语，用让患者放松的说法 3. 尽量使用开放式问题（以鼓励患者讲述故事的方式提问，尽量减少打扰或提封闭式问题） 4. 鼓励患者提出顾虑（嗯哈、继续、还有吗），尽量在就诊初期引出患者的所有诉求（不仅是简单地询问患者的主诉）	☐	☐ 1. 向病人打招呼，但欠热情 2. 敷衍式地谈话（没有充分地讨论前一个话题） 3. 使用开放式或封闭式问题发现问题（可能从开放式问题开始，但很快转向封闭式问题） 4. 不打断患者，显示出对患者的漠不关心（只是听但不接话）	☐	☐ 1. 向病人打招呼时不礼貌、冷淡 2. 非常官方的套话，生硬而唐突 3. 主要使用封闭式问题提问 4. 打断或阻止患者说话。快速问完患者的主诉，而没有问其他问题
鼓励患者叙述病情和想法	☐ 1. 探究患者对问题的理解程度 2. 询问患者就诊的目的（或感兴趣地回答） 3. 确定听力问题对患者生活的影响（工作、家庭、日常活动），并表现出较大的兴趣	☐	☐ 1. 对患者是否理解问题表现出兴趣 2. 表现出有兴趣，但很快进入下一步 3. 对听力问题对患者的生活影响表现出一定的兴趣	☐	☐ 1. 对理解患者的诉求没有兴趣 2. 不询问患者的就诊目的 3. 对听力问题对患者的生活影响表现出不感兴趣

	□	□	□
表达同理心	1. 接纳/询问同患者的感受（例如，我也会有同样的感受……/我可以理解这会让你担心……） 2. 标明患者的感受（例如，这让你感觉如何？在我看来，你对……感到非常焦虑） 3. 在整个接诊过程中通过非言语行为表现出极大兴趣和关注（例如眼神交流、语气和身体语言）	1. 对患者的感受一带而过，没有接纳询问 2. 简要提及患者的感受，但很少对其进行探索或标明 3. 非言语行为没有表现出感兴趣或不感兴趣（行为不一致）	1. 不回应患者的感受，可能贬低或否定他们（例如，你这么想……真是荒谬） 2. 不去了解患者的感受 3. 非言语行为显示不太关注患者（例如，很少或没有目光接触、身体姿势使用不当、声音空洞）
接诊结束时投入时间和精力	1. 给出和患者最初的诉求相对应的诊断和康复方案 2. 清楚地陈述信息，很少或没有术语。详细清楚地解释检查和康复的方法 3. 探讨患者的依从性，如有必要，患者共同协商 4. 充分探讨患者实施复计划的困难之处 5. 明确患者的理解能力 6. 制订具体的随访计划	1. 给出的诊断和信息与患者最初的诉求对应不上 2. 解释测试和康复方案时不细致，使用了一些术语 3. 没有充分了解患者的依从性 4. 没有充分了解患者实施康复计划的困难之处 5. 没有明确随访，但没有制订具体计划 6. 提及随访，但没有制订具体计划	1. 给出的诊断和相关信息中缺乏实质内容 2. 说了很多术语，提到了测试，但很少或根本没有任何说明 3. 提供了康复方案，但很少或根本没有了解患者的接受度 4. 没有询问患者实施康复计划的困难 5. 没有去了解患者是否理解计划 6. 没有提及随访计划

资料来源：E. Krupat, R. Frankel, T. Stein, & J. Irish, The Four Habits Coding Scheme: Validation of an instrument to assess clinicians' communication behavior. Patient Education and Counseling, 62 (2006): 38–45. Reprinted with permission from The Permanente Medical Group. Mass reproduction of this Model is not allowed without permission from TPMG.

附录 1.2　听力咨询技能评估表（Audiology Counseling Growth Checklist，ACGC）

听力咨询技能评估表可以作为听力学家自我评估的工具，能不断提高医患沟通技能，有助于过渡到以人为本的服务。听力学家可以观察接诊过程，或对接诊进行反思回顾，选中表中相应的选项即可。"患者"可能是听障患者或者家属。将自我评估与他人的评估进行比较，会有助于医患更好的沟通，进一步的相互讨论会促进听力咨询技能的提高。

问候和开始接诊

1.听力学家和患者握手并有眼神交流，介绍自己的姓名（如果以前遇到过，则向患者打招呼）

是　否　不适用

2.听力学家坐的高度与患者视线齐平。

是　否　不适用

3.听力学家请患者先说出最大诉求，并明确患者的需求。

是　举例：＿＿＿＿＿＿＿＿＿＿＿＿＿＿＿＿＿＿＿＿

不是　举例：＿＿＿＿＿＿＿＿＿＿＿＿＿＿＿＿＿＿＿

不适用

回应患者的沟通方式

4.听力学家与患者保持了眼神接触。

是　举例：＿＿＿＿＿＿＿＿＿＿＿＿＿＿＿＿＿＿＿＿

不是　举例：＿＿＿＿＿＿＿＿＿＿＿＿＿＿＿＿＿＿＿

不适用

5.听力学家的面部表情匹配当时沟通的具体内容。

是 举例：＿＿＿＿＿＿＿＿＿＿＿＿＿＿＿

不是 举例：＿＿＿＿＿＿＿＿＿＿＿＿＿＿

不适用

6.听力学家保持着专注而轻松的姿势，并专注地回答患者的问题。

是 举例：＿＿＿＿＿＿＿＿＿＿＿＿＿＿＿

不是 举例：＿＿＿＿＿＿＿＿＿＿＿＿＿＿

不适用

7.听力学家的非语言表达手势或表情与对话相称，不会干扰沟通。

是 举例：＿＿＿＿＿＿＿＿＿＿＿＿＿＿＿

不是 举例：＿＿＿＿＿＿＿＿＿＿＿＿＿＿

不适用

8.听力学家的声音很容易被病人听到，保持着对患者感兴趣的语气。

是 举例：＿＿＿＿＿＿＿＿＿＿＿＿＿＿＿

不是 举例：＿＿＿＿＿＿＿＿＿＿＿＿＿＿

不适用

9.为了帮助患者理解内容，听力学家以适当的速度说话。

是 举例：＿＿＿＿＿＿＿＿＿＿＿＿＿＿＿

不是 举例：＿＿＿＿＿＿＿＿＿＿＿＿＿＿

不适用

10.听力学家尽力确保患者听懂，避免使用专业术语。

是 举例：＿＿＿＿＿＿＿＿＿＿＿＿＿＿＿

不是 举例：＿＿＿＿＿＿＿＿＿＿＿＿＿＿

不适用

11.听力学家避免了评判性的语言和手势。

是 举例：＿＿＿＿＿＿＿＿＿＿＿＿＿＿＿＿＿

不是 举例：＿＿＿＿＿＿＿＿＿＿＿＿＿＿＿＿

不适用

12.听力学家意识到自己的谈话风格与患者不同。

是 举例：＿＿＿＿＿＿＿＿＿＿＿＿＿＿＿＿＿

不是 举例：＿＿＿＿＿＿＿＿＿＿＿＿＿＿＿＿

不适用

理解和肯定患者

13.听力学家意识到不同的文化或生活背景会影响医患沟通。

是 举例：＿＿＿＿＿＿＿＿＿＿＿＿＿＿＿＿＿

不是 举例：＿＿＿＿＿＿＿＿＿＿＿＿＿＿＿＿

不适用

14.听力学家采用反思性的聆听来确保正确理解患者，并表现出良好的意愿。

是 举例：＿＿＿＿＿＿＿＿＿＿＿＿＿＿＿＿＿

不是 举例：＿＿＿＿＿＿＿＿＿＿＿＿＿＿＿＿

不适用

15.听力学家对患者积极的方面进行了肯定。

是 举例：＿＿＿＿＿＿＿＿＿＿＿＿＿＿＿＿＿

不是 举例：＿＿＿＿＿＿＿＿＿＿＿＿＿＿＿＿

不适用

16.听力学家意识到并回应了患者话语背后的感受。

是 举例：＿＿＿＿＿＿＿＿＿＿＿＿＿＿＿＿＿

不是 举例：＿＿＿＿＿＿＿＿＿＿＿＿＿＿＿＿

不适用

17.听力学家确认了患者陈述的内容。

是 举例：＿＿＿＿＿＿＿＿＿＿＿＿＿＿＿＿＿＿

不是 举例：＿＿＿＿＿＿＿＿＿＿＿＿＿＿＿＿＿

不适用

鼓励患者表达

18.听力学家避免了可能引起简单"是/否"回答的封闭性提问。

是 举例：＿＿＿＿＿＿＿＿＿＿＿＿＿＿＿＿＿

不是 举例：＿＿＿＿＿＿＿＿＿＿＿＿＿＿＿＿

不适用

19.在进行下一个话题之前，听力学家适当地利用沉默来鼓励患者对当前话题进行提问。

是 举例：＿＿＿＿＿＿＿＿＿＿＿＿＿＿＿＿＿

不是 举例：＿＿＿＿＿＿＿＿＿＿＿＿＿＿＿＿

不适用

20.听力学家的手势或表情对继续表达是鼓励性的。

是 举例：＿＿＿＿＿＿＿＿＿＿＿＿＿＿＿＿＿

不是 举例：＿＿＿＿＿＿＿＿＿＿＿＿＿＿＿＿

不适用

21.听力学家使用了积极的肯定信号以鼓励患者多说（是的，嗯嗯嗯等）。

是 举例：＿＿＿＿＿＿＿＿＿＿＿＿＿＿＿＿＿

不是 举例：＿＿＿＿＿＿＿＿＿＿＿＿＿＿＿＿

不适用

22.听力学家鼓励患者表达感受。

是 举例：_____

不是 举例：_____

不适用

23.听力学家避免了可能引起患者愤怒、沮丧等情绪的举止。

是 举例：_____

不是 举例：_____

不适用

进一步探索沟通

24.听力学家适当地质疑患者的负面陈述，引导患者采取积极行动，并帮助患者发现更多积极的方面。

是 举例：_____

不是 举例：_____

不适用

25.对于特定情景下的沟通障碍，听力学家让患者确定一种或多种解决方案。

是 举例：_____

不是 举例：_____

不适用

26.听力学家提出了实用的沟通补偿方案。

是 举例：_____

不是 举例：_____

不适用

27.听力学家帮助患者制订了有助于达到康复目标的行动。

是 举例：_____

不是 举例：_____

不适用

28.听力学家为患者提供了具体操作的练习机会。

是 举例：_____

不是 举例：_____

不适用

29.听力学家鼓励患者对不同情景（在家、工作或社交活动中）的交流措施提出问题。

是 举例：_____

不是 举例：_____

不适用

30.听力学家认识到时间的限制和交流的不充分，并提供了下一次继续交流的机会。

是 举例：_____

不是 举例：_____

不适用

第二章

面对听力损失的
情绪反应

Emotional Responses to Hearing Loss

　　八周前，六个月大的 Cara Carleton 被诊断出患有极重度感音神经性听力损失。尽管遗传咨询师说了听力损失是常染色体隐性遗传，但 Cara 的父母对这个概念是陌生的。Carleton 夫人仍然认为这突如其来的家庭灾难在某种程度上是她的错。她一直追问："如果双方家人都没有听力障碍，怎么会生出一个有听力障碍的孩子呢？""当然，外婆除外不算。"Carleton 夫人继续寻找答案，她满脑子各种想法并自言自语："我做了太多不应该做的事，那些都可能导致这个。是不是在去年除夕的派对上喝酒导致的呢？当时我不确定自己是否怀孕了，那时候我不应该喝酒的。还是三月份丈夫 Ian 出差的时候我吃药导致的呢？为了好好休息，晚上我服用了安眠药。那是没有借口的错误，我都没有告诉 Ian。他知道的话会怎么说？我相信他也会认为都是我的错。我可以和谁诉说呢？"

　　出乎意料的是，当 Cara 第一次接受助听器验配时，听力学家看着 Carleton 夫人真诚地说："我想这真的很难。如果是我，我的脑子里也会充满疑问。我可能会将责任先归咎于他人并最终责备自己。我想这很正常。你怎么熬过来的？"

一旦意识到听障患者可能会经历各种哀伤，我们就可以在看诊过程中更好地面对他们的哀伤情绪。从上面的案例我们看到，听力学家的话正好给这位母亲提供了倾诉的机会，这种同理沟通在那个当下是那位母亲最需要的。

　　就像 Carleton 夫人经历的那样，听力损失的诊断会让听障患者和家属在今后的生活中产生内疚等许多负面情绪。本章将阐述患者及家属面对听力损失的情绪反应，以及我们如何与患者及其家属有效地应对这些情绪。

学习目标

阅读本章后，读者应该能够：

- 描述哀伤的阶段以及它们反复出现的原因。

- 了解生活中的一些错觉是如何加重哀伤的。

- 认识到妨碍同理心的行为模式，并了解为什么它们不利于康复。

- 了解我们对他人的看法如何影响他人的生活，以及如何提高听力学家在这方面的能力。

2.1　哀伤的不同阶段

情绪是决定行为的强大因素，并塑造我们对过去事件、当前环境和未来可能性的看法。一旦诊断出听力损失，患者会意识到接下来的生活将受到很大影响。不难理解诊断结果会带给患者强烈的情绪反应，这些负面情绪可能会严重阻碍康复进程。

图2.1中的各种形容词都可以在描述哀伤的文献中找到。1964年，Engle提出了哀伤的三个阶段：震惊并难以置信（shock and disbelief）、接受（awareness）和恢复（recovery）。后来，Kubler-Ross（1969）提供了一个更详细的哀伤模型（grief cycle），包括了人们面对死亡和失去的情绪反应，分五个阶段：否认（denial）、愤怒（anger）、讨价还价（bargaining）、抑郁（depression）和接纳现实（denial, anger, bargaining, depression, and acceptance），这五个阶段是循环而非线性发生的，这就解释了为什么灾难幸存者会反复经历哀伤，因为失去亲人的事件在周年纪念日、生日和其他时刻被再次提醒。

Tanner（1980）最先把哀伤的阶段应用于沟通障碍的康复。了解哀伤的阶段以及相关的知识，可以帮助听力学家更好地解决听障患者的沟通障碍。

疏远	害怕	难为情
愤怒	沮丧	内疚
烦躁	负罪感	恶意
焦虑	烦恼	疑惑
迷茫	绝望	紧绷
痛苦	不耐烦	不被爱
被欺骗	不安全	不确定
困惑	孤独	不想要
抑郁	失落	伤心
不信任	误解	无用
不安	紧张	浪费
精疲力竭	不知所措	厌倦
尴尬	惊惶失措	孤僻
狂怒	懊悔	担心
恐惧	负担	

图2.1　面对听力损失的情绪反应

2.1.1 初始的震惊阶段（Shock or Initial Impact）

患者被诊断为听力障碍的那一刻通常会感到不知所措和困惑；即使没有确诊，进一步了解病情和等待确诊的过程也是令人沮丧的；同时，患者很难思考或感受什么，这个阶段可称为麻木。如果我们回忆自己生活中发生的令人震惊的事件时的体验，就会对这种反应引起共鸣（Parkes & Prigerson，2009）。

　　Chabot 夫人一开始确实很难接受儿子的听力损失，经历了各种哀伤情绪后，她成为一个自信的父母，她是听力学家眼里的好母亲，也是其他父母的榜样；她有积极的心态并为 Bobby 的康复提供协助，支持儿子参与社区活动，并让他参加游泳课和儿童棒球队；她也为自己感到骄傲，以为自己已经放下了初期的那些毫无用处的哀伤情绪。然而，当她和儿子进入公立幼儿园的第一天，曾经的愤怒和内疚感又重新浮现在 Chabot 夫人心中：到达教室的那一刻她发现教室环境是那么嘈杂和混乱，她看到其他孩子在结伴玩耍，还听到其他妈妈说着鼓励的话和孩子告别。她突然意识到这种环境对儿子将是多么艰难，儿子也无法在这种嘈杂环境下听到她的告别话语。

　　▶ 要记住，哀伤的阶段并不遵循线性模式展开。患者可能在任何阶段出现哀伤情绪，或跳过某些阶段，并在以后重复已经历过的哀伤阶段。事实上很少有人只经历一次哀伤情绪。

　　即使是听力损失程度缓慢加重的成人，在确诊时也会感到震惊（Martin、Krall & O'Neal，1989）。无论是当即"确定"的诊断，还是后来发现比预期更严重的疾病，患者的震惊感都会存在，他们在那个时刻无法做出康复决策也是可以理解的。与震惊相关的情绪还有困惑、恐慌和不确定等。

　　Magyar 先生在家人的坚持下测试了听力，尽管他承认偶尔听不到他人说话，但他坚信听力学家帮他去除堵塞的耳垢后，他的听力会好很多。他记得多年前离开军队时，他的耳朵里也是塞满了耳垢需要清洗。然而，这次，当他在听力学家的电脑屏幕上看到自己干净通畅的耳道时，他非常震惊。Magyar 先生第一次意识到，他长期以来一直忽略的听力障碍确实存在。

▶ 我们并不总能看到老年听障患者哀伤情绪的表露，但不能就此默认他们的内心没有负面情绪，因为他们面对的也是听障诊断及相关的一系列负面消息，比如：听损确实存在、药物和手术无法治愈、仅单侧佩戴助听器还不够、无论如何遵循听力学家的指导也无法解决所有的交流困难。

2.1.2 防御性退缩或否认阶段（Defensive Retreat or Denial）

患者经过初始的震惊之后很可能会否认患有听力障碍。否认是让患者暂时保持自我认同的必要缓冲或保护，患者努力留在过去以避免压倒性的痛苦，从而给予自己足够长的时间逐渐消化负面消息。

在明确诊断结果后，我们可能想告诉患者不要否认现实，但我们需要记住患者此时无法理性思考，因为此刻他们大脑主要是情绪中枢（边缘系统和杏仁核）在运作，负责理性和逻辑思维的大脑额叶皮层不工作。帮助患者走出否认阶段更好的方法是让患者直接面对否认情绪，以及可能隐藏在情绪背后的恐惧。我们可以问，"如果诊断是正确的，这对你意味着什么？"每个患者的答案都各不相同，虽然口头承认对听障的恐惧可能让患者难以接受诊断结果，但听力学家为患者或患儿父母提供了一个机会去面对现实并表达恐惧。一旦当事人愿意说出来，就不用再忌讳探讨这个话题。

否认的形式有几种：否认听力损失的存在（"那些测试不可能是正确的"）；否认听力损失的影响（"我认为不需要助听器"）；否认听力损失是永久性的（"也许几年后我会好起来"），这些形式可表现在听障患者自身或刚被确诊的听障儿童父母身上。与否认阶段相关的情绪还包括疏远、紧张、急躁和沮丧。

2.1.3 个人质疑或愤怒阶段（Personal Questioning or Anger）

与愤怒阶段相关的感受包括被辜负和痛苦。听力障碍的诊断确定后，患者会因过往的美好生活被破坏而感到不公平，开始怨恨、抵制和对抗，可能会问为什么这种残疾会发生在他们身上。每个人从小心中可能存在各种错觉，如：好人有好报，坏人有坏报，这时患者可能会使用这些错觉来编织成一张看不见的保护网而继续生活（Gould，1978）。当这些错觉受到生活逆境的冲击时，患者可能会感到脆弱无力。

患者和家属可能会努力回想到底听损是如何发生的，开始寻找罪魁祸首。"是什么原因造成的？""我本来该如何做以避免它的发生？"回答可能是"我早该知道的"。这个结论会导致当事人产生内疚感，尤其是对成年患者来说，他们会认为听力损失将使自己成为他人的负担（Van Hecke，1994）。

重点提醒

当愤怒浮现时，给出听障诊断结果等坏消息的人往往成为患者愤怒情绪的接受者。听力学家遇到这种情况时要避免产生防卫心理，要记住，允许患者表达出强烈的情绪，也是听力康复解决方案中的一个必经过程。

患者需要充分体验他们的哀伤情绪，Goulston（2010）分享了一段医生和护士的工作场景，以及经验丰富的肿瘤科护士Jane的智慧回应：

我当时是加州大学洛杉矶分校精神病学科的二年级住院医师，我问当时的护士："MRI显示Franklin夫人的乳腺癌复发后，她一直在说什么和做什么？"

"她哭得很厉害，她的家人和肿瘤科医生试图向她保证这仍然是可以治疗的。"护士回答。

我继续问："根据你的经验，在这些情况下说什么最好？"

首席护士Jane走过来说道："我们越是允许病人能够有各种情绪，允许他们悲伤或愤怒，情绪过去得越快。一些年轻的肿瘤学家对患者的情绪感到不安，他们自己的焦虑使工作变得困难。……如果他们允许患者在听到坏消息的那一刻有强烈的情绪反应，事情可能会更顺利……"

▶Jane护士认识到患者表达恐惧和愤怒的过程非常有价值，可以帮助他们疏通情绪。她也希望医生为了病人，管理好自己的强烈情绪和不安。

Kennedy 和 Charles（2017）描述了艰难苦涩的愤怒阶段，他们提到，除了让患者直面这些情绪之外别无选择。当一个善解人意、不带偏见的倾听者允许患者或患儿父母出现愤怒和表达愤怒时，他们就会慢慢好转。

2.1.4 讨价还价阶段（Bargaining）

许多患者会经历所谓的讨价还价阶段，此时他们把上帝或专业人士或自己当作是救命稻草，并做出承诺希望情况会出现逆转。遭遇突发性听力损失的成人更可能经历这个阶段。就像否认阶段一样，患者想利用这个阶段来慢慢适应"新常态"（Atkins，1994），这个阶段通常短暂、隐蔽而无效，听力学家不容易在听力中心观察到。这一阶段患者相关的心理感受可能包括恐慌、绝望、羞耻和孤独。

2.1.5 抑郁或悲伤阶段（Depression or Mourning）

否认和讨价还价阶段的患者紧紧抓住过去不放，试图"让时间停止"。随着时间的流逝他们逐渐意识到现实已经改变，因此感到悲伤甚至消沉抑郁，但这种抑郁通常不需要临床干预。处于这个阶段的患者可能有睡眠困难、注意力难以集中、外表邋遢或失去爱好，没有精力去应对康复过程中遇到的困难。

大多数人怀有另一种童年错觉：认为自己的父母无所不能，能够"解决"孩子所有的问题。当成人面临无法解决的情况时，他们的力量错觉（illusion of power）——心理安全网的重要组成部分也会受到严重动摇。Tanner（1980）告诫说，不要一味让患者振作起来，他们需要经过最低谷的悲伤，这时听力学家的同理心、倾听和陪伴是最好的支持，让患儿父母或患者有机会面对自己的恐惧、挫折感和无助感而又不孤独（Van Hecke，1994）。

2.1.6 内疚阶段（Guilt）

听力评估后，听力学家提供的咨询内容主要是解释听力损失的程度及其原因，患者很自然地会问："为什么会这样？"对这个问题的回答通常会导致患者对他人的责备和愤怒。如果听力损失与工作有关，雇主可能会受到指责。如果听力损失是遗传的，责备和愤怒的对象可能是父母，或者父母会互相指责。但是，当听力损失是由他们认为可以控制的环境造成时，他们会感到失职和内疚。

同样，能控制生活的错觉（Van Hecke，1994）可能会加剧患者或患儿父母的负面情绪：当患者或患儿父母相信"要是我做了……就好了"或"要是我没有做……"，他们原以为一切都可以控制。此时放弃这种错觉，通常是摆脱令人抓狂的罪恶感的重要一步。3.3.3 节认知咨询理论提到的对思维偏差的质疑，可以帮助患者或患儿父母放弃这种错觉。

2.1.7 整合与成长阶段（Integration and Growth）

Kubler-Ross（1969）认为哀伤的最后阶段为接纳现实，这意味着患者不再生气、讨价还价或沮丧。Smart（2016）还加入了一点，即患者努力设定新目标，并利用自己的优势和能力提高生活质量。从更积极的角度来看，Bristor（1984）将这个阶段称为"超越障碍（transcending the loss）"。相关的感受可能包括接纳，甚至积极乐观、力求克服困难。

2.1.8 哀伤的阶段是循环的还是线性的？

患者可能陷入哀伤的任何阶段，或完全跳过一个阶段后，各种负面情绪又不期而至。正如之前 Chabot 夫人和她的儿子 Bobby 的故事，各种情绪可能在重要事件或纪念日卷土重来。

图 2.2 表达了哀伤阶段的起伏和哀伤体验的非线性过程，但没有描绘强度。哀伤的过程也可用正弦波、过山车和一系列嵌入式圆圈等方式描述，其差异反映了哀伤的复杂性和个性差异。重要的是，我们既无法预测患者处理哀伤情绪的方式，也无法评判患者的哀伤表达方式。要记住，所有形式的哀伤都是正常的，对每个阶段负面情绪的疏通都有助于患者的情绪管理（Kennedy & Charles，2017）。每位患者的哀伤过程都是不同的，它是听力康复的必经之路。

　　然而，有些患者的悲痛非常剧烈，以至于康复被无限期搁置。当患者的负面情绪极其强烈并加重时，听力学家应该准备把患者转诊。转诊的方法在前文1.3.2节中讨论过。

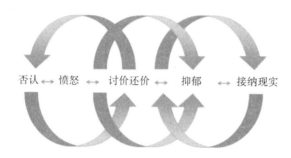

图2.2　哀伤周期是不规律的循环，不同的情绪随机出现，而且经常在不同的场合重现

2.2　不同年龄听障者的哀伤表现和影响

　　生命全周期里不同年龄的患者和家属面对听力损失的情绪反应是不同的，从听力康复的角度来看，牢记这一点对康复会有帮助。

　　Van Heck（1994）提醒我们听觉对亲子关系的重要性，婴儿对父母的声音没有反应时，或者父母无法安抚心烦意乱的孩子时，排斥感和挫败感可能随之而来；听力损失确诊后，处于哀伤情绪中的父母，和孩子的亲情互动会进一步减少。有关亲子关系的更多信息，请参阅第6.1.2节和附录6.1。

　　随着儿童的成长，他们摆脱了幼年的自我中心并逐渐迈向独立，父母一般可以轻松地给健听孩子提供适龄的指令和教导，但听障儿童的父母在这个发展阶段会发现沟通上的艰难。听损儿童进入学校后，如果听力损失带来患儿过度被保护、挑战不足或不堪重负的情况，患儿正向自我形象的发展会受到阻碍。有些患儿家长难以认识到孩子的潜力，或不确定如何表达对孩子的认可。用心的听力学家可以在这方面提供很多帮助。有关养育婴幼儿及青少年听障患者的更多信息，请参阅第六章和第七章。

青春期可能是所有孩子一生中的艰难时期，对听障青少年来说，在听力下降时，建立身份、承担责任和发展独立性等过程都更加困难（Altman，1996）。如果成长在被接纳的氛围中，并有一群相似的同龄孩子分享想法和挑战，听障青少年会更容易度过自我身份认同的阶段。对于上学的孩子，听力学家要帮助他们认识其他听障孩子。此外，他们也应接触具有榜样作用的听障成人。有关青春期和听力损失的进一步讨论，请参阅第七章。

正如Van Hecke（1994）所描述的，成年并不是生命周期中一成不变的阶段，而是从青年到老年不断面临挑战的过程。年轻患者了解到听障可能对未来亲密关系或工作造成负面影响时，可能会不断地出现负面情绪。许多听损成人可能形成各种不良生活或沟通习惯，如：与社会隔离，假装理解对话，或为避免聆听而惯常性的主导谈话（Trychin，1994）。本书第八章对成年期进行了深入讨论，第十二章和第十三章则深入探讨了应对策略。

中年人通常会回顾自己的成就，并考虑如何度过未来的岁月。了解到听损会影响他们实现人生梦想时，中年危机可能会加剧。中老年人的生活节奏放慢，孩子们离开家，事业接近尾声，开始有更多时间做喜欢的事情，并重新渴望与爱人建立更牢固的联系。此时若患者有听力损失，并意识到听损会阻碍他们实现这些愿望，他们会情绪低落。最后一点，老年患者必须放弃"年轻、精力充沛、身体恢复力强"的过程而接受衰老的岁月。他们会感到各种悲伤，听障的出现会加剧这些负面情绪。详尽内容将在第十章全面讨论。

即使老年患者已经接受了听障事实并使用了助听器，生活中的负面事件也会扰乱他们对助听器的适应过程，他们会感到沮丧或失去继续使用助听器的意愿。Kricos及其同事（2007）在研究中发现，停止使用助听器的患者大多生活中有重大变化，例如退休、对他人的依赖增加以及伴侣的死亡。这些重大生活事件提醒我们生活的无常和伤痛，成功的医患沟通取决于听力学家对患者生活情况以及情绪的了解。

听力学家在看诊过程中不断加深理解患者，逐渐进入患者生活的支持系统并扮演他们生活的重要角色，对此我们也应该心存感激。许多患者也在生活中表现出坚强的韧性，即承受巨大生活挑战并从中恢复的能力（Walsh，2012）。有韧性的患者和家庭表现出灵活、开放以及表达情感和解决问题的能力。然而，许多患者和家庭在逆境中挣扎，甚至无法恢复，尤其是当困难"接踵而至"时。如果我们足够了解患者，我们可以转诊让心理咨询师来解决这些问题。

2.2.1 哀伤影响生活的方方面面

听力学家必须认识到哀伤的负面影响非常广泛，可以引发包含情绪反应在内的各种反应。事实上，人类的哀伤反应会表现在行为、认知、身体和精神各个方面（见图2.3）。听力学家如何应对患者的情绪和非情绪反应将直接影响患者对我们的看法以及康复质量。这些看法反过来又会影响患者的依从性及康复的意愿和行动力。

哀伤的行为反应	哀伤的认知反应
・焦虑不安	・困惑
・哭泣	・混乱
・冷漠	・心不在焉
・多动	・自尊心下降
・易怒	・注意力不集中
・退缩	・自杀念头
哀伤的身体反应	**哀伤的精神反应**
・食欲/睡眠障碍	・信仰的挑战
・抵抗力下降	・质疑生活
・疲劳	・寻找意义
・肠胃不适	
・血压升高	
・敏感性提高	
・心跳加速	

图2.3　哀伤在行为、认知、身体和精神方面的表现

2.3　应对听障者的哀伤情绪

到此为止，我们在认知层面上"明白"了患者和听障儿童父母在哀伤过程中的各种负面情绪，我们在看诊时是否能提供了充分的理解和同理呢？我们是否履行了听力学家的责任呢？调查结果显示，患者强烈抱怨一些听力学家冷漠、粗鲁或其他负面态度，甚至偶尔有对病人大喊大叫的情况（Martin et al.，1989）。Glass 和 Elliot（1992，72）的一项患者调查指出，有些听力学家表现得好像不知道患者有听力损失，"他们似乎不想知道或不关心"。重要的是，听力学家一方面要表明自己在认知层面的理解，另一方面要让患者确实感受到被倾听和被理解，否则他们看不到我们愿意提供帮助的态度和心意。无论患者提出问题的方式是主动或被动、直接或间接，我们都应该回应，让他们感觉被听到、可以信任我们并与我们合作。

2.3.1 同理患者（Empathy）

听力学家的态度和心意可以通过话语传达，第4.4和5.6.2节分析了我们在"使用不同词语"回应患者的效果。面对和回应患者的基本原则就是同理，第1.2节的表1.1中把同理作为以人为本听力康复服务的关键要素进行了描述，第4.4.6节中把同理（理解式回应）作为咨询的主要特征进行了描述。

当患者倾诉听力损失对其人际关系和自我形象的负面影响时，我们没有必要为他们感到难过，那是同情（sympathy），而应试图去感受他们的感受，即同理（Empathy）。Josselman（1996）指出，要有同理心，我们必须"暂时把自己的经历放在一边，并与另一个人的感受产生共鸣"，这让人想起共鸣板的比喻，它是钢琴和小提琴上的一块多孔木头，它本身不发出声音，其作用是就是让邻近的音符产生共振（见图2.4）。Kuhot（1977）也使用了共振的比喻，他将同理描述为传达接纳、确认和理解的回声。

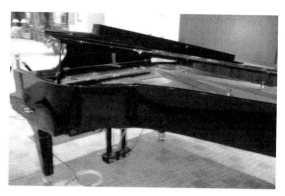

图2.4　共鸣板位于拉紧的琴弦旁边，用作次级谐振器。当琴弦振动时，它们也会导致共鸣板振动。共鸣板用于转换和放大振动弦产生的声音。同样，我们对患者的回应可以与他们的话语产生共鸣，并让我们与他们的感受保持一致

神经学家使用另一种比喻，将同理描述为"意向协调反应（intentional attunement）"（Gallese，Eagle & Migone，2007）。对大脑功能的研究表明，人类的某个动作会激活相应的神经元，看到他人同样的动作也会激活同样的神经元，这就是位于顶叶皮层的"镜像神经元（mirror neurons）"的功能（Rizzolatti & Craighero，2004）。

除了看他人的动作，观察到他人的情绪状态时也会有协调反应。那么人类能够设身处地为他人着想并产生同理心是由于这些神经元吗？Schulte-Ruther 及其同事（2007）的一项研究回答了这个问题：他们要求受试者观看相应情绪的面部表情，受试者要么专注于自己对每张脸的情绪反应（"自我任务"），要么专注于面部表达的情绪状态（"其他任务"），通过fMRI看到这两项任务都刺激了镜像神经元，因此研究人员得出结论，镜像神经元与同理行为有关。虽然此类研究仍处于早期阶段，但从神经学角度可以看到人类的同理与协调反应基础。

同理行为是可以而且应该评估的（Frankel，2017）。在附录1.1四习惯模式医患沟通技能评估表中，其中一个"习惯"就是对患者表达同理，以下是好的同理行为：

1.明确接纳/确认患者的感受（例如，"我也会有同样的感觉……"或"我能理解那会让你担心"。）

2.通过表明情绪来探索患者的感受（例如，"那么这让你感觉如何？"或"在我看来，你对……感到非常焦虑"。）

3.接诊过程中使用非言语行为（例如，眼神交流、语调和身体姿势）对患者表现出极大兴趣和关注。

2.3.2 妨碍同理的行为模式

自我中心是人类的自然属性，同理他人是自我中心的对立面（May，1939）。另外，同理他人也不是日常交谈中自发产生的。听力学家面对患者的负面情绪时的沟通是一种治疗性谈话，为了尽量理解患者，同理在这个时候是非常重要的。

人类天性中的自我中心会妨碍我们与他人产生共鸣。妨碍同理的主要行为模式可能是习惯（habituation），当我们认为"我已经听过一切"时，头脑就会麻木（Kennedy & Charles，2017；Parsons，1995）。听力学家工作几年后就会产生这种感觉——所有患者都说同样的话，因此不再需要关注他们的故事。

概括化（generalization）是妨碍同理的另一个行为模式，我们习惯先入为主，以为根据听力图就可以预测患者的情况。研究表明（Swan & Gatehouse，1990）听力学家恰恰需要抛开假设，依靠患者当时陈述的具体情况给予适当的回应。

妨碍同理的各种行为模式（图2.5）可能都是由于在当下的时刻回顾过去或想象未来："我想起另一个患者的类似情况""我在为下一次看诊做准备""我继续以我的认知来判断你的感受"等等。只有我们暂时抛开所有"过去与未来"，只关注此时此地此人时才可以与之同理。

习惯（Habituation）：这些我以前都听过。

概括（Generalization）：所有听损患者通常都会遇到相同的问题。

比较（Comparing）：这个病人听起来就像我9:30看的那个。

我是对的（Being Right）：我知道您的问题是什么，听我的，您的问题就会解决。您可能会说这就是您的感受，但我在这领域有更多经验，所以我可以说您反应过度了。

多项工作同时进行（Multitasking）：我在思考您说的事，虽然还在整理文件、填表、写病例。

图2.5　妨碍同理的行为模式

2.4　哀伤情绪的转化

许多人倾向于频繁地掩饰自己的情绪，而非公开表达情绪，这似乎是人性。如果患者出现负面情绪并且情绪不断发生改变，听力学家会难以了解患者的真实情感状态，尤其当这些情绪不一定都会表露出来。这会使康复工作变得更加复杂。

听力学家看诊时的目的不是挖掘患者的潜意识状态（Stone & Olswang，1989）。为了通过咨询有效地帮助患者，听力学家必须能够感知患者的情绪变化，这样才能更有效地帮助患者解决隐藏在背后的问题（Clark，1990）。

2.4.1　情绪重新定向（Emotional Redirections）

逆向反应（Reaction formation）　为了避免恐惧、被社会接纳或对个人更有利，人们可能会表达出与真实感受相反的情绪，这就是情绪重新定向的一种逆向反应。有时患者的情绪可能会不自觉地逆转，避免和诊断不一致。有些残疾孩子的父母早期拒绝诊断，以摆脱痛苦和责任；接着他们认识到这是对孩子的不接纳时又会内疚，于是产生了逆向反应：表现为过度接受诊断或过度保护孩子（Mitchell，1988）。

尽管逆向反应对康复管理不利，但有时也可以产生积极影响：一些父母努力在早期就接受听障的诊断，成为康复的坚定支持者，或自己成为康复提供者。这时听力学家应该适当地指导父母，并帮助他们在这个阶段不要把其他的家庭责任搁置一旁。

成年患者也可能有不同程度的逆向反应。他们低估听力问题的严重性，并将沟通问题归咎于他人，因此拒绝验配助听器，即使是免费试戴也坚决拒绝，因为他们担心助听器的费用，或者佩戴助听器的麻烦。同样，双耳验配时，一些患者可能否认双耳佩戴助听器的益处，并过分强调单耳的效果。通过阅读第9.3节中讨论的策略，读者可以很好地解决这些问题。

理智化反应（Intellectualization） 当成年患者或患儿父母无法表达负面情绪，转而使用看似不带个人情绪且抽象化和理论化的表达方式，这称为理智化反应。这种情绪重新定向的方式更常发生在男性患者或患儿父亲身上，较少在女性患者或患儿母亲中出现（Mitchell，1988）。

> Graham先生一开始放松地看着儿子测试听力，当听力学家解释测试结果时，他双臂交叉地坐在椅子上，变得紧张、僵硬并且沉默。听力学家解释完后问他有什么问题，这位父亲放开双臂，身体微微前倾，问道："你以前测试过很多像Tommy这样的孩子吗？"

▶ 当患者或家长质疑测试结果或康复方案的有效性，甚至我们的资质和专业水平时，我们必须克制住被冒犯和被挑战的感觉。听力学家最好以非防御的态度来处理患者激动的情绪和理智化反应，并表现出尊重和理解。在这种情况下，听力学家必须确保给患者或家人增加信心和内心安全感，而不是自我辩护。

2.4.2 情绪投射

投射（Projections） 是指人们将过去的感受转移或投射到当前的情况中来

（Bernstein，Bernstein，& Dana，1974；Webster，1977）。听力学家通常被患者视为专家，因此患者可能会把过去与某个专家看诊的感受投射过来。患者根据他们之前与父母、老师、医生或政府人员的互动体验，可能会在本次看诊表现出以前互动中的信任或不信任、钦佩或不喜欢等感受。听力学家看诊时通常没有意识到这些投射的影响。

积极投射（Positive projections）可能会使患者过于顺从专家，而不好意思说出负面的问题或承认自己对信息的不理解。这时听力学家有必要使用开放式提问，进一步了解他们未说出的问题或困惑，例如"您认为在哪些方面有所改善？"或"在哪些情景仍然听得很困难？"而不要简单地发问"你觉得比以前好了吗？"或"您对进步满意吗？"

消极投射（Negative projections）来源于患者过去的经历，可能表现为对康复过程的反复批评或不切实际的期望。为避免与有负面投射的患者打交道时可能出现的敌意—反敌意情绪的循环，我们必须努力避免自身的防御性反应或愤怒情绪。要记住：患者的负面反应可能与过去的事件有关，而不是来自我们目前的服务，这样我们就能更加同理患者。

反投射（Counter projections）　投射不是单方面的，正如患者可能将过去的感受和态度投射到听力学家身上一样，听力学家也可以将过去的情绪带入当前的情况，反投射会损害我们与患者的关系。

每个人，包括听力学家，认知里都带有过去的某些偏见和不成熟。某些患者由于自身的经历可能很容易进入负面的状态，我们可能发现自己也很难与年老、体弱、多残障、不洁或肥胖的人一起工作。

重要的是我们要察觉到自己的情绪，这样我们才能防范那些引起负面情绪的诱因。虽然这种自我察觉并不总在，如果我们理解自身情绪的来源，就可以确保患者得到应得的理解和耐心，有时甚至需要把相关患者转给同事。如果我们既缺乏自我觉察又不转诊，那么与患者的关系和康复效果都会受到严重损害。

2.5 临床服务中的情感消耗

同理是有代价的，它需要无私的心胸并倾注心血。如果听力学家自身情绪低落、忧虑重重或注意力无法集中，就很难同理患者。更重要的是，听力学家要意识到自己的局限性，如果不能总是提供最佳的同理，也不要过分批评自己。

听力学家尽力服务患者，患者却不是总能感受到这一点。Martin 及其同事以及 Glass 和 Elliot 等人的研究描述了患者对我们同理能力的反馈，这让我们诚实地反省自己。我们不必把自己放在显微镜下检视自己的行为，看是否具有患者反馈的冷漠、粗鲁、悲观、漠不关心或脾气暴躁，但高质量的医疗服务要求我们进行严格的自我评估。在培养和传达对患者情绪和心理感受的同理心方面，总有改进的余地。如果我们停止努力改进，我们就停止了专业成长。

谈及听力损失导致的负面情绪时，最常想到的是诊断对患儿父母、患者和家属产生的影响。然而经常被忽视的是，日复一日的康复服务工作对听力学家带来的情感消耗。同理疲劳的风险对所有医疗从业者来说都是真实存在的。有关同理疲劳、倦怠以及避免这些情感消耗的更多信息，请参见本书后记。

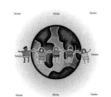**文化差异说明：**本章讨论了面对听力损失的一系列情绪反应，文化背景的不同会导致听力学家和患者表达情绪的方式不同，这些差异也会导致医患沟通不畅。我们需要觉察自己的文化、信仰、价值观和偏见，以便了解不同文化背景的患者和他们不同的情绪表达方式（Kagawa-Singer & Kassim-Lakha，2003），否则我们就无法改变我们对患者的态度。

总　结

听力损失的诊断会引发多种"哀伤情绪"，包括最初的否认、愤怒、抑郁和内疚。每位患者都必须独自穿越哀伤的各阶段，有些患者会在某个阶段停留或短或长的时间，或完全跳过某个阶段，甚至再回到他们认为已经释怀的阶段。

同理患者的能力帮助我们了解何时需要倾听，何时可以提建议，以帮助患者进一步探索他们的问题和内在恐惧。当患者找到负面情绪的出口并取得进步时，我们心怀感恩。只有听力学家掌握同理的技巧后，才懂得何时需要倾听，以及何时可以和患者进一步谈论面对他们的情绪。

讨论问题

1.将哀伤描述为一个循环或线性过程，这两种关于哀伤经历的观点有什么区别？您认为哪一项最能描述患儿父母、青少年或成年患者经历的悲痛？

2.本章所描述的生活中的错觉是指什么？它们是如何加剧哀伤过程的？

3.被诊断患有永久性听力损失的成年人可能会经历哪些哀伤情绪，为什么听力学家不容易察觉到这些？

4.在收到听力损失的确诊消息后，您可能会对患儿父母或成年患者说些什么，以帮助他们敞开心扉谈论当时的感受呢？

5.在与患者打交道时，我们可能会遇到哪些类型的情绪重新定向？我们该如何回应它们？

6.哪些临床行为可能给患者留下听力学家缺乏同理心的印象？

7.如果您正在与一位极具挑战性的患者一起工作，您会如何看待您的处理方法？您可以如何改进以及您应该期望什么？

学习活动

2.1　请讨论典型的"战斗或逃跑（fight or flight）"情绪反应。

当感知到威胁时（例如听力损失的诊断），每个人的反应都一样吗？阅读参考文献 Taylor（2002）的第 273—277 页，搜索神经科方面的文献来回答这个问题。

2.2　"未命名的将被忽略"（Pipher，2006）。

在网上找到 12 张描绘不同面部表情的照片。情绪管理的第一步是识别和标记情绪。根据您的感受标记每张图片。命名这些情绪容易吗？不给它们起名字，是不是更容易不被注意到？让另一个人命名每种情绪。你们在多大程度上一样的？如果有分歧，你能确定原因吗？是否有些情绪比其他情绪更难从面部表情中读出？是否有模仿的倾向？是否有可能误读他人的情绪？

第三章

以人为本听力
咨询的理论和方法

Approaches to Counseling

一位年长的女士静静地坐在听力中心，她双手紧握，低着头回想着她和坐在面前的听力学家一样年轻的时候，她有太多未实现的梦想和抱负。她说道："时间都去哪儿了？我本来不打算活这么久。"紧接着，她快速地抬起头，与这位年轻的听力学家四目相对，继续说道："我不应该活这么久。"

听力学家默默地思考着眼前这位患者的情况，她遇到过许多正在安享晚年的患者，他们对过去的生活很满意，但也有很多像这位女士的患者，他们疲惫、痛苦并质疑活下去的意义。这位年轻的听力学家不知所措，只是简单地回答道："至少我们可以帮你听得更清楚，这会好的。"这位患者勉强地微笑了一下。

许多听力学家不确定该如何应对这样的临床情景，疾病和痛苦总是在生活中不期而至：有些患者随着年龄的增加出现听力下降；有些患者生下来就有听力残疾；有些患者则在中年发生听力损失。本章将探讨听力咨询的理论，以及以人为本的康复理念，这些内容会帮助我们应对这种看似艰难的临床情景。

我们在第一章中讨论了以人为本听力咨询的内容、听力咨询的原则，以及听力咨询的边界，以确保在需要时进行适当的转诊。本章中我们将探讨具体的听力咨询理论，以及如何将理论融入到以人为本的听力康复服务中。

学习目标

阅读本章后，读者应该能够：

- 描述听力学家的咨询责任以及如何履行这些责任。
- 讨论为什么听力学家的咨询偏向于内容和信息传递，而没有意识到患者提问背后的心理需求。
- 了解听力学家为了做好咨询需要具备的主要特质，并讨论这些特质对工作的重要性。
- 描述主要的咨询理论和方法，以及在临床中的应用。

3.1 听力学家的咨询责任

长期以来，咨询一直被认为是听力康复的重要组成部分。为了最有效地服务患者及其家人，听力学家不仅要擅长听觉障碍的诊断和评估，同样重要但不易做到的是，通过咨询的技艺来建立和维护良好的医患关系。遗憾的是，听力学家常规提供的服务和信息并不总是能解决患者的疑惑，也不能满足他们的咨询需求，更遗憾的是，我们常常意识不到我们在咨询时犯下的各种错误。

和其他医疗专业人员一样，听力学家常常对自己咨询的技巧不自信，并且不明确咨询的界限。但是，咨询却是接待患者和家属的关键环节，因为他们接受听力康复信息后的反应往往很复杂，需要专业的聆听和沟通。一名听力学学生参加了一次咨询讨论会后感叹说："虽然听力中心有各类检测硬件和装备，但中心里最重要的'装备'是听力学家，听力学家才是提供支持、促进改变、帮助听障患者走向成功的载体（English，2015）。"这个总结恰如其分，这样的认知对于患者的成功康复至关重要。

3.1.1 谁为患者提供咨询?

避免不愉快的场景是人类的正常反应。当患者在临床对话中表现出负面情绪时，我们的第一反应可能是提供纸巾并离开房间，或者静静地坐着等待患者或家属恢复镇定。

过去的研究表明，听力学家没有认识到听力损失以及诊断结果对成人患者的心理影响（Martin，Krall & O'Neal，1989；Tanner，1980）。尽管我们知道咨询在儿童听力康复中的必要性，接诊儿童患者时也比较容易同理父母的情绪，但由于缺乏技能，我们可能仍然避免提供咨询，或假设其他专业人员会给父母提供这种必不可少的情感支持。

当我们将这一切合理化时就觉得有理由不提供必要的咨询，或者认为其他专业人员将会解决我们不愿意解决的一些问题。然而，正如Ross（1964）多年前指出的那样，其他医疗人员可能对咨询也有类似的疑虑，他们对棘手的临床案例也会有类似的回避心理。最终的结果是患者和家属几乎很少得到情感支持及个人调整咨询。因此，听力学家必须承担起咨询的责任。

一些听力学家在咨询过程中会有不安全感，这源于他们和患者及其家属之间在生活经历、年龄或健康状况等方面的差异。这种差异带来沟通和理解上的障碍。为了减少这种障碍，我们需要在咨询时重塑我们的思维方式：去关注我们作为人类在各方面的共通之处，强调我们和患者之间的差异对咨询并没有帮助。

　　Robert是一位刚毕业的听力学家，在一家私人验配中心工作。当他叫一位年长患者进来的时候，同时在考虑如何与他沟通。Robert认为，他与患者孙辈的年龄相仿，患者可能不会接受他的建议和指导。

　　Margy是一位刚结婚不久的年轻听力学家。她没有孩子，也从未有过抚养孩子的经历。面对听障新生儿的父母，她感到准备不足。他们会接受一个没有经历过痛苦和失望的人的咨询吗？

　　▶跨越患者和听力学家之间的生活经历和感受差异正是两位听力学家咨询时的重点，失望、恐惧、不确定和困惑的感受并不仅限于听障患者或某种特定情况。无论年龄、背景、性别还是社会经济地位如何，患者最渴望看到的还是专业人员清楚表达出对患者需求的理解和同理的意愿。虽然每个人情绪反应的强度和原因不同，但人性相通，我们仍然可以感同身受，这种同理心可以成为我们跨越差异的桥梁。无论差异看起来有多大，一旦我们认识到与患者的共通之处，就可以培养良好的医患关系。这种关系在听力康复当中是必需的。

重点提醒

　　我们永远不能对他人说"我知道你的感受"，因为我们确实不可能完全理解另一个人的经历。但是，我们知道，痛苦的人非常希望被他人倾听和接纳；无论医患之间的感受差异看起来多么大，这种认知会成为连接听力学家和听障患者间重要的桥梁。

3.2　内容咨询

　　患者教育中的很大一部分是内容咨询，就是对患者进行听力知识和科普内容的宣教，但这只是咨询的一个方面，第十一章将介绍开展患者教育的挑战和进行内容咨询的具体方法。为了有效地接诊听障患者，听力学家需要同时掌握内容咨询和个人调整咨询两个方面的技巧。

　　听力学专业学习中充满了内容咨询的培训，因此听力学家对此很熟悉，也能很好地提供内容咨询。为了让患者充分了解听力障碍和干预措施的相关知识，听障患者需要获得足够的信息，听力学家必须进行听力知识和科普内容的宣教。一方面这是恰当的，另一方面这还不够，我们最大的欠缺是未能认识到我们所提供的信息对患者都是负面的，以及这些负面消息对患者产生的负面影响。如第11.1节所述，面对这些负面信息，听障患者的认知处理过程通常会减慢或关闭，他们不能消化我们提供的建议和细节。

> **重点提醒**
>
> 　　为了提高患者对信息的理解和记忆，选择传达信息的时机非常重要。成功的患者教育与各种因素有关，其中许多因素都取决于听力学家如何传达信息。（有关患者教育的更多信息，请参见第十一章的内容。）

3.2.1 内容咨询的陷阱

　　当我们无法识别患者提问背后的潜在需求时，我们在提供信息时会不可避免地掉入内容咨询的陷阱。除非听力学家仔细地倾听并了解到患者问题背后的需求，否则患者仅会收到听力学家给予的与内容相关的回复。Luterman（1979）列出了三种常见的患者问题（图3.1）。其中第一个是内容型问题（content questions），即患者寻求进一步的信息或解释。听力学家在回答内容型问题方面训练有素，事实上，确实许多问题都是由内容驱动的。但是，由于大量的听力学培训着重于内容咨询，我们通常无法识别患者的问题何时与内容无关。例如，患者的问题可能是为了确认他们已有的观点，或者是一个看似在寻求信息的问题，背后实际上隐藏着一个需要解决的负面情绪。不要假设患者所有的问题都是为了直接寻求答案，我们必须能够识别患者问题的类型，以便我们的回答与患者的真实意图和需求保持一致。患者提出的确认型问题（confirmation questions），通常希望听力学家能够对自己的观点或立场给予认同，例如最佳助听器类型、双侧人工耳蜗植入的必要性、最有效的沟通模式或听障儿童的入学选择。当患者提出此类问题时，明智的做法是在深入讨论话题之前先确定提问者的立场或意图。当我们不确定问题的类型是内容型问题还是确认型问题时，最好的做法是将问题归类于确认型问题。

内容型问题：寻求更多信息或解释

确认型问题：提问者对自己的观点或立场寻求确认

情绪型问题：来源于情绪的问题

▶**常见临床错误**：大多数问题都被不恰当地当作内容型问题来回答

图3.1　问题类型

在与儿子Rick一起验配助听器时，Chan夫人问道："手语对Rick来说是一个好方法吗？"

▶ 为了避免对Chan夫人的问题做出内容型回答，听力学家可以这样回复："你认为Rick如何看待手语这种视觉交流形式？"这将给父母一个机会表达他们对手语的潜在担忧和想法，这些担忧和想法可能是通过与他人交谈而产生的。

临床中遇到的第三类问题是情绪型问题（affective-based questions），它基于患者潜在的情感需求，如果患者仅得到直接的内容回应，这种心理需求可能无法得到满足。除非听力学家在每次咨询患者时都保持警惕性，否则很容易遗漏带有情绪基础的问题。

Alexander先生在听力学家帮他清洁孩子的助听器时不经意地问道，"用Q-tips（一种清洁耵聍的工具）清洁耳朵安全吗？"

由于不好意思，Chan夫人等到就诊即将结束时才问道："我怀孕期间服用了大量的抗组胺药，这会造成Rick的听力损失吗？"

Peters先生已经非常好地适应了他的新助听器，他和他的妻子对目前的听力状况都非常满意。Peters夫人说道："我希望他之前没有那么固执。

我们早就应该这样做。"Peters 先生思考片刻后问道："如果我早点佩戴助听器，我现在的听力会更好吗？"

▶ 在第一个例子中，听力学家认为 Alexander 先生的问题是一个确认型问题，于是避免了关于"手肘和耳朵（Elbows and Ears）"的科普（即不要把体积小于手肘的东西塞到耳朵里面）。实际上，这个问题有更深层次的情绪基础，因为 Alexander 先生确实听说过，在他女儿的耳朵上使用 Q-tips 不是一个明智的做法。听力学家的回答是："你是如何清洁 Rebecca 的耳朵的？"这样的讨论可以帮助 Alexander 先生排除对此行为的担忧——他认为这可能是造成女儿听力损失的一个影响因素。这样做就避免了 Q-tips 不好的内容型回答方式。

即使对于没有接受过聆听技巧培训的人来说，也不难发现 Chan 夫人是因为怀孕期间的用药可能会造成孩子听力损失的事情而感到内疚。多数情况下，针对表面内容的回答往往会让我们错失解决心理问题的机会。

在最后一个例子中，Peters 先生的表达背后有对自己拖延的担忧和内疚，而简单的内容回答可能无法解决这些负面情绪。当然，可以安慰他说，早些佩戴助听器并不会提高听力。更好的做法是针对 Peters 先生没有及时解决的沟通问题进行合理的反馈和确认，并让他以后努力减少类似问题的发生。

患者提问的类型和情景各不相同，无论是内容型问题、确认型问题还是情绪型问题，我们都必须正确理解每个问题的真正意图。医疗人员常常简单处理了患者所表达的担忧和提出的问题，没有考虑到患者的潜在需求。如果听力学家无法理解问题的意图，其回答将无法解决患者的真实情绪困扰和需求（Clark，1984）。

如果听力学家下意识地避免与患者进行个人化沟通，不能与患者建立有效的对话，那么咨询就会更倾向于内容咨询。在管理患者的过程中，传递信息是必要的，这通常占据医患者互动的很大一部分时间。然而，在患者教育的过程中，如果不适当地使用内容咨询来回答患者的问题，可能会导致患者与专业人员之间的隔阂，从而不利于患者的康复和管理。如果我们要提供以

人为本的个人调整咨询，就需要有积极的态度和熟练的倾听技巧，这是听力
康复的前提条件。

3.3 听力咨询的理论和方法

相比社区工作者、心理学家和精神科医生，听力学家提供的咨询不需要
单独进行。如第一章所述，听力咨询通常和看诊中的医患对话融合在一起。
通过这种对话，建立起听力学家和患者之间的治疗性合作盟友关系，这使得
双方有机会共同帮助患者实现他们期望的目标（Van Hecke，1990）。为了有
效地实现这种盟友关系，听力学家应该熟悉一些基本的咨询理论（见图3.2）。
听力咨询的成功与否，很大程度上取决于听力学家与患者之间建立的这种关
系，而不是某个特定的咨询方法或技巧。

人本主义理论（Rogers）

- 自我一致性
- 无条件的积极认可
- 同理性倾听

行为主义理论（Skinner）

- 识别正面强化和负面强化
- 以目标为导向的调整

认知主义理论（Ellis）

- 挑战非理性信念
- 改变限制性语言结构
- 角色扮演

图3.2　听力康复中最常用的咨询理论

各种各样的咨询理念带来各种各样的咨询方法和技巧，在临床实践中听

力学家应灵活选择而不是拘泥于某一种咨询方法。当然，对于特定患者或特定情况，某种咨询方法可能比另一种方法更合适。我们采取哪一种咨询方法，或者是混合使用不同咨询方法，将在很大程度上取决于我们与患者在特定情景下建立的特定关系。

本书是一本实践指南，因此不会对咨询理论进行全面讲述。鼓励有兴趣的读者查看引用的原始参考文献，以更深入地了解该主题，如：Rogers 在1959年、1979年提出的人本主义（在本书第1.1.1节中讨论），以及他认为成功的咨询师需要具备的个人品质。我们把Rogers的人本主义理念作为主要基础，注重尊重每个患者的独特需求和感受，同时考虑到存在主义治疗法中涉及的与生俱来的人类问题。为了全面满足不同患者的咨询需求，我们也会结合其他咨询方法。我们发现在听力康复中特别有用的两种理论是行为咨询理论（Skinner，1953）和认知（理性－情感－行为）咨询理论（Ellis，1996）。最后，我们必须意识到任何咨询都要考虑患者所处的家庭大环境。

3.3.1 以人为本的咨询方法（Person-Centred Counseling Theory）

以人为本的咨询本质上是一种非指导性的咨询方法，咨询师帮助患者发掘出自身问题的解决方案。咨询师避免成为"指挥者或专家"的角色，避免推荐指令性的解决方案或提供权威指导。相反，咨询师通过提问引导患者对自己的生活负起责任，并在建立更好的自我觉察和自我接纳的过程当中信任他们的本我。

有些听障患者把自身的残疾和现实中的自我形象等同，由此产生的低自我认知会严重阻碍他们解决沟通障碍。听力学家通过以人为本的咨询对患者的行为和态度采取非评判性的接纳时，患者可以重新看到他们所拥有的好的方面，而且这些好的方面是更重要的现实，而不是过度关注自身的听力残疾。由于好的方面比残疾更突出，患者的自我价值便得以提升；进而患者又能把注意力放在利用残余听力，让沟通能力向更积极的方向发展。

Rogers（1951和1961年）的人本主义包含了听力学家在提供以人为本的咨询时需要培养的个人素养，即自我一致性，无条件的积极认可和同理性倾听（如1.1章节中的表1.1所示），这些素质可以提高咨询效果，能够帮助听力学家在任何情景下都达到咨询的目标：提高患者的自我认知（个人赋能）、自我接纳度和自我管理能力。

自我一致性（congruence with self） 自我一致性是指个体外在的言语和行为真实表现了其动机、目的和价值观，即言行一致，表里如一。如果听力学家能够避免不必要的行业术语和专家权威态度，就能最大可能的让患者积极和建设性地投入康复行动中。具有这种自我一致性品质的听力学家不会把自己描绘成无所不知的人，也不会期待对患者的问题总是有完美答案。还记得之前提到的Chan夫人的故事吗？关于手语是否对她儿子有效的问题，听力学家的回答是："你认为Rick会对手语这种视觉交流形式如何看？"这使得这位家长继续在"中心"的位置，而听力学家在外围提供帮助。临床中在这方面把握适度的听力学家更容易捕捉患者提问背后的真实需求。

听力学家自我一致性的态度和行为将帮助患者从自己内心深处找到所需的行为或认知改变。此外，正是这种特质使得听力学家能够保持轻松友好的态度，并能够接受患者的批评和建议。

自我一致性的另一个方面体现在我们外在行为与内在感受的匹配。如果我们表面上对患者彬彬有礼、热情，内在却没有完全接纳患者的行为、陈述或认知，那么患者往往会感觉到听力学家的内外不一致，导致听力学家和病人的交流受阻，这也提示专业人员需要学会给予患者完全无条件的尊重认可。

无条件的积极认可（unconditioned postive regard） 无条件的积极认可是指专业人士将患者视为应该且值得被尊重的人。听力学家的道德准则指南（美国听力学会，2016；美国言语语言听力协会，2016）明确指出：每个患者在接受听力康复服务时都应该享有同等的权利和尊严，不受年龄、性取向、种族、社会经济地位或宗教信仰的影响。

另外，无条件的积极认可也意味着我们需要接纳每个患者在康复过程中当下的感受（Clark，2000）。接纳他们的观点并不意味着我们同意该观点，这只意味着我们接受他们表达自己观点、保持他们的想法和信仰的权利。我们能提供的最大帮助，就是接纳患者或积极或消极的态度和感受。正如第4.3.3节和第4.3.5节所进一步讨论的，对患者不经意地评判甚至是安慰，都可能给患者造成一种错误的印象，即他们的感受是不应该的，这可能阻碍患者分享病情。

在讨论听力损失带来的挫折感时，Alexander先生讲述了一个发生在售货店收银台前的故事。当时他与女儿的沟通出现了问题，因为女儿坚持要买那个最大的棒棒糖。"她的坚持真是令我太尴尬了，我粗暴地把她从推车上抱起来走向汽车，让她妈妈去付款。那时我感到有人盯着看。"听力学家聚精会神地听着，回答说："我猜测那一刻肯定很难受，下次遇到类似情况，你的做法会有所不同吗？"

▶听力专家对Alexander先生的陈述很容易做出主观评判，这些评判可以通过话语体现，也可以通过挑眉或其他肢体语言体现（Brugel et al.，2015）。上面听力学家的回答认同了患者的感受，并为后续的反思性讨论打开了一扇门。评判性的回应往往会使患者停止分享，并阻碍听力康复的进程。我们不是行为心理学家，我们的回应不应该朝着深入研究育儿经验或学习管理愤怒情绪的方向。如果真有需要的话，可以根据父亲的回答来考虑转诊（见第1.3.2节）。

同理性倾听（empathic understanding）　同理需要仔细倾听患者的担忧和感受，并提高我们对他们看待特定问题方式的认同，重要的是要让患者知道，听力学家认真倾听并试图去理解他们的感受，尽管有时候他们没有直白地表达出来。当我们不确定患者的表述之下可能隐藏的感受或担忧时，向患者反馈我们的解读可以迅速促进我们对患者的理解。

Abraham 先生在接受助听器验配后第一次随诊时说："助听器并没有我想象的那样给我那么多的帮助。"听力学家回答说："的确，助听器有时候并不能达到你的期望值。但是，我可以向你保证，这是最合适您听力损失的验配方案。"

▶在这个时候，Abraham 先生最需要的不是确保和验证助听器验配方案的有效性，而是认同他的挫败感。虽然听力学家的表述可能是事实，但更富有同理心的回答应该是："我知道你有时感到非常沮丧，助听器并不能帮助你恢复到正常的听力。请告诉我助听器不足的地方，以及自上次就诊以来，您是否注意到有任何改善的地方？我很乐意提供进一步的帮助。"这种截然不同的回答方式体现了 Rogers 提出的自我一致性、对患者积极的认可和同理性倾听的个人素养，这有助于 Abraham 先生更充分地探索和发掘他的自我认知和期望值。随后引出的讨论可能为听力学家展开更多为患者提供帮助的领域。

3.3.2 存在主义咨询理论（Existentialism）

人本主义咨询方法在美国发展的同期，作为心理治疗基础的存在主义正在欧洲兴起。存在主义者认为，伴随生活而来的各种问题是根植于人的死亡和自由的本质存在，人是孤独的，而生活是无意义的，或者至少表面看起来是这样（Yalom，1980）。根据这种观点，当我们回避重要问题时，就可能会导致人际关系和内心的冲突和焦虑。

当然，家庭成员在面临残疾时都会认识到人类生存的脆弱性。人体功能的丧失或衰退一方面是残疾的打击，这种残疾有时被视为对美好生活憧憬的粉碎。另一方面，害怕孤独是人类的天性，当听障者因为严重听力损失与亲人和整个社会的隔阂日益加重时，这种强烈的恐惧就会变成问题。事实上，当人的信念受到冲击时，生活就会失去意义。例如，"世界是一个公正的地方，坏事只会发生在坏人身上"；"我能够控制发生在我身上的事情"等等。

当人们意识到自己的生活确实会超出自我控制时，不确定感就会出现。当生活中出现意料之外或被动的变化时，人们与亲人和社会活动的分离都会使其产生孤独感。面对这些变化，许多人得到成长，他们改变以前的信念，接受很多事情确实会超出自我控制的现实，并开始找到持续生活下去的意义和方向。

正如Luterman（2017）所说，存在主义疗法与其说是一种治疗手段，不如说是一种哲学，这种哲学思想给我们的工作带来了一些明确的指导方向。存在主义理论并没有给听力咨询带来直接的方法，但它让我们和患者都认识到：生活中我们都会面对问题并解决问题，然后获得成长。

3.3.3 认知咨询理论（Cognitive Counseling Theory）

在公元一世纪，哲学家Epictetus说："人们不是被事物所困扰，而是被他们对事物的看法所困扰。"（Trower，Casey，& Draden，1988）这一表述体现了认知咨询理论的基本论点。当然，对同一个特定事件有很多种解释，这些解释或信念会影响我们与他人的互动方式（Mahoney，2004）。认知咨询理论认为，当底层的思维偏差和非理性信念诱发出各种错误的想法和行为时，康复就难于取得进展。认知咨询法能帮助我们审查一些常见的思维偏差，第7.2.4节描述了以下思维偏差：扭曲视觉、黑白思维、墨镜思维、预测未来，以及责怪他人。认知咨询的基本前提是，"我们的思维和解释方式会影响我们的感受和行为的方式"。需要时我们鼓励患者以不同的方式再诠释某个情景或事件，以帮助他们改变情绪状态和特定的行为（Ellis，1996）。

Emilie患有重度听力障碍，双耳言语识别率很差。不幸的是，她并不适合接受人工耳蜗植入手术。传统的助听器只是让她的言语识别能力提高了一点。她发现，把手持式远程麦克风放在说话者嘴边可以更有效地帮助沟通。然而，她认为这种辅助交流方式对她本人和沟通对象都很麻烦。由于这种挫败的想法和信念，她仅与至亲的人交流，避免与其他人接触。

▶在这里，Emilie透过有色眼镜看待她的状况，墨镜思维让她只考虑解决方案的负面消极部分。认知咨询的目的不是让听力学家迫使Emilie改变想法，而是帮助她识别和探索自我挫败的想法和信念。

听力学家把同理和倾听结合起来可以帮助患者以现实的视角看待其生活经历，通过直接质疑患者的信念来击破患者的消极想法，从而给患者带来巨大的益处。在Emilie的例子中，听力学家可以问这样的问题："如果你和陌生的人交谈时使用麦克风，最坏会有什么结果？""是什么让一切变得如此可怕？""你怎么知道这对于你的沟通对象一定是负担？"或者"如何才能说服你，麦克风的有效性远超你想象的缺点？"

认知疗法也可以用来指出日常表达中的一些语言结构对生活带来的非理性限制。例如，当患者坚持说他或她不能在办公室内佩戴助听器时，听力学家可以指出，一切皆有可能。是患者选择不在办公室佩戴助听器。一旦这种观察结论被患者接受，听力学家就有可能探索该选择背后的原因。

另一个限制性的语言结构是使用"但"这个词，而没有用"同时"。例如，"我想戴助听器，但它们的外观太明显"，改为"我想戴助听器，同时它们的外观很明显"。这种改变表明两种想法可以共存，一个的存在不必排除另一个的存在。同样，将"我是"改变为"我做过"或"我已经做过"。例如，"当涉及硬件设备时我很笨"，改为"我以前使用硬件设备做过很笨的事情"。将"我应该"改变为"我想要"或者"我不想要"。例如，"我应该双侧配戴助听器"，变成"我想要"或"我不想双侧配戴助听器"。每一个类似的语言变化都把行动或结果的责任重新置于患者自身。

认知咨询技术还包括：（1）通过角色扮演以证明患者非理性的认知；（2）模拟更为理性的信念或行为。尽管有些信念看似荒谬或不合理，但利用类比、幽默的方式来接受患者的信念也是很有作用的（Trower et al.，1988）。通过这些手段，我们帮助患者认识到他们想法和认知的荒谬性，以帮助他们放弃这些想法，并接纳新的或更具适应性的想法和认知（Ellis & Grieger，1977）。

以上讨论的认知咨询技术可以针对各种问题，事实上，多年来它一直是耳鸣咨询和康复的方法之一（Cima et al.，2014；Martinez-Devesa et al.，2010）。耳鸣康复方案的很大一部分内容是将患者教育和认知行为管理的结合，目的是揭开耳鸣的神秘面纱并消除患者对耳鸣的误解。这些误解强化了患者对耳鸣的错误认知和错误应对行为。第8.8节讨论了平衡功能障碍、耳鸣和听觉过敏患者的管理，以及我们如何充分利用这些咨询理论和方法。

重点提醒

当患者心中存在没有根据的信念、恐惧、担忧或犹豫时，就不愿意接受康复建议。通过认知咨询，可以帮助患者解决之前以为的很大的问题。在第9.3.5节中，我们将进一步探讨如何通过认知咨询帮助患者找到使用助听器的内在动力。

3.3.4 行为咨询理论（Behavioral Counseling Theory）

听力学家通过条件反射对儿童进行听力评估，因此他们对行为咨询理论并不陌生。根据Skinner（1953）的说法，当某种行为完成之后带来满足感时，这种满足感通过某种特定的奖励而得到强化，这种行为就会被学习到。引起条件反射的奖励可以通过正面或负面强化的方式出现，这取决于在预期的行为之后是给予正面强化还是消除负面的刺激。为了达到改变个人行为的目的，塑造行为的方式必须是被强烈渴望的或者令人非常厌恶的。例如，当听障患者发现避免与他人互动可以减少焦虑时，孤立行为就可能会得到积极的强化，这种强化带来的满足感增加了更多孤立的行为。

像许多成年人一样，Shafer先生近几年听力缓慢下降。过去令他倍感享受的许多活动，随着时间的推移他参加得越来越少，因为这些活动给他造成越来越多的沮丧和尴尬。

Shafer先生曾经在他妻子的陪伴下积极参与社交活动。他妻子过去从这些活动中获得很多乐趣，因为那是与丈夫一起的美好时光。她曾希望丈夫的助听器能让他们两个人回到过去美好的时光。她对Shafer先生不愿回到以前的生活方式感到失望。

当然，我们应该鼓励Shafer夫妇再次尝试这些活动。Shafer先生可能不愿意参加某些活动，并不是因为他的听力损失，而是因为他目前认为所有活动不适合他。即使使用了助听器和听觉辅助设备，由于残余听力有限，有些活动可能确实不合适他。然而，Shafer先生还是可以选择一些他们夫妇共同享受的活动。

▶听力学家可以指导这对夫妇分析这些活动的具体内容，以便他们在遇到困难之前学习解决方案（详见第12.4节和附录12.1、12.2和12.4）。通过帮助消除Shafer先生在参加活动时可能遇到的障碍，并强调参与活动的各种益处，加上因为参与活动得到的正面积极强化，他的逃避行为可能会逐渐减少。第十二章中讨论的一些应对策略在面对像Shafers夫妇这样的人群时可能会很有帮助。

听力学家采用行为咨询的条件强化法时扮演着顾问的角色，他们帮助患者意识到所选行为的后果，以及如何最大限度地减少聆听环境的困难。通过最大限度地减少这些负面影响，并通过简单轻松的活动来帮助患者和沟通伙伴体验佩戴助听器的小小成功，听力学家可以逐渐引导患者接近预期的康复目标。如果患者变得越来越孤僻，行为咨询便成为一种指导性的方案，患者与听力学家合作，共同创造有助于产生积极行为改变的条件。虽然这是一种指导性的方法，但它可以与Rogers以人为本的咨询理论中的患者支持有效地融合在一起。

行为咨询无法针对患者对生活和自我的认知，也不能直接处理这些认知可能产生的焦虑。当我们结合认知咨询法，把患者的信念和担忧相结合纳入考虑，行为咨询中设计的强化方案的有效性就可以显著提高。

3.3.5 家庭系统咨询法

家庭系统咨询法始于20世纪50年代，人们认识到不能将自身的情绪问题与家庭背景分开（Kamil & Lin，2015；Machaiah & Stephens，2013）。当John Donne在1624年指出"没有人是一个孤岛自成一体"时，这直接描述了人与人之间的相互联系。听力损失当然也是如此，患者因听力下降而遇到的挫折和困窘显然会因为整个家庭受到的影响而加剧。因此，第十二章和第十三章对此提出了方案，即将患者重要的沟通伙伴和家庭成员融入听力康复的复杂过程中。

无论我们对患者采取何种咨询方法，如果我们未能关注听力损失对于其整个家庭的影响，我们都是失职的（Singh，2015）。在康复治疗过程中，听力损失与家庭的相互联系是本书许多章节中的核心主题。

3.4　听力学家混合使用各种咨询方法

把咨询自然融入到听力康复的各个过程中，这是以人为本听力咨询和康复的一个基本前提，而过于僵化地执行某种咨询理论可能会给听力康复带来更多阻碍。咨询是医患双方共同创建的过程，最佳的咨询方法通常是混合运用各种理论（见图3.3）。回想一下听力学家与Emilie进行认知咨询的案例，她不愿意使用无线麦克风与他人交谈。行为咨询方法（第3.3.4节）提供Emilie在相对无压力的环境中尝试该设备的机会，即与陌生人交流。在这种人为设计的环境中获得的正向积极强化，可能有助于Emilie获得信心，并尝试与熟人一起使用该设备。听力学家培养以人为本的咨询素养（第3.3.1节）并有意识地应用于患者，这是取得成功的关键。

确实，对于每位听力学家或每位患者来说，咨询方法并没有一个固定模式。在不同情况下使用不同的咨询方法需要灵活性。听力学家通过培养自我一致性和对专业知识的信心，可以获得内在安全感，也可以极大增强灵活性。在临床互动中我们必须始终保持开放的态度，并调整我们的方法，这种灵活性是有效听力咨询的最大特点。

总 结

像许多其他医疗人员一样，听力学家往往在咨询方面没有接受过科班教育；传统的大学教育局限于内容咨询，然而我们仍有责任突破局限为患者提供技术以外的服务。虽然心理咨询师为患者提供的心理治疗与听力学家所提供的个人调整咨询之间存在明显的区别（见第1.3节），但听力学家了解并使用一些心理治疗的基本原则对患者的康复是有帮助的。

融合各类咨询方法可以帮助我们更加同理地倾听，在需要时质疑患者，制订康复计划并管理康复进程，将小的成功逐渐累积成更大的成功。最后，如第1.3节所述，我们必须意识到我们自己在咨询方面的局限性，需要时将患者转诊，让其接受更深入的咨询服务。

Event——事件

严重的听力损失，影响一个或多个领域（家庭、社会、教育、职业）

Self-talk——自我对话

阻碍前进的一种或多种自我挫败或非理性的信念（"我的助听器没有帮助""助听器让我感觉老了""要求别人使用远程麦克风很尴尬"）

Consequences——后果

社交孤立、人际关系紧张、学业/职业表现差等

Arguments——质疑

使用Rogers的以人为本咨询要素，温和地挑战和质疑患者的非理性信念，引导他们进行更积极的自我对话（认知咨询）

Positive toward Growth——引导成长

基于患者对听力损失新的感知，通过行为咨询，让患者意识到沟通好的场景，正向积极强化行为并抑制以前习惯性的消极行为

Enlightenment——觉悟

重新认识到自我管理和改进的力量

图3.3 混合咨询法快速指南（ESCAPE）

资料来源：修改自S.Clark，ESCAPE from Tinnitus. Clark Audiology，LLC，2012。

讨论问题

1.在本章开头提到的那位年长女性质疑了自己的生活价值,说:"人不应该活这么久。"我们不仅要看她字面上说的话,还要理解她话背后的情绪。你会如何回应,让她感受到你理解并认同她的感受呢?

2.列出患者/家属可能会问的五个问题,并标记它们是内容型、确认型,还是情绪型问题。解释你这样分类的原因。这些问题可能同时符合其他类别吗?

3.讨论本章介绍的主要咨询理论和方法,以及你如何在与患者的沟通中混合使用这些方法。

4.给出三个患者说的具有限制性语言结构的句子,并讨论通过认知行为疗法来质疑这些观点。

学习活动

3.1 表达同理心

找一段具有同理心的视频自己观看(5分钟左右)。然后,让朋友或家人也观看这个视频,并等他们观看后,询问他们的反应、回忆和感悟。认真聆听,了解哪些场景对他们特别重要。您是否有相同的反应?再次进行这个活动:下一个观众是否有相同或不同的反应?这样可以一起探讨同理在视频中的表现和对观众的影响。

第四章

建立以人为本的
医患关系和沟通

Building Patient-Centred Relationships

　　Franklin先生比预约的时间提前20分钟到达听力中心。他不想迟到，因为他有很多问题要问听力学家。他的听力多年来一直缓慢下降，他却一直否认听力损失对家人的影响——主要是对他妻子，他一直依赖妻子做他的"耳朵"。但是，左耳听力的突然再下降促使他对此采取行动，这完全出乎他的意料，头晕的症状也曾让他很害怕，好在已经消失了。Franklin先生去看了家庭医生，他对医生的回答并不满意。他又去看了耳科专家，那位专家看诊的时候似乎特别赶时间，以至于Franklin先生没法说出他心里的疑问。他知道自己的听力不会恢复，对于耳朵里持续的嗡嗡声他感到茫然。耳科专家几乎无视他的提问，这种态度比听力损失更让他不安。

　　他自问："对这些嗡嗡声我能够做些什么？它会一直在那里吗？即使它偶尔没有了，它会永远消失吗？我的右耳听力还不错，有时会在右耳听到这些声音。这是否意味着右耳的听力也会下降？那我就完蛋了。"

　　听力学家先查看了Franklin先生在候诊室填写的病史信息，然后敲了敲门，自我介绍后在Franklin先生面前坐下，平视着他的眼睛，说道："Franklin先生，从你填的病史可以看到你的耳朵最近有些不舒服。在检查开始之前，你有什么问题要问我吗？"

有效听力管理的重中之重是成功地建立和维持医患之间积极的互动关系。没有这种关系，患者就无法得到良好的听力康复。

　　第1.1.1节介绍了以循证为基础的以人为本的服务理念，临床实践表明它可以提高患者的依从率和满意度。本章的目的是探讨构建以人为本医患关系（patient-centred relationship）的核心以及具体考虑因素。通过听力学家和患者的沟通互动，才能真正实现以人为本的听力康复。

阅读本章后，读者应该能够：

- 描述如何与患者培养相互合作的氛围。
- 讨论听力学家向患者提问的方式和效果。
- 列举听力学家不同方式回应患者问题的优缺点。
- 讨论在咨询过程中识别不同社交风格的重要性。

4.1 感受是医患关系的基础

在第3.2节中，我们讨论了大多数听力学家普遍将咨询视为内容咨询或信息传递。患者对听力服务的看法主要取决于首次看诊时的体验（Clark，1982，1987），这受到多种因素的影响，包括对听力中心前台接待人员的第一印象，患者和听力学家之间的初次见面，而最终取决于听力学家在极其短时间内与患者建立的关系。如果我们在咨询中能够超越信息传递或简单患者教育的范畴，就能够加速良好医患关系的发展。

4.1.1 首诊留给患者的第一印象

患者对我们的印象通常从首次到达听力中心开始，这时听力学家与患者或家属进行初步接触。前台人员在这里作为"初始印象大使"也扮演着重要的角色，从接听电话的态度和解决问题的能力，到患者到达时的问候方式，他们为听力专家与患者之间的后续沟通互动打下了基础，从而起着关键的作用。

在初次会面时，听力学家应该考虑自我介绍时自己姓名的表达，既要让患者好接受又要专业（Shipley & Roseberry-McKibbon，2006）。专家建议介绍自己和提及患者时都带上头衔（见照片4.1）。

如果我们能够传递出专业自信的态度，尊重寻求建议的患者并理解他们的感受，那么我们在临床互动中将能够更加开放地进行沟通交流。我们必须通过专注传达出这样的印象：患者是我们整个看诊过程中唯一关心的对象。除非有非常重要的急事干扰，否则我们会全心全意地专注于患者。

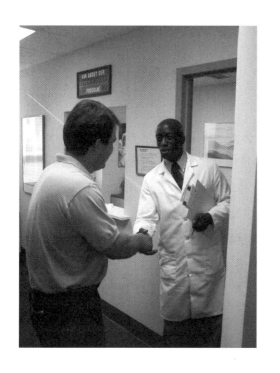

照片4.1　在与患者打招呼时，我们要热情地握手，保持良好的眼神交流，用"先生"或"夫人"或其他适当的称呼来称呼患者，还要在患者就座时坐下。这些举止都反映了我们对患者的尊重和礼貌。

特别需要注意的是，对老年人的称呼年轻化不一定好，并且经常被他们视为冒犯。我们应用更合适的称呼以显示我们的尊重和关心。

Bernstein及其同事（1974）指出，许多医疗人员错误地认为，与患者建立良好关系是通过闲聊式的友善交谈来实现的，如：谈论时事、体育、天气等等。然而，这会耽误看诊的时间而让患者不舒服，也可能意味着我们没有认真对待他们的听力问题。事实上，只有真诚地表现出对患者的兴趣和关心，才能建立融洽的关系。

了解患者的就诊目的　听力学家最好先询问患者为什么来听力中心。如果患者之前进行过听力评估，我们也需要了解他们对之前诊断结果和康复建议的想法和感受，这可以帮助我们了解患者对自己当前听力状况的认知和理解，并提供线索方便我们更好地了解患者的问题。最后，我们还应该询问患者这次看诊的目的。在本章开头的场景中，听力学家通过询问患者显示了对患者的理解，并明白患者可能存在预想不到的担忧。通过这种方式，她显示出愿意倾听患者的问题和需求。相对于患者前两次看诊的经历，这样的看诊开始方式非常有效。初次接触不仅是收集病史信息的时机，还能够与患者建立信任和融洽的关系，这也可以减轻患者的担忧。

首诊的进行　首诊有三个主要目标：建立良好的医患关系，获取病史及相关信息，观察患者的行为。大部分临床人员采取的是直接提问后让患者回答，这种传统医学模式下的提问式方法可以实现第二个目标，但容易漏掉患者的总体情况。

为了更好地达到其他两个目标，采用开放式的交谈方式（conversational style interview）比传统医学模式下限制性的直接提问方式更有效，这也被称为患者自我介绍法（tell me yourself），它帮助我们关注患者的"故事"，即患者的背景、担忧和康复目标，可以更自然顺畅地导向良好的医患关系。实践证明这种方法可以为我们带来更好的患者信息、患者依从性和康复结果，叙事医学的研究也显示了讲述患者的"故事"与改善结果之间的正向关联。我们知道，渴望被倾听是人类的天性，因此听力学家应该给予患者充分表达的时间和空间，让他们讲述他们的现状、担忧和故事，这样他们感到被尊重、认同和信任。更重要的是，患者的叙述同时带来另一个好处，它有助于听力学家更好地了解和满足患者的需求，并为共同决策打下基础，而共同决策是以人为本听力康复服务的核心要素之一（请见表1.1）。

在交谈过程中，我们引导患者简述他们的困难、担心和相关情况，可以记录要点，但尽量不要在患者讲话时打断他们，应该允许他们讲完。听力学家可以在患者停顿时表达出想继续听的兴趣或澄清问题、给予鼓励，但不要改变对话的方向。为了显示对患者当前谈话内容的重视，可以把一些细节的问题推迟到以后合适的时候再去了解。

在寒暄之后，听力学家与Holland太太保持着友好的眼神交流，并问道："是什么原因让你来找我的？"由此，对话以非限制性的开放式方式开始，各个方向的讨论都有可能发生。

▶这种开场的谈话比限制性或封闭的提问更有成效，比如"你的主要困扰是什么"或"告诉我你的听力情况"。

　　一种不错的获取病史信息的方法是在面对面的开放式谈话之前，让患者填写有关病史和自我评估的问题和问卷。在看诊之前，听力学家可以查看这些填好的表格，以便在首诊中更深入地了解需要进一步讨论的内容。在首诊即将结束时，直接提问可以澄清问题而不会干扰患者。因此我们应该在首诊之前将病史和自我评估问卷寄给患者，这样患者可以在家从容填写，并且不能陪同患者前来的家属也可以提供额外的信息。

　　首诊能了解听力问题本身和患者的看法。因此，首诊和随后的评估一样重要，综合首诊获取的信息与测试结果，将有助于听力学家与患者或患儿父母共同做出最有利于患者的决策。

4.1.2　听障患者对听力学家的感受

　　医疗人员通常把咨询当作患者教育或信息传递，听力学家也往往如此，这种思维导致听力学家在临床对话中说得太多，而患者没有机会表达（Grenness et al.，2015）。如果咨询只是传递信息，那我们做得很好。但是，寻求听力服务的听障患者往往期望更多更有效的医患沟通。

　　从临床经验和专业文献中我们了解到，这种仅仅传递信息的内容咨询对听障患者通常是无效的（Ekberg et al.，2015；Martin，George，O'Neal，& Daly，1987；Martin，Abadie，& Descouziz，1989）。当他们感觉到听力学家并不是真正地关心他们或漠不关心时，会变得更加愤怒和怨恨，这种感觉会破坏医患关系，而良好的医患关系是有效听力管理的必备条件（Martin，1994）。

　　在第5.7节中，我们将讨论如何以支持性的咨询方式告知父母患儿的听力损失，并为他们提供心理空间和支持，帮助他们接纳现实。作为专业人员，我们知道我们的话语可以对患者的生活产生影响，但有时我们会忽视一个事实，即同样的消息在传递给成年患者时，也会产生深刻而持久的情感冲击。研究表明，尽管成年患者表面上可能接受诊断事实，但他们内在的感觉可能是恐惧或满怀希望（Gillespie et al.，2017；Martin et al.，1989）。

听力评估结束后，听力学家与Jamison先生坐下来说："嗯，你是对的，你的左耳听力有点差，这是我们常说的感音神经性听力损失，请让我继续解释测听结果。"这时虽然Jamison先生时不时点头表示理解，但实际上他当下的头脑可能已经混乱。"他说的是我的神经吗？"他在内心琢磨，"这听起来很严重，而且这是永久性的？我想知道情况是否会继续恶化。"

▶ 在这里，听力学家错误地把Jamison先生礼貌的点头认为是他对所有信息都理解了。然而，在他内心琢磨的问题没有得到及时回馈的情况下，Jamison先生会记住多少信息？在他离开时，他会觉得他当时的担忧和相关问题得到解决吗？

4.1.3 听力学家对患者的感受

听力学家经常抱怨说，有些患者改变行为的意愿看上去很低，而患者意愿是接受并投入听力康复所必需的。其实，我们对患者低意愿的看法可能是不合理的（Clark，1987）。我们常常没有认识到患儿父母和成年患者的负面情绪，也没有充分意识到这些情绪对医患沟通的影响。尽管成年患者看上去平静地接受了诊断和康复建议，没有表现出异样，但有证据表明许多成年患者其实内心不想考虑助听器，或宣称他们已经听到了想听的。患儿父母此时还处于无力的挣扎中，没有精力和意愿对诊断提问，更不能期待他们对听力康复方案抱有热情和积极投入的态度。

当我们认为是患者没有意愿或难相处时，就认为自己已经尽了最大努力，即使我们的工作是不到位的。然而，快速给患者贴上缺乏意愿的标签可能反映出我们自身的不足，我们对正处于不确定性、恐惧等负面情绪下的患者没有应对方案。就像下面例子中的Estrada夫人一样，当患者在听力康复过程中陷入困境时，他们可能会感到不知所措，像离开水的鱼一样。

我们必须对患者是否准备好接受康复建议持开放态度，并且愿意探索更好的方法来帮助那些看起来没有意愿的患者。第9.3节探讨了指导患者找到内在动机的方法，这些动机推进患者进行听力康复。

Estrada太太最近在维修汽车时遇到了严重的问题。她记得之前听说过这些汽车零件，但即使在更换后，她也不太清楚它们的用途。在维修汽车时，她感到很困惑，对需要采取的步骤知之甚少，甚至一无所知。车又出现问题的事让她很生气（她后来承认有些话她可能说错了），而且她对未知的事情感到非常害怕，特别是零件和维修费用。在一个很陌生的环境里Estrada太太感觉很不舒服，几乎听不懂机械维修工用的专业术语和解释。她在维修工讲解时只是点头，话很少。离开时她有一种奇怪的感觉，希望自己从没来过这里。也许维修工会认为她对修车没兴趣或没有意愿去把车修好。

▶其实，Estrada太太通常并不是一个垂头丧气的人，只是在这种情况下她显得没有意愿。她确实关心她的车，想把事情处理好，只是她对汽车维修方面不太了解。情况类似，我们可能把她这样的患者"标记"为没有意愿或难以管理，而他们只是在那个时刻感到不知所措。

4.2　互相合作的医患关系和沟通

听力康复中我们经常用"客户"和"患者"这两个词，它们同样指接受听力服务的人，却传达了不同的意思。"客户"似乎更强调主动参与，而"患者"暗示被动接受服务。

在传统的医疗康复中，患者和专业人员之间的关系通常是单向的，由专业人员掌控。当患者把专业人员视为拥有所有答案的"专家"时，这种情况尤为明显。听力咨询的研究表明听力学家在交流中占用了更多的时间（Grenness et al.，2015）。如果我们允许这种不平衡的关系发展，就会影响听力康复的效果。

听力学家的目标是让患者变得更独立，并培养他们自己解决问题的能力。当我们作为专家主导康复时，患者可能会更依赖我们，只局限于我们提供的解决方案，这样会导致两个问题：首先，患者以为我们能够解决所有问题，患者成功或失败的责任被推到了我们身上。其次，我们提供的解决方案可能只是我们自己对患者问题的理解，并不一定适合患者。因此，我们应该扮演康复行动促进者而不是管理者的角色，帮助患者发展自己的康复计划。

当然，有些情况下采用"专家主导"的方法是合理的，比如需要转诊的时候，或者直接对助听器进行调试就可以解决问题的时候。但是，几乎在所有康复领域中，当我们能够帮助患者认识到康复效果最终取决于他们自己时，他们获得的成功将更持久。最终的方向和解决方案只能由患者自己来确定，我们的工作是为实现这一点奠定基础。我们需要引导和支持患者，让他们成为自己问题的决策者，这样才能取得最好的康复效果。

Christopherson 太太告诉我们，她带着 3 岁的儿子出门时越来越困难，因为他有重度听力障碍。她描述说，有时候儿子会大声尖叫，这让她感到很尴尬，因为周围的人都盯着他们。很多路人会对他戴的助听器指指点点，让她感到很烦恼。现在，每次出去的时候她都不给儿子戴助听器了，反正那些短暂的旅行也不需要用到。

作为听力学家，我们需要为患者提供一个非评判性的环境，让他们可以坦率地表达自己的感受。我们不应该为 Christopherson 太太提供解决方案，而是通过提问，让她感到可以安全地表达自己的感受。比如问："当你儿子尖叫时，别人问起助听器时，你是如何应对呢？"

▶从她的反应中，我们可以看出她对儿子的助听器的抵触可能源自对听力损失的否认或者对儿子残疾的悲伤情绪。我们应该认同她所经历的压力，并让她知道她的感受是被理解和接受的。通过提问式的沟通，我们可以帮助她找到应对这些问题的方法，并让她在家长康复小组中交流经验（可以参考第十三章）。如果她陷在悲伤中长期没有解决一些问题，我们也应该准备好将她转诊给心理咨询师（参考第1.3.1节）。

在与患者和家属沟通时，我们需要保持支持和理解的态度，同时努力实现共同参与的互动沟通。只有通过共同参与，我们才能建立开放和负责任的康复联盟，让患者能够逐渐开始自助。这样的联盟旨在提高患者的自给自足和自主引导能力，使他们能够建立足够的信心来自行管理问题，不再频繁地依赖听力学家的咨询。如果缺乏这种自给自足的发展，患者可能会持续依赖听力学家的指导，增加患者对他人的依赖程度。

4.3 听力学家提问的方式和效果

在第3.2.1节中，我们将患者的问题类型分为内容型问题、确认型问题和情感型问题。要意识到我们对患者问题的理解直接影响我们给出的回应，并影响解决患者问题的有效性。

同样，我们提问的方式也会直接影响到患者的回应，进而影响康复进程。当我们开始与患者交谈时，采用开放式和中性的问题是最有效的，因为这样可以为他们的回答提供最大的自由度。如果我们想要更详细地了解或者澄清患者的陈述，随着沟通对话的进行，听力学家可以过渡到越来越具体和闭合式的提问。

4.3.1 开放式问题（Open Questions）与闭合式问题（Closed Questions）

开放式问题是让患者自由表达，提问没有预设答案。比如，首诊时听力学家可能会问："今天你来找我有什么事情？"或者"有什么我可以帮你的？"这样的提问可以让患者自由地表达他们的想法和最关心的问题，也让后续的讨论更顺畅。虽然听力学家通过这种开放式提问掌握了讨论的大方向，但要讨论哪些细节内容还是由患者决定的。

> **听力学家**：你好，今天是什么原因让你来听力中心呢？
>
> **患者**：嗯，其实我也不太清楚该怎么说。最近我的家人告诉我，我好几年都听得不太好了，但直到几个月前我才真正注意到这是一个问题。不确定为什么我的听力会改变，但我发现今年春天感冒后我的听力变得更糟了。

> ▶在这个例子中，患者最关心的问题是他的听力为什么最近变差了。针对听力学家的开放式问题，不同的患者可能有不同的回答，可能是对耳鸣或头晕的抱怨；还可能涉及社交方面的挫折感以及工作上受到的影响。除此之外，患者也可能提及之前听力评估的结果和康复方案。

简单地重复患者的关键词有助于进一步确认问题或扩展对话。

> **患者**："我担心工作时听力不好"
>
> **听力学家**："工作时？请具体说一下可以吗？"

开放式问题传达了我们对患者的兴趣，可以让患者即时提出问题，并讨论我们没有考虑到的话题。除了这些优势，它也有劣势，交谈取决于每个患者个体，有些患者的回答可能不像我们期望的那样简洁，或者可能会陈述一些与问题无关的信息。尽管如此，开放式问题仍然有其价值，因为它们能够提供单靠闭合性问题无法获得的患者信息（Shipley & Roseberry-McKibbon，2006）。

重点提醒

　　我们可以使用一些小技巧把患者偏离主题的谈话引导回正在讨论的话题，同时又不完全忽视他们正在说的内容。例如，可以这样说："我希望我们有时间多聊聊这个问题，但为了最大限度地利用今天的时间，请允许我将我们的讨论重新聚焦到您的听力问题上。"

　　闭合式问题具有紧密的结构，可以让患者给出明确的回答或特定信息，也能立即确认或澄清问题。相比之下，开放式问题的结构较为灵活，没有明确的方向，允许受访者自由表达。在传统医学模式的病史问诊中，通常使用闭合式问题来收集患者特定的回答。

　　我们可以巧妙地将闭合式问题与开放式问题结合使用。例如，我们可以先用闭合式问题的患者来确认或否认某个兴趣点，然后再用开放式问题来获得更多详细信息。

　　　　　　"你有头晕或平衡问题吗?"（闭合式）

　　　　　　"你能跟我说说吗?"（开放式）

　　　　　　　　或

　　　　　　"你每天都戴助听器吗?"（闭合式）

　　　　　　"你觉得助听器在什么情况下最有用?"（开放式）

　　然而，我们需要小心，闭合式问题跟在开放式问题后面时，患者无法自由陈述，可能会错过一些有用的信息。

　　　　　　"你能告诉我你的听力损失状况吗?"（开放式）

　　　　　　"你耳朵能听到噪音吗?"（闭合式）

　　　　　　　　或

　　　　　　"Decker先生在家里的听力状况怎么样?"（开放式）

　　　　　　"他晚饭交谈的时候听得好吗?"（闭合式）

如果使用得当，开放式和封闭式问题可以帮助听力学家获取促进患者康复所需的信息。

4.3.2 中性问题（Neutral Questions）与诱导式问题（Leading Questions）

一个问题是中性的还是诱导式的取决于对回答是否有预期。中性问题不带有听力学家的主观判断，允许患者自由回答。相反，诱导式问题会让患者感觉提问者对回答有好或不好的评判倾向，这可能会影响他们的回答。

中性问题："你觉得你儿子今年换到另一所学校会怎样？"

诱导式问题："我刚才说了很多，你明白为什么我认为你的儿子可能还没有准备好换校吗？"

当我们想了解基本病史或患者此刻的想法时，中性问题是最适合的。当我们想引导患者做出特定回答或承诺时，可以使用诱导式问题。需要注意的是，诱导式问题有时不利于讨论和共同决策，会导致医患没有达成康复方案的共识。

4.3.3 "可以"语句的价值

听力学家在临床中使用以"为什么"或"是不是"开头的问题可能给患者带来负面的感觉。以"为什么"开头的问题让人感觉被评判而进入防御状态，也会产生内疚感，或者感觉像是在窥探隐私。以"是不是"开头的问题让人感觉被质问。相比之下，使用"可以"的语句会让人感到更中性和更放松。

"你为什么总是迟到？"这样的问题可能会让人感到受到责备。

相反

"你觉得如果我们把你的看诊改到下午，你可以更准时吗？"这样的语句探索了可能的解决方案，而没有被评判。

4.4　听力学家回应患者的方式和效果

我们回应患者的方式应根据患者的具体情况和需求来进行调整。正如第3.2节所述，我们往往倾向于进行内容咨询，下意识地避免与患者进行个人层面上的交流。虽然医患沟通中内容咨询确实会占据大部分时间，但我们必须确保对患者的情绪和心理需求给予足够的关注。

4.4.1　诚实的回应

我们在处理患者或家属的问题时应该保持诚实。这意味着我们应该尽可能回应所有问题，但又不超出我们目前所知道的范围。保持同理心非常重要，但我们不能为了照顾患者的感受仅提供部分信息或给患者"一线希望"。当然，这并不是说保持客观性一定要放弃同理心。然而，即使在患者或家属需要情感支持的时刻，我们也不能给他们虚假的希望，否则后期还要重新解释。

我们应该尽早向听障患儿的父母说明听障的负面影响，同时要避免在没有足够数据支持的情况下做出预后判断，因为在听力康复的早期我们对影响预后的外在因素并不确定，比社会经济水平、家庭情况，以及财务情况等。同样，对影响预后的内在因素我们也不确定，如孩子的智力水平、中枢听觉完整性、视觉能力以及学习能力等（Clark，1983）。

你可能还记得在第1.1节中提到的Robinson太太，她的儿子出生时就患有严重的听力损失。听力学家最初给孩子验配助听器时感受到父母的悲伤情绪，为了安慰父母听力学家说："如今的技术可以如此发达地帮助听障儿童，连我都感到惊讶。Sammy将来也许可以进入你家附近的正常学校。我认识一些像Sammy这样的儿童，他们还上了大学而且表现出色。"

> ▶我们通常都希望让悲伤或困境变得好过一些。然而，在这个情况下听力学家的回应内容并不适当，因为目前既没有支持也没有反驳这种回应的数据。

我们也必须坦诚地说明助听器的局限性，患者常常听闻助听器被夸大的那些好处，以致形成不切实际的期望，这进一步加剧了听力行业助听器高退机率的现象。

保持坦诚，也包括承认听力学家自己能力的局限性。如果我们无法提供患者需求的信息，应该清楚直接地解释这个客观事实。如果可以从其他渠道获得这些信息，或者可以通过进一步评估获得，就像之前提到的Sammy的例子一样，听力学家就有责任获取所需的进一步信息或进行必要的转诊，以便为患者提供更全面的解答和帮助。正如Ross（1964）所指出的，坦率承认我们无法回答某些问题将增强患者对我们的信心，而不是以傲慢的态度来掩盖我们的无知，或让患者感觉到他们不应该提出那个问题。

总之，回应患者的艺术在于坦诚相待的同时给予希望。换句话说，坦诚并不一定带来令人沮丧的消息。当我们承认无法精准预测未来时，也应该表达我们的服务承诺，即在患者和家人的听力康复之旅的每一个阶段为他们提供支持。我们可以说："虽然康复过程会有波折，但是我将与你们一起共同努力并克服困难。"

4.4.2 敌对的回应

尽管验配了最好的助听器，患者与朋友和家人的沟通在某些情景下仍可能有困难。助听器的效果通常不是一蹴而就的，它需要患者或家人巨大的努力。面对助听器适应困难和反复的沟通不畅，患者可能感到紧张不安，进而表现出敌意或消极情绪。虽然这些情绪表面上看是针对专业人员的，但实际上反映了患者内心的压力和挫败感。

Adams 先生八个月前双耳验配了助听器。今天他又来到听力中心，抱怨两个助听器都不工作。这是右耳助听器第二次出现故障，现在左耳助听器似乎也出现了同样的问题。他把助听器扔到听力学家面前，大声说："这太可恶了，我付了那么多钱，不到两个月又坏了。这次你打算怎么办？你不是说这个厂家的助听器质量很好吗？"

听力学家没想到患者会这样生气，没有思索地回应道："这个厂家的助听器品质是很好的，我来看看怎么解决。"当她意识到自己的回应有些生硬时，她自己也感到惊讶。她拿起助听器，走向大厅尽头的维修室。

▶ 更好的回答是，"如果我是你，我也会很生气。让我来检查一下到底是什么情况，我们一起来解决问题。"最终的全面解决方案可能也需要患者采取行动，比如更加仔细地清洁或干燥助听器，听力学家对患者挫败感的同理可以提高患者在这些方面的积极性。

听力学家的专业性更容易受到不满意患者的质疑。还记得第2.4.1节中关于理论化反应的情绪表达方式吗？当听力学家把患者或家属的理论化反应误认为是对其专业性的冒犯和敌意时，可能会错误地以敌对的方式回应患者。永远不要用敌意来对抗敌意，这一点非常重要。如果我们能够控制住自己，不要觉得专业性受到挑战，而是表明我们尊重并理解患者的心情，并说明人人都会有这些负面情绪，就能够缓解患者的敌意和负面情绪。医患沟通的目标应该是增强患者的自信和内在安全感，而不是为我们自己辩护。

4.4.3 评判式回应

评判式的回应是指我们对患者的情绪、行为或担忧内容进行评判，或者告诉患者他们应该如何感受或行动。它对医患关系是不利的，长远来看只会降低听力康复的有效性。

在时间有限的情况下，专业人员通常会迅速评估者的情况，然后提供康复建议和指导。尽管我们觉得这种果断的回应方式对患者有帮助，但实际上，患者可能带着对康复建议的困惑甚至是怀疑离开诊所。这样的话，患者或家长看过听力学家后可能会比之前更担心。

听力学家完成听力评估后，给予患者简明且不带评判的解释通常是合适的。如果先给患者一点时间表达其感受和想法，将有助于听力学家更精准地发现患者的需求并提供更明确的康复方案。如果患者离开诊所时感到自己被听力学家理解和重视，这次就诊就会增强患者的信心，并为未来解决问题做好准备。

十五岁的 Thomas 被转诊给教育听力学家，因为他不再使用助听器，并且不愿意在学校使用 FM 系统。虽然他的学业成绩急剧下降，但他不承认这个因果关系。下面的第一个例子展示了听力学家的评判式回应无法帮到患者：

听力学家：Thomas，有几位老师担心你的成绩，要求你和我谈谈，这几天你还好吗？

Thomas：问题很简单——老师布置了大量的家庭作业，加上各种考试，学习任务实在是太多了。

听力学家：这听起来像是借口。你把全部责任推给了他人，而没有提到一个重要问题——不戴助听器你就听不见，所以你当然上课时跟不上。

▶Thomas 为了保护自己免受听力学家的批评，更不愿意再使用助听器，并将听力学家列为不理解他的名单中。在下一个例子中，听力学家试图避免评判式回应：

听力学家：Thomas，有几位老师担心你的成绩，要求你和我谈谈。这几天你还好吗？

Thomas：问题很简单——他们布置了大量的家庭作业，加上各种考试，学习任务实在是太多了。

听力学家：我也听说了历史课有一个特殊的作业马上要交。听起来你似乎有些应付不过来。

Thomas： 是的，你可能会告诉我，如果我佩戴助听器，这些问题都能被解决。

听力学家： 我真的不能为你做决定，因为你的听力问题我无法感同身受。

Thomas： 倒不是听力的问题，而是助听器的外观问题。我讨厌助听器，我真的希望我不需要它们。

听力学家： 你讨厌它们，同时又不得不戴，这是个难题。

▶这次，听力学家没有评判 Thomas 的决定。相反，她的非评判式回应同理了 Thomas 所面临的困难，并尊重他自己解决问题的能力。Thomas 会再使用助听器来改善自己的情况吗？从对话中推测他重新考虑这个决定的可能性更大，因为他不会被迫为自己防御。需要注意的是，听力学家没有提供任何解决方案，而第二次对话多花的时间也不超过 60 秒。当我们以非评判式的回应方式与 Thomas 这样的患者交流，就会发现自己处于与患者合作的理想状态，这样会增加患者挑战困难的内在动力。将第 3.3.3 节中介绍的认知咨询与第 9.3 节中介绍的激励性访谈相结合会产生良好的效果。

4.4.4 试探式回应

试探式的回应能够鼓励患者提供进一步的信息、展开对话或澄清观点，可以说在听力康复管理中非常有用。然而，在使用时我们应该保持谨慎的态度，因为患者可能会将这种试探错误解读，认为如果他们能提供足够的细节，听力学家就能够提供所有解决方案。正如前面所讨论的，由听力学家单方提供的解决方案可能会剥夺患者自身对听力管理的掌控，而无法实现让患者独立解决问题的目标。

虽然沟通过程中需要询问，但我们应该警惕谈话的方向，避免进入内容咨询的陷阱，以至于我们说个不停，而忽视了问题的根本原因，或者忽视了患者对问题的看法。

4.4.5 安抚式回应

在患者出现情绪危机期间以及随后的听力康复过程中，听力学家提供的有效心理支持对于患者听力康复的成功至关重要，这种个人调整支持咨询可以通过我们对患者的同理、接纳和不带评判的态度达到，这是本书反复强调的内容。常见的观念和做法是简单地安抚患者，这恰恰不是有效的心理支持（Clark，1990）。

如第5.6.2节所述，安抚意味着患者不应该如此焦虑。当我们以这种方式否认患者的情绪时，就很难去应对患者的感受和担忧了。患者面对自己的情绪并让情绪慢慢消散，这个过程对于听力康复的推进是至关重要的，安抚式回应会阻碍这个过程。通过空洞的安慰或建议可以避免进一步讨论，这会使听力学家以为能帮到患者。实际上，口头上的安抚常常保护的是听力学家的感受，而不是患者的感受。

有效的咨询在于对"平衡"的微妙把握，口头上的安抚并不总是不合适的。在某些情况下，听力学家的口头安抚和解释是非常可取的，尤其是对于一些常见的听力障碍、确定了的病因、令人烦恼但不危险的一些症状，如安抚特发性耳鸣的患者：耳鸣不代表着会全聋或精神异常，同时我们有相应的康复方案。

然而，重要的是我们要营造一个环境，让患者可以自由地表达自己。只有当患者能够识别和处理他们真正的问题时，他们才能培养出内在的自信，这对他们听力康复的成功至关重要。这种内在信心的力量是不可被低估的，它源自于充满同理的倾听——听力学家尊重患者并且渴望理解他们的问题。

85岁的Collier太太的助听器验配看似很顺利，接受助听器使用指导后，她说："但愿我能学会适应这一切。"

听力学家察觉到Collier太太的不确定感，安慰她说："我认为你会做得很好。在很短的时间内，你已经掌握了佩戴助听器的技巧。你还告诉我在教堂和邻居交谈时助听器给你带来的帮助，使用一段时间后你会感到更加自信。我想让你知道，如果出现任何问题请随时和我电话联系。为了确保一切顺利，我们会在接下来的三个月安排回访，检查您的助听器。"

后来，在候诊室等出租车时，听力学家听到 Collier 太太再次表达了她对自己适应能力的担忧，这次是和前台的沟通。前台工作人员没有像听力学家那样安抚患者，而是说出了 Collier 太太的担忧。"你是否担心你可能会在使用助听器时遇到困难？"

"不，实际上我想我会做得很好，" Collier 太太回答道，"但很多事情都发生了变化。我的丈夫三年前去世了，我的侄女是我在城里唯一的亲戚，但她因为自己丈夫的晋升而马上要搬到另一座城市。他们这段时间给了我很多帮助。"

▶ 前台员工的反馈让 Collier 太太有机会表达她真正的担忧。然后，前台员工给了 Collier 太太一个老年机构的名字，该机构致力于帮助身体健康的老年人独立生活。在这种情况下，前台工作人员显然是提供了更有效的咨询服务。听力学家单对听力的关注导致了那些不太合适的安抚和保证话语。

4.4.6　理解式回应

理解式回应也称为反思式回应，它展示了听力学家对患者听力问题的兴趣，是建立和加深医患关系的重要回应方式。正如第 2.3.1 节所述，对于已经培养出高度同理心的专业人士而言，这种回应最容易展现。理解式回应在第 3.3.3 节中也有简短的介绍，它涉及同理的咨询技巧。

理解式回应对于内容咨询和个人调整咨询都有帮助。这种回应的直接好处在于减少患者对评判的担心，从而打开了进一步对话和探讨的空间。然而，只有通过实践和努力坚持，我们才能将积极主动的倾听、安抚和试探与每位患者的个性和尊严相结合，从而培养出最合理、最优化的理解式回应方式。

理解式回应的成功在于无条件地接纳患者是重要的个体。正如 Rogers（1961）所述，这种接纳意味着尊重并重视患者当前或积极或消极的态度，即使患者突然发生了态度改变。

听力学家反思和捕捉患者感受的能力需要靠积极主动的倾听来实现，这是理解式回应的关键要素。反思是尝试理解患者观点的过程，并让患者知道，他们可以从不同的角度看待他们的情绪和想法，从而促进对问题更广泛的探讨。然而，这里存在一个常见的陷阱，就是听力学家仅仅重复患者的口头陈述，而没有捕捉到他们内在的感受或态度。

捕捉患者的感受在原则上很简单，在实践中却很有挑战性，因为它与我们长期以来习惯的内容式回应有很大的区别。捕捉患者的感受后才能给予理解式回应，听力学家可以选择一个最能描述患者情绪的词汇。在反馈患者陈述的内容时，听力学家应该意识到这可能对对话的方向产生影响，进而影响康复的进展（Adams et al.，2012）。

> 一位老年患者因为手部的灵活性严重受限而影响到她使用助听器，她对听力学家说："我在家里尽力了，但我的丈夫从来不满意我的努力。"听力学家察觉到患者的言辞和语气中有一种愤怒的情绪，于是回应道："你生气的原因是因为你丈夫无法看到你做出的努力？"
>
> ▶ 听力学家当然应该努力捕捉患者的情绪，然而，即使是不准确的捕捉（在这个例子中，患者可能并没有表达愤怒，而只是感到沮丧或失望），也表明了听力学家试图理解患者的努力，从而促进了后续的对话。

正如前面在敌对式回应中所讨论的那样，当患者因为康复没有取得进展感到消极时，我们通过认同患者的不满意情绪可能会取得更大的进展，而不是让患者变得防御。例如，"在许多环境中，你感觉听力并没有明显的改善"，这样的反馈可以帮助患者认为专业人员是能够接受和理解他们的，反而会在整个康复过程中让患者培养出更大的耐心和合作意愿。当患者的消极情绪被持续地认可和反馈时，更积极的情感和态度往往会随之而来。

除了反馈患者的感受外，理解式回应也包括对患者表达接纳。简单地表述我们理解或认同患者的感受有时候帮助非常大，尤其是当患者透露他们感到羞愧或内疚的信息时。接纳不等同于赞同或批准。实际上，赞同和批准更倾向于评判式回应，而不是理解式。

4.4.7 等待式回应

在临床实践中，沉默通常被视为让人不太舒服的停顿。我们倾向于用问题、评论或有时是完全无关的话语来填补这些时刻。在社交环境中，这些"填充物"能满足我们的需求。然而，在专业环境中，沉默本身可以作为一种回应方式，为反思提供时间和空间，让患者有机会对自己的听力康复进展负起责任（Clark，1989）。

Martin（1994）鼓励我们思考"临床沉默"（clinical silence）的价值——这不是急于用匆忙的话语来让患者感觉更好，而是默默地承认这一时刻是困难的。临床沉默可以被描述为"专注等待"（Norris，1996），一种"暂停一下来思考和体验浮现出来的情绪"的时刻（Luterman，1996），或者是"为他人腾出空间，尊重他人"（Palmer，1998）。尽管我们并不特别喜欢沉默，但在适当的时刻使用它，可以让在困难情绪中挣扎的患者得到极大的帮助，让他们感到有足够的时间去处理困难情绪。我们必须始终努力提升患者自主引导的能力，而不是阻碍自主引导。沉默通常可以在实现这一目标方面产生效果。

一般情况下，当患者在就诊中主动保持沉默时，尊重他们的沉默是可取的做法。然而，有时沉默可能是不适当的。如果患者有回避或不信任的倾向，沉默可能会增加患者与听力学家之间的隔阂，从而伤害听力学家正在建立的融洽医患关系。了解什么时候保持沉默，什么时候需要给予适当的回应，都需要高度的专业敏感。

由于许多人会对"沉默"后发生什么感到焦虑或不舒服，因此可能更适合用"等待"的概念来代替它。当患者中断与我们的眼神交流，转而盯着地板或窗外，或者在就诊时"向内看"时，我们可以等待——他们当下的想法在别处而不在就诊当中；当他们回头看我们时，这暗示到他们已经准备好接下来的对话。想象自己置身于类似的境况：当我们对某个问题感到非常困扰并陷入深思时，专业人员却仍在与我们交谈。这意味着这位专业人员并没有和我们的节奏保持一致。但是，如果他等待一下，我们会很快回到刚才的问题上，而专业人员也不会浪费时间与没有听他说话的人交流。

　　听力学家刚刚为一名8岁的女孩进行了全面的听觉处理功能的评估。她不敢与父母分享结果，因为他们在进入诊所时还在争吵，而且现在仍然非常生气。父亲对母亲感到非常愤怒，是她安排了这次看诊；他认为女儿没有任何问题！听力学家请女孩选择了一张卡通DVD后，技术人员陪同她离开了。在咨询室里听力学家给父母仔细解释了听力评估结果，然后停下来让父母思考一下。

　　母亲微微点头，这次检查结果正是她所预料的，确认的结果对她是一种解脱。父亲则背靠在椅子上，双臂交叉在胸前，似乎还在生气。两位父母都陷入思考，似乎没有准备好说话。差不多过了一分钟，父亲前倾身体，深深地叹了口气："问题是，我以前就有和她完全相同的问题。见鬼，我现在都还有这些问题。我从来没有办法解释为什么听人说话对我来说如此困难，我最不想看到的就是我女儿也必须面对这个问题。"

　　▶ 不到一分钟的沉默时光对听力学家来说似乎是漫长的，也许对母亲也是如此。但对于父亲来说，他需要这个时间来接受这个结果，并找到讨论问题的突破口。一旦最开始的抗拒消除了，他愿意付出一切来帮助女儿。

4.4.8 非言语式回应

　　本书一再强调，我们不仅要努力从患者的角度理解他们的困难，还要表现出我们真心想理解他们的愿望。为了实现这个目标，我们必须留意患者的非言语行为（见图4.1），这些行为可能透露出患者无法用言语表达的信息。同样，要知道我们自己的非言语行为可能也会对医患关系的发展产生影响（Gorawara-Bhat et al.，2017）。

　　一般来说，非言语行为最能准确地反映人们当下的情感状态。声音的抑扬顿挫、语气和强度，加上身体姿势、眼神交流和手势，都能显露我们对讨论话题的情感投入和舒适度。当患者的声音发紧或变得低沉时，目光转移或身体姿势变成关闭状态（双臂交叉、脚缩回到椅子下面）时，我们应该想到此时患者并不愿意打开自己。也许我们可以把这些行为反馈给患者让他们反思。虽然有些患者可能会否认这些行为的重要性，但这样的观察和反馈通常会使他内在的情绪浮出水面，从而促进开放的讨论和沟通。

　　Shipley 和 Roseberry-McKibbon（2006）指出，听力学家要确保自己的非言语行为不会让患者感到不适，这是非常重要的一点。良好的眼神交流可以促进医患沟通，但不应该过于强烈，以至于引起侵犯或过度盯视的感觉。适当地触碰患者也可以在某些情况下加强安慰作用（例如轻轻触碰肩膀或手背），但是不要以可能被误解为过于亲密或涉及性暗示的方式进行。

- 保持视线齐平的沟通，让患者感到舒适。
- 离开办公桌的遮挡，促进更开放的对话。
- 保持良好的眼神交流，展示对患者的兴趣。
- 避免过多地记笔记或表现出分心的行为，以展示对患者充分的关注。
- 允许沉默式的反思，促进患者想法与陈述的展开。
- 前倾身体，显示出倾听患者故事的兴趣和意愿。
- 有目的地点头表示同意或希望患者继续说。
- 要记住，55%的信息是靠肢体语言和脸部表情来传达的。

图4.1　促进沟通的非言语行为

4.4.9 一心多用的错觉

当我们倾听和回应患者时，我们可能会分心做其他事情，比如填写文件、看手机信息、重新整理患者的记录，这些活动可能会让患者感到不安。如果我们是患者，也希望专业人员全神贯注地关注我们；同样地，将我们的全部注意力放在患者身上可能需要很大的努力，特别是在医患对话中。实际上，注意力方面的研究表明，大脑无法同时进行多任务处理（Medina，2008）。

4.5　个人社交风格和医患关系

无论在工作还是休闲中，每个人参与互动时都有自己的社交风格。个人社交风格是个体在应对生活事件过程中把自己的情绪紧张度维持在可控范围内产生的行为和特性（Wilson，1978）。事实上，人们在不同的场合可以表现出不同的社交风格。

作为听力学家，我们与患者互动的方式会直接影响他们对康复建议的接受度，以及他们分享自身感受和担忧时的舒适度。一种常见的社交风格理论将人们的个性分为四种基本类型：驾驭型（the Driver）、表达型（the Expresser）、亲和型（the Amiable）和分析型（the Analytic）（www. wilsonlearning. com）。图4.2中对这四种社交风格进行了描述。尽管每个人的个性中包含多种不同的社交风格，但通常会有一种风格占据主导地位。

驾驭型

　　驾驶者是以任务为导向的个体，他们似乎清楚自己在生活中想要什么以及自己的目标所在。他们具有很强的主动性，自我控制能力强。通常他们通过果断的行动来达到自己的目标，同时控制情感和感受的外在展现。他们的行为特点是表达意见并控制情感。

表达型

　　与驾驶者风格类似，表达型也是高度自主的人。然而，他们毫不犹豫地公开展示他们的积极和消极情感。他们善于与人交往，比起任务更看重人际关系。表达者非常直觉，更多地依赖于他们的"直觉"反应，而不是客观数据。他们的行为特点是表达意见并表露情感。

亲和型

　　与表达者类似，亲和者也会公开展示他们的情感，但表现得不那么具有攻击性和自主性。他们看起来和善，并有兴趣建立人际关系。他们的行为特点是询问和表达情感。

分析型

　　分析者会提问和控制情感。他们的自主性水平较低，但他们对情感有很强的控制力。他们会提出问题并收集信息，以便从各个角度审视同一个问题。

图4.2　各种社交风格的特征

　　资料来源：Wilson Learning Worldwide，Inc.（www.wilsonlearning.com）。原英文经许可使用。

4.5.1 社交风格的分类

　　根据个人的决断力（Assertiveness）和响应度（Responsiveness）可以将社交风格进行进一步的细分。"高决断力"的人能大声表达自己、主动承担责任、做出果断决定，他们的行为通常被称为"指挥者"。相比之下，"低决断力"的人的行为通常被称为"询问者"。这些人可能安静、谦和、合作，他们擅长倾听，倾向于让别人主导。与大多数个性特征一样，一个人决断力的高低随着情境在一定范围内变化，没有一个最好的水平，每个水平都有其独特的优点和缺点。

响应度是指个人在与他人交往时控制自己情绪的努力程度。和决断力一样，一个人的响应度也在一定范围内变化，每种程度都有其独特的优缺点。高响应度的人能展示自己的情感、情绪和印象，他们热情、友好、随意，他们被称为"情感表现者"。相反，低响应度的人被称为"情感控制者"，因为他们能够克制情绪。他们表现为冷静、不带情绪且务实。

图4.2中描述了各种社交风格的特征，不同响应度和决断力的组合将会产生一个社交风格表（图4.3），我们利用它来评估自己和患者。大多数人的社交风格都属于社交风格网格16个格子中的其中一个。

分析 分析	驾驭 分析	分析 驾驭	驾驭 驾驭
亲和 分析	表达 分析	亲和 驾驭	表达 驾驭
分析 亲和	驾驭 亲和	分析 表达	驾驭 表达
亲和 亲和	表达 亲和	亲和 表达	表达 表达

响应度（纵轴）　　决断力（横轴）

图4.3 社交风格表

资料来源：Wilson Learning Worldwide, Inc.（www.wilsonlearning.com）。原英文经许可使用。

4.5.2 了解你自己的社交风格

没有哪一种社交风格比另一种更好，因为每种社交风格都有自己的优势和劣势（见表4.1）。当然，某些情况下的社交方式比其他方式更合适。图4.4可用于确定特定情况下对自己有利的主要和次要社交风格。

4.5.3 接待不同社交风格的患者

专家认为了解患者的个性类型或社交风格可能对我们的医患关系有利（Clark，1994；Russomagno，2001；Traynor，1999；Traynor & Holmes，2002）。事实上，我们不太可能给每个患者进行类似于图4.4中的社交风格评估，或其他个性测量。但我们对社交风格差异的高度敏感确实有助于我们识别各类患者，引导我们建立更好的医患关系。

改变我们的社交风格，可以发挥我们的优势、减少我们的弱点，有助于发展更加舒适、信任和开放的医患关系，并增强与患者的和谐度。同样，我们辨别出患者社交风格和特点后，可以帮助我们调整看诊行为，使其更加符合患者的风格（参见图4.2），也能预测患者的行为和反应模式。

表4.1　各种社交风格的优势和劣势

社交风格	优势	劣势
亲和型	积极 合作 可靠 亲和力	不直接 内向 不愿意表态 感性
分析型	勤奋 坚持不懈 准确 系统性	沉默寡言 回避 苛刻 冷漠客观
驾驭型	坚定 全面 果断 高效	控制欲 固执 支配欲 冷漠客观
表达型	易相处 热情 夸张 活力	自以为是 容易激动 攻击性 推销性

资料来源：Wilson Learning Worldwide，Inc.（www.wilsonlearning.com）。原英文经许可使用。

第一次看诊时医生就很容易看出Vincent先生是一个喜欢讲故事的人。他对生活的态度很积极，几乎每件东西都能让他想起什么故事。听力学家发现和他在一起很愉快，本来很平淡枯燥的周一工作日也变得没有那么令人无法忍受了。

Alexander夫妇准时赶到为儿子看诊。在这周早些时候，4岁的Marcus被诊断出患有重度高频听力损失。听力学家要求他们再次回来讨论听力损失的影响以及康复方案。Alexander太太仔细准备了许多的问题，她非常重视儿子的听力问题，希望得到尽可能多的细节。

▶ 很明显，Vincent先生和Alexander太太表现出的社交风格很不相同。熟悉图4.2中各种社交风格的特征后，再调整我们自己的社交风格以匹配患者的社交风格（表4.2），这对于我们看诊中接待不同风格的患者很有帮助，就像这两个案例。

操作指南：在这个练习中，根据您与患者互动时他们的表现和特征，对这些描述性词语进行排名。从左到右，给最能描述您特点的词语打4分，给最不贴切的词语打1分。每一列代表四种主要的社交风格之一：表达型、驾驭型、亲和型和分析型。得分最高的一列显示您在当下情境中的主要社交风格，得分次高的一列则显示您的第二社交风格。为了不影响评分，每一竖列没有标明社交风格。您可以在本章的学习活动部分末尾找到。

_____引导	_____影响	_____持续	_____谨慎
_____自信	_____乐观	_____深思熟虑	_____克制
_____冒险	_____热情	_____可预测	_____逻辑
_____有主见	_____开放	_____耐心	_____剖析
_____大胆	_____冲动	_____稳定	_____精确
_____不安	_____感性	_____保护	_____怀疑
_____竞争	_____说服	_____迁就	_____顺应
_____决断	_____健谈	_____谦虚	_____委婉
_____尝试	_____迷人	_____随和	_____一致
_____强势	_____敏感	_____真诚	_____完美主义

总计 _____　　总计 _____　　总计 _____　　总计 _____

图4.4　了解你的社交风格

资料来源：改编自 Russomagno，2001。

重点提醒

　　了解医患互动中各方的社交风格，可以让我们充分利用优势，减少弱点，与患者互动时更加得心应手。同时，这种意识也让我们能够根据患者的社交风格来调整我们的回应方式，而且要明白患者对待我们的方式并不只是针对我们，更可能是反映了他们自己根深蒂固的社交方式和当前的情绪状态。

表4.2 调整你的社交风格以匹配患者的社交风格

如果你是一个_____	而你的患者或患者家属是一个_____
驾驭型	**驾驭型**—做自己。 **亲和型**—放下防备，更友好一些，不要过于商业化。 **表现型**—放慢速度，提供保证和细节，不要过分强调创新，展示你的"友好一面"。 **分析型**—提供证据支持你的陈述，对所有问题保持开放，放慢速度，不要强硬推进。
亲和型	**驾驭型**—保持专业风格，不要浪费时间闲聊。 **亲和型**—你应该和患者互动得很好，但记得要朝着结论推进。 **表现型**—坚持事实和数据，努力建立信任。 **分析型**—提供事实、数据和证据，直奔主题；不要受第三方的成功故事或社交活动影响。
表达型	**驾驭型**—努力展现更大的自信。 **亲和型**—相当匹配，但你可能会觉得亲和型人的高社交能力让人有些疲劳。 **表现型**—就像你一样，这个人需要很多保证；尽可能坚定和自信。 **分析型**—以自信的态度回答所有问题，提供支持性的事实和例证。
分析型	**驾驭型**—突出重点，避免过多的事实和数据。展示产品的创新之处。 **亲和型**—展示你友好、不那么商务的一面；不要用过多的事实和数据来压倒对方；展示创新。 **表现型**—控制节奏，给信息注册的时间；亲和一些，谈论爱好等等；不要过于强势。 **分析型**—保持真实，以你希望自己接受的方式呈现信息。

改编自 Russomagno，2001 年；Wilson Learning Worldwide，Inc.（wilsonlearning.com）。

在第一个案例中，我们看到Vincent先生是一位表达型，听力学家在看诊中最好耐心使用更人性化的方法和他互动，冷漠的临床态度对Vincent先生没有帮助。听力学家可能需要在他的热情表达中了解事实和相关数据。如果他拒绝康复方案，最好利用其他患者的成功故事来说服他。因为他爱表达而且情绪偏激动，听力学家不要提供太多的细节，以避免让他有负担。

在第二个案例中，Alexander太太是一位分析型，她很在意细节，过多的闲聊会被视为对就诊的干扰。与她的互动应偏理性。听力学家通过展示解决和分析问题的专业知识来更好地建立医患关系。由于分析型的人往往犹豫不决，推荐明确的行动方案并提供具体的例子可能会加快康复的进展。

如前所述，医患关系会在患者管理的过程中不断发展，并且必须建立在相互尊重和合作的基础上。认识到我们自己和患者的社交风格可以帮助我们建立有效的医患关系。

4.6　患者拒绝接受康复方案和改变时

一些患者或家属的态度可能会对康复不利（Clark，1999）。其中最具挑战性的态度之一是对改变的拒绝。对这种情形，如果不小心处理，听力学家与患者之间的关系可能从合作变得对抗。

患者可能出于多种原因拒绝我们的康复方案，包括无力感、内疚和自责（Linnsen et al.，2014）。改变从来都不容易，而自我改变是最为困难的。有些患者可能对康复抱有抵触情绪，因为他们没有充分认识或体会到需要帮助的必要性。对于其他患者来说，接受帮助并不容易，因为这可能会削弱他们的自尊心并减少独立性。或者，由于所需的改变可能看起来太大，有些人会对听力康复持抵抗态度。你可能还记得第3.3.3节中Emilie有关FM麦克风的案例，她认为听力康复要做的改变太大而难以接受。对于像Emilie这样的患者以及其他类似的情况，我们需要记住的是，小的成功引发进一步的行动和更多的成功，而通过逐步完成小目标可以为实现更大的目标铺平道路。

对于一些患者来说，接受助听器的心理成本可能会远远超过助听器可能提供的益处。神经科专家指出，很多人面对改变时会产生类似疼痛的不舒服的感觉，因此他们会拒绝改变（DeMartino et al.，2006；Yechiam & Hochman，2014），这种行为被称为"损失规避"（loss aversion）。它解释了为什么一些人更倾向于保持现状，而不愿意接受改变，尽管改变带来很大的益处，就如谚语所说，"手中的一只鸟胜过丛林里的两只鸟"，人们通常更倾向于保持眼前已有的东西，而不轻易追求可能得到但不确定的事物。本书的第9.3.1节和9.3.2节提供了非常简便直观的线条工具，帮助评估患者对改变的准备程度，并探索患者的错误信念以扫除成功的障碍；同时通过可视化的盒子工具反思采取行动与保持现状之间的好处和坏处。如果想要更深入地了解"损失规避"及其在助听器接纳度的应用，可以参考学习活动4.4。

> Jason博士意识到LeBlanc先生之所以来检查听力，完全是因为家人的劝说。LeBlanc先生的自我评估分数表明他要么没有意识到自己的听力问题，要么否认了这个问题。Jason博士仔细核对了LeBlanc先生的听力测试结果与可能带来的沟通困难，然后说："我知道你不想同意这个观点，但你真的需要助听器。"

> ▶ 很多情况下，听力学家仅仅是说出或接纳患者的抵抗行为就能减少他们的抵抗。在这个案例中，听力学家对患者的认同和接纳免除患者抵抗的需要，使他更有意愿接受康复方案。在第9.3节将描述更多具体方法，以帮助LeBlanc先生认识到他可能正在经历的听力损失问题，同时增强改进与家人交流能力的意愿。

当面对那些不太愿意合作的患者时，我们可以更多地采用在第三章中讨论过的以人为本、认知和行为咨询方法。结合这些咨询方法，我们可以先无条件地接受患者的态度和行为，然后帮助他们审视造成患者现状的内在认知。一旦患者的认知和信念被合理调整后，愿意考虑听力学家的观点和解决方案，我们就可以建议患者对环境或自身行为做出重塑，以达到他们希望的积极结果。当我们与不愿合作的患者打交道时，我们应该像对待其他患者一样，采用"反思—接受—探索"的咨询原则，这会帮助我们取得很好的效果（Clark，2000）。

总　结

　　听力学家与患者之间的有效医患关系的建立取决于很多因素。患者第一次踏入听力中心就开始对我们的专业度形成看法。只有尊重患者的时间、态度和个性，才能加强他们对我们专业性的认可。我们的目标是帮助所有患者学会自己解决问题，从而变得更加独立。我们不应该把自己塑造成权威专家，而是更好地通过和患者一起合作，成为患者听力康复过程中的合作伙伴。我们提问的方式以及回应患者的方式，会直接影响到医患合作关系的建立和维护。当我们意识到不同患者之间，以及我们和患者之间的社交风格有所不同时，我们能更快地建立最佳的合作关系。只有当我们把所有这些因素都考虑在内时，医患关系才会得到蓬勃发展，取得最大的成功。

讨论问题

　　1.研究显示包括听力学家在内的医疗工作者，常常被患者认为冷漠和不敏感。听力学家让患者产生好印象的最大障碍是什么？你可以培养哪些特质，以确保患者对你和你的服务满意？

　　2.你目前从患者那里获取病史信息的方式是什么？这种方式有什么好处？有什么局限性？你觉得可以如何改进？

　　3.我们可以用哪些不同类型的问题来与患者交流？在什么情况下，某种类型的问题会比其他问题更有效？

　　4.理解式回应有什么特点？为什么这种回应方式在你的工作中很有用？

　　5.选择一种社交风格，描述此类患者的典型行为特征。从你的描述中能否判断出这个患者采用了这种社交风格？这类人在应对听力损失时可能有哪些优点和缺点？考虑到你自己的社交风格，你在面对此类患者时会做如何考量？

6.你是哪种社交风格？鉴于你知道自己的优点和不足，如果面对"驾驭型"患者时，你会如何调整你的方式？面对"表达型"时呢？当你面对和自己社交风格相同的患者时，你有什么优势？如果你们两人都是相同的社交风格，你能预见医患互动中可能会发生的问题吗？

学习活动

4.1 观察听力学家的提问方式

寻求带教老师或同事的帮助，看看你是否能够观察他们与患者的互动方式。在整个看诊期间，记录开放式问题、闭合式问题、中立问题和诱导性问题的数量。你是否认为，如果改变问问题的方式，看诊的结果会更好？

4.2 观察听力学家的回应方式

与以上练习类似的方式，记录听力学家的回应方式。你认为这些回应总是合适的吗？你认为哪些地方可以做出改进？

4.3 提高反思性倾听能力

正如本书中所强调的，好的倾听方式包括：全神贯注地倾听患者的忧虑，表现出对这些内容的真切兴趣，对患者的感受和认知不带评判。请用1到10的评分标准评估你的倾听能力（1表示倾听能力差，10表示倾听能力出色）。与一位伙伴练习，轮流倾听对方，每人都花五分钟讨论和分享当下生活的忧虑、想法或感受。倾听者扮演的角色是为了努力捕捉对方的言语下隐藏的感受，并通过反思式回应表达对当下感受的关注。倾听者不应试图为这些忧虑和感受提供解决方案或分析，也不应表达赞同或评判。

在你们俩都轮流倾听之后，再次对自己的倾听能力进行评估。然后与你的伙伴讨论你在这个练习中的体验。

- 有人表示希望理解你的观点，你会有什么感受？

- 用心倾听他人内在的感受而不是说话内容，你会有什么感受？

- 在这个练习前后，你的倾听能力评分有什么变化？

- 除了反思式回应，你认为还可以做些什么来让自己给人以专注和不带评判的印象？

4.4　请在网上搜索关于"损失规避"的信息，讨论如何应用这些信息，让患者更好地接纳助听器。

图 4.4　竖列的社交风格：
列 #1 驾驭型；#2 表现型；#3 亲和型；#4 分析型

第五章

听力诊断
和评估初期的咨询

The Initial Audiologic Consultation

　　Glenn先生走出听力学家的办公室，走到电梯前，按下"下楼"键，等待电梯的到来。他从听力学家那里得到了大量的信息，但大部分都不记得了。听力学家说的听力图是什么意思，好像是关于水果的？听不懂听力学家说的话让他感到又恼火又尴尬，但他不敢让听力学家知道。他觉得自己目前无法判定是否应该试戴助听器，因为他根本不了解整个流程。Glenn先生决定等几天，然后打电话告知放弃下一次就诊。他感到很失落，因为他真的很想听得更清楚。

　　患者走后听力学家关上办公室的门，她感觉自己做得很好，因此对自己刚才的工作很满意。她认为Glenn先生在整个看诊过程中都很平静，给患者解释听力图上的"言语香蕉图"时，他点了点头表示理解。他回来验配助听器后肯定会很快适应助听器。

漫画家Gary Larson可能会将上面的场景用"同一个星球，不同的世界"来描述。患者和听力学家的感受怎么会如此不同？事实上，听力学家给出了太多患者无法理解的信息，让患者感到不知所措，但她没有意识到这一点。当Glenn先生取消下一次就诊时，她完全不知道原因在于她错误的患者教育方法。

　　本章将讨论听力诊断和评估初期的咨询，帮助大家认识到在这个过程中听力学家必须考虑患者的心理和情绪状态。如果患者感到不安、困惑、不知所措或没有动力，他们就无法理解或记住听力学家提供的信息。我们将讨论在这个阶段如何对成年患者和听障儿童的父母传达诊断和相关信息。

学习目标

完成本章后，读者应该能够：

- 描述患者寻求帮助时经历的五个阶段。

- 解释如何在看诊初始进行个人调整咨询。

- 描述如何尽早让患者的主要沟通伙伴参与，以帮助患者尽快适应助听器。

- 比较传达信息的"完全披露"和"个性化披露"两种模式。

- 定义沟通不匹配、分化、不适当的安慰和等待等几种回应方式。将"特大负面消息传达指南"应用于听力学实践。

5.1　看诊前检查对患者心理状态的假设

听力诊断和评估初期的咨询可以概括为四步，即收集病史、测试听力、传达测试结果以及给出相应的康复方案。虽然这个流程相当直接，但如果我们带着一个固化的假设面对患者，早期的咨询可能就犯下大错。这个假设的前提是：患者刚来就诊时就会接受帮助并想要解决听力问题。只有当患者接受了听力问题，并准备采取措施改善听力时，这种假设才是合理的（有关听力康复过程中患者意愿的进一步讨论，请参阅第9.3节）。在日常工作当中，同一个患者表现出不同的心理状态的概率有多大？这个问题仍有待回答，听力学家经常会遇到没有准备好的各类患者。有些患者明确意识到听力问题并希望通过检查来确认，但并不想对听力问题采取进一步措施；有些患者希望与家人"保持和平"，应家人的要求来听力中心，他们会直截了当地说，"来这里检查听力不是我的主意。"这两类患者都不符合我们的假设，即"患者此刻需要帮助"。第一类患者已经接纳了听力损失，但还没有准备好处理它；第二类患者甚至还没有认识到听力问题或接纳这个事实。在这两种情况下，"你来这里是因为你想要得到听力方面的帮助"的假设都是不准确的，这会造成听力学家和患者之间长期的沟通不畅和困窘。

我们建议听力学家在工作中"没有假设"，以避免无效的沟通。我们有必要找出患者对听力康复的需求状态。Hill（2014）描述了人们在寻求和接受帮助时经历的不同阶段（"help-seeking" stages）（见图5.1）。前四个阶段中的每一个都代表了患者经历的心理斗争。如果听力学家在患者没有到达最后阶段时提出康复方案，这种帮助很可能会被视为负面干扰，这当然不是我们想要的结果。如果我们不重视患者的这种心理状态，我们扮演的角色更像"权威专家"，而不是有灵活应对能力的专业人士。令人遗憾的是，许多听力学家都会出现这种不当行为，这与患者的观察数据一致（Eberts，2016）。

在没有了解之前，我们不知道患者正处于这五个阶段中的哪一个，而他们可能处于其中任何一个阶段。因此，假设患者已经处于最后阶段是错误的，这似乎也让听力学家感到不确定。既然我们没有读心术，怎么会知道患者处于哪个阶段呢？我们也不能认为"患者会告诉我们"，相反我们必须小心仔细地判断患者表露的信息，用"第三只耳朵"倾听（Reik，1948）患者的动机、情绪反应以及是否准备好做出改变。这就是第1.3节中描述的个人调整咨询的本质。

1.我没有困难。（否认）

2.我确实有困难，但我不需要帮助。（拒绝帮助）

3.我有困难，我需要帮助，但我不想得到帮助。（不愿意接受帮助）

4.我有困难，我需要帮助，我想要得到帮助，但我还没有准备好接受帮助。（快要接受帮助）

5.我有困难，我需要帮助，我想得到帮助，我已准备好接受帮助。（完全接受帮助）

图5.1　"寻求帮助"的五个阶段

听力咨询时听力学家需要了解患者当下的心理状态，并将此作为和患者沟通的"起点"，和患者建立起合作伙伴关系共同推进患者的康复进程。如果我们期望患者就诊时已经在我们预期的起点，一定会造成双方的沮丧和不满，这就需要听力学家的倾听。如表1.1中所列，这个治疗性倾听步骤是以人为本听力服务的关键组成部分。

本章还将描述我们在传达听力损失的诊断时要考虑的各种因素，如：患者可能会说什么，我们对他们说什么，以及患者对我们所传达的信息的反应。这种既说又听的互动方式被描述为"学习性对话"（learning conversation）（Stone，Patton，& Heen，2010），它与"专家模式"的互动方式明显不同，后者将专业人员置于权威角色，将患者置于被动接受者的角色。有关专家模式或临床医学模式的进一步讨论，请参见第 1.1.1 节。

本章的第一部分第 5.2—5.6 节将涉及成年患者的常见问题，特别是那些缓慢发生听力损失的患者。第二部分（第 5.7 节）将探讨听障儿童父母特有的担忧，有些父母可能想进一步了解孩子的听力状况，有些是通过新生儿听力筛查意外得知孩子的听力损失。

5.2　听力学家在看诊初期的倾听和认同

听力学家的工作自然是为患者提供帮助，但对于处于"接收端"的患者来说可能并不总是对此感到舒适。寻求和接受帮助并不如想象的那么容易，寻求帮助可能被视为一种弱点（Cormier，2016；Hill，2014）。西方文化重视自给自足，人们会觉得自己有责任解决自己的问题，因此承认问题可能会让患者很尴尬，所以人们很少直接寻求帮助。请看以下对话。

听力学家：Whitmore 先生，您今天来这里的目的是什么？

患者：是我妻子让我来的。我的家人总是抱怨电视的音量，她说我经常误解她的意思。

听力学家：明白了，您觉得自己在哪种情景下有听力问题？

患者：嗯，我觉得我大部分时间都听得很好，也许在教堂或看电视时有点困难，里面每个人说话都不是很清楚，电视信号也不好。但基本上我听得还不错。

这次交谈才进行了20秒就陷入僵局。听力学家试图把对患者的看法带入谈话中，以启发患者承认他的听力问题，但患者更加坚定地认为听力问题是其他人造成的。Whitmore先生正处于寻求帮助的第一阶段（"我没有问题"），但听力学家假设患者在第二或第三阶段。这次对话出了什么问题呢？听力学家没有认同患者告诉他的是家人在抱怨。如果我们将自己置身于Whitmore先生的位置，我们可以想象这次谈话的张力和尴尬。患者的反应自然是将责任转移给他人，并表示大多数时候他听得还不错，这样保护他自己的立场。

请比较下面的对话：

听力学家：Whitmore先生，你今天来这里的原因是什么？

患者：是我妻子让我来的。我的家人总是抱怨电视的音量，她说我经常误解她的意思。

听力学家：他们可能想知道你的听力是否有变化？（认同并确认患者刚才说的话）。

患者：是的（点头）。

听力学家：听起来这造成了一些家庭的不和。

患者：当然（翻了个白眼）。

听力学家：那一定很难受。你自己注意到了什么？（不是要求患者承认听力问题本身，只是了解患者自己的观察）。

患者：（不需要太多抵触和防卫，他可能更愿意反思自己的情况）我注意到了。我觉着不是什么大问题，这是肯定的。也许在教堂和看电视的时候我有一些听力问题。但如果他们能吐字清楚一点，那就不是问题了。

听力学家：所以你确实注意到了一些你以前没有经历过的困难，我们不确定造成这些困难的原因。就像你说的，这可能是由于他人说话的方式，也可能是由于你听声的方式。虽然是你妻子让你来我们诊所的，但你自己想做些什么？您是否有兴趣了解您的听力？

患者：好吧，既然我已经在这里了，我们不妨检查一下。

▶ 这次对话发生了大约40秒而不是20秒，但它更有效率，因为它促进了听力康复向前发展。让我们看看这是如何发生的。

在第二次对话中，听力学家首先认可了患者提供的信息（家人的不满意），然后也认同了患者对这种情况的反应。这种对患者的认同非常重要！从柏拉图到黑格尔，哲学家们都描述了人类除了需要食物、饮水、住所和自我保护之外，还必须得到认可（Fukuyama，1992）。听力学家同时了解了患者的听力情况和患者对自己听力的认知，而且还口头认同了患者，这样满足了患者"被倾听"或被认可的基本愿望。

然后，听力学家通过减轻患者的压力降低了患者的抗拒和防御心理，以及对听力问题的否认程度；通过提问让患者描述自己的感受和观察，而不是将听力损失标签化。如果患者产生了抗拒心理而听力学家站在患者家人一方，就成了患者"敌对阵营"的一部分，这个抗拒的能量会越变越强（Clark，2013）。如果患者把听力学家看成理解他们意愿的施助者，那么患者不会那么容易产生抗拒，这样患者采取进一步康复行动的可能性会增加。可以这样表达，"××患者，你来说说你的情况，你想怎么做？"

当然，我们并非每次都会碰到被家人要求来就诊的患者。"今天是什么原因让你来到这里的？"患者对这个提问的回答可能各种各样：

- "我最近听力有些困难，我只是想检查一下"（第2阶段）。
- "在餐厅里使用电话和听朋友说话变得越来越困难。我的听力一点点地变差了——但是我不想戴助听器，希望你理解"（第3阶段）。
- "我听声音有些困难，我知道助听器会有帮助，但我无法想象我戴助听器的样子"（第4阶段）。
- "我有听力问题，如果助听器对我有帮助，那我愿意佩戴助听器"（第5阶段）。

听力学家要接待的下一个患者处于什么阶段？这个没有办法预测；只有通过患者直接或间接流露的信息才能知道。仔细了解这类信息非常重要，患者后面听力康复能否成功都取决于它。

5.3 看诊初期的咨询重点

本书第一章就提出了一个问题，如何将咨询融入到听力康复的全过程呢？这种咨询从看诊初期就开始了，听力学家和患者之间的第一次对话只有几分钟，即使在这么短的时间内，我们仍然可以了解患者的心理状态。除了确定患者"寻求帮助的阶段"之外，我们还可以提问："是什么原因让你今天来就诊的？"从中我们可以发现几方面的重要信息：

首先，患者是否接纳听力损失，是否有"自己承担责任"的意识。患者能够全身心去解决个人或生活问题的先决条件是自己对问题承担责任（own the problem）（Cormier，2016）。将沟通障碍归咎于他人或者因美观问题而拒绝助听器的患者，并没有"自己对听力损失应承担责任"的意识——也就是说，他们尚不接纳自己是听障患者，因此在心理上还没有准备好承担听力康复的责任。

其次，我们会了解患者是否存在"引爆点"（让患者认识到需要帮助或类似于"最后一根稻草"）。比如在婚礼上因听不到说话而感到特别沮丧的时刻，或者在工作中因沟通困难而筋疲力尽的时刻。如果患者能够清楚地说出这些，我们知道他们已经接近或完全准备好接受帮助了。

最后，我们可能会了解患者最重要或最紧迫的需求。这个需求是关于家庭的、工作的、社交的、休闲的、自我的，还是解决听障引起的负面情绪？无论患者如何回答，他们都非常希望我们能够了解他们当下的感受。

有的患者会无意识地说出包含以上信息的话，但有的患者不会。我们前面已经谈到否认听力损失的患者；此外，当一些患者说话不多时，可能是他们个性使然，或者他们对听力学家的信任还不够，他们不认为听力学家会有兴趣或时间来倾听他们。

许多听障患者根本不会描述自身的听力问题。他们缺乏词汇，也不知道如何描述听力损失给日常生活带来的负面影响。为了更好地了解这些患者的问题，听力学家可以利用结构清晰的患者自我评估问卷和患者进行讨论。自我评估问卷既可以用来评估听力障碍，也可以用作咨询工具，它里面的内容同时体现了以人为本听力康复服务中治疗性倾听和信息共享的两大要素（见表1.1）。下一节描述了自我评估问卷的具体好处。

5.4　患者自我评估问卷的好处

患者自我评估问卷是量化评估听障者个人生活质量的主观工具，已经被使用了几十年。问卷中的问题一方面可以反映患者的看法和感受，另一方面可以利用问题本身展开医患沟通。因此，我们不仅要看问卷的分数，还要留意患者对问题的具体回答内容，综合起来讨论患者的需求。据观察，相对于听力学家拿着问题板面对面地询问患者，患者在问卷中可能透露更多相关信息，因为这种方法没有攻击性。

对于那些犹豫或拒绝透露信息的患者，问卷上的问题可以帮助他们思考适合的情况，而不需要为了保护自己的隐私而拒绝听力学家。患者通常在看诊前填好自我评估问卷，然后听力学家把它用作沟通对话的指导框架。

听力学家：Billings夫人，你在这表上（请见附录8.3a成人听力障碍筛查量表HHIA-5）写着，您的听力问题引起了与家人的争吵，这可能令让您很不开心。

患者：嗯，当争吵发生时会让我很不开心，所以我尽可能避免吵架。如果我不要求别人复述，就会减少争吵。

听力学家：不让别人复述？那你听不清怎么办呢？

患者：我尝试自己去猜，但问题是我不知道自己不知道什么！家里似乎有越来越多的事情我不知道。事后知道会让我觉得自己像个傻瓜。

▶当听力学家直接问Billings夫人为什么来看诊时，她不情愿地说是应家人的要求而来的。填写自我评估问卷的过程让她有机会从多个角度考虑听力损失的影响。听力学家首先认同了她填写的情况，然后邀请她仔细想想是否选择继续这样做。Billings夫人后续的回答让听力学家和她自己更清楚地看到了她的压力——通过自己说出的更多想法和感受，增加了她对听力问题承担责任的意识（"我错过了重要的细节""我感觉很愚蠢"）。根据Rogers（1961）的原则，当Billings夫人更清楚地了解自己的处境时，她更有可能因为需要而寻求帮助。

5.4.1　让沟通伙伴参与进来

每个患者至少有一个家属或朋友可以相互沟通，为了更全面地了解情况，我们应该从最重要的家属那里收集信息。听力学家应该给家属也提供自我评估问卷，让患者的沟通伙伴有机会表达想法，并从一开始就将他们作为辅助成员带入康复过程。根据患者和沟通伙伴的填写内容，可以看到他们同意的和不一致的地方，这样很容易确定讨论重点。

沟通时让家属尽早融入会对后面的康复有好处。研究表明，在助听器验配的开始阶段就融入家属可以得到更好的康复效果。让患者和家属在助听器验配前后填写"简化助听器效益问卷"（Abbreviated Profile of Hearing Aid Benefit，APHAB），然后一起讨论结果（Cox & Alexander，1995），研究报告显示，这样的患者比对照组具有更好的康复效果（Hoover-Steinwart，English，Hanley，2001）。可能的原因是让家属融入参与讨论后，他们会在助听器适应期间提供持续的支持和反馈。

听力学家：Bachmann先生，对于使用电话这个问题，您与您女儿的回答不同。她说您几乎总是有问题（请见附录9.2患者家属沟通情况评估表SOAC），但在您的问卷版本上，您说您只是偶尔有问题（请见附录9.1

患者沟通自我评估表SAC）。

患者：嗯，我真的不知道为什么不同。

女儿：爸爸，我没太说，您很多时候错过电话，或让它响很长时间，所以我必须给您留言。我一直在担心我不在的时候——如果是我想给您打电话而您不接怎么办？

患者：我没有意识到你担心这个，Suzanne。每次听到电话铃声，我几乎都汗流浃背——我因为听不清电话而感到尴尬。我讨厌手机。

▶ 这个例子中的沟通伙伴有机会表达担忧，患者需要考虑到另一个方面——听力损失对她女儿的影响。

Bachmann先生正在面临一个严重的问题，他没有意识到他越来越依赖女儿。

在患者就诊期间让家属参与的另一个好处是可以减轻听力损失给家庭生活带来的压力，并化解误会。有时，这让患者意识到错误的期待——希望家属在缺乏通畅沟通的情况下也理解他们。

患者：我最希望的是我妻子不要再在另一个房间跟我说话了。

听力学家：好吧，让我们请她来一起讨论一下。

患者：但她现在应该知道，我的这个问题已经存在很多年了。

▶ 这位患者的话反映了一种典型的"非理性思维"，在3.3.3节的认知咨询法中描述过。患者认为家属"应该知道"，这种想法或期望阻碍了对听力损失的适应。在说出这句话的那一刻，患者就会清楚地意识到这是一个不合理的期望。患者和家属共同填写自我评估问卷时，可以帮助患者向沟通伙伴告知对他们沟通最有帮助的方法，并让沟通伙伴有机会描述他或她的观察、挫折和被忽视的努力，双方组成一个互助团队而不是对抗对方。

在就诊过程中让沟通伙伴参与，有助于形成以合作的形式共同面对长期的康复。然而，当患者和沟通伙伴之间关系紧张或者对就诊没有信心时，我们可以很快从不一致的自我评估问卷或不和谐的对话中发现端倪。长期的紧张状态可能会导致沟通不畅（请参见1.2.2节），提供这样的咨询具有挑战性，但它确实在我们的工作范围之内。让我们看这个患者（Roberts先生）和他的儿子前来就诊的场景（English et al.，2016）：

　　听力学家：很高兴认识你，Roberts先生。你是患者的家属吗？

　　儿子：我是他的儿子，Joe。

　　听力学家：欢迎你们两位。Roberts先生，我想先和你聊一下。然后是Joe，我希望你能补充你的想法。（Joe点点头，听力学家回头看父亲。）Roberts先生，请介绍一下你自己……（Roberts先生自我介绍时，介绍了他的家庭、兴趣和以前的职业，了解这些都很有用。）现在，是什么原因让你今天来到这里就诊？

　　Roberts先生：（翻白眼）Joe带我来的——他约的这次就诊，他还开车送我来这里。他有点小题大做了。

　　儿子：（靠过来，听力学家转过身来。）

　　听力学家：你对此有什么看法，Joe？

　　儿子：他一直这么说，但实际情况不是这样，他几乎听不懂大家说的话。（Joe表现出痛苦、沮丧、担心。）

　　Roberts先生：我很理解你。我是个老人，听不到无关紧要的话是很正常的（显然不高兴）。

　　听力学家：（慢慢点头，做出决定）你们以前讨论过这个吗？（他们点头）它变成了一个麻烦？（他们再次点头）让我们换个角度，这将有助于我了解什么对你们的家庭和睦更重要。你们一起的活动是什么？

　　Roberts先生：现在我们在一起活动的次数不多。我现在退休了，Joe的工作很忙。但我成了保姆，我有三个孙子，我经常带他们，这让我很忙。

儿子：他们喜欢和你一起出去玩。昨天我告诉他们你和我以前周末一起钓鱼，他们说他们想试试。

Roberts 先生：那太好了……（Joe 与听力学家进行了眼神交流，她意识到 Joe 还有更多的话要说。）

儿子：但是爸爸，也许你没有意识到我们为什么没有一起钓鱼了。我们以前钓鱼时，我们也会聊几个小时——嗯，当然，小声说话。对我来说，这真的是最快乐的部分。但是上次我们钓鱼时，我不得不提高嗓门让你听到——几乎是大喊大叫——这让鱼都吓跑了。我们什么也没抓到，最后我们只能放弃了。

Roberts 先生：（面部表情改变，回忆开始，逐渐有所意识。）

听力学家再次等待，避免控制这个对话的局面。

儿子：这就是我要说的，爸爸。这与钓鱼无关！我喜欢和你说话，我想让你听到我的声音，听到孩子们的声音。

Roberts 先生：（点头）那是一段美好的时光。好吧，我想我可以试一试。（他和 Joe 转向听力学家）我们该怎么开始？

▶ 这里发生了什么？对话是如何改变的？看到对话中可能出现的困难，听力学家决定去面对而不是逃避。虽然她刚认识他们，但她感觉到这对父子很有爱，但他们不明白听力损失是如何影响他们的关系的。她的策略是找到一种方法来帮助患者和儿子在家庭生活中达成共识。简单的开场白，"作为一个家庭，什么对你很重要？你们一起的活动是什么？"帮助他们二人互相交谈，而不是将她视为裁判。与 Rogers 的以人文本的咨询方法（第 3.3.1 节）一致，在这个案例中，家庭成员有时间和空间相互理解并达成共识。

我们必须时刻注意听力服务的边界（如 1.3.1 节所述），我们当然不建议听力学家进行婚姻或家庭辅导咨询，听力学家需要讨论听力损失对家人产生的影响。当然，患者必须"自己对听力损失负起责任"，同时家属和朋友也必须积极参与听力康复。

让我们假设所有的听力评估已经完成，现在是传达诊断结果的时候了。尽管听力学家很熟悉这个步骤，但我们绝不能对患者听到诊断后的各种反应表现的麻木。

5.5 对听障成人传达诊断结果时的咨询重点

听力学家们一直习惯使用听力图，很难意识到它对看诊初期的患者可能毫无意义。即使我们简单、通俗地解释测试结果，努力"教育患者"的方法也并不是适用所有患者。Martin（1994）提供了一个传达诊断结果的实用建议：不要假设所有患者在第一次看诊时就想知道听力图的细节，而是询问患者的个人需求："您想知道关于诊断的总体情况，还是想知道详细的测试结果?"或者"你的怀疑是正确的——你的左耳确实有中度损失。你还有什么问题要问吗?"又或者"你觉得你的听力很正常，但实际上你两只耳朵都有听力损失，为轻度到中度，影响了你对一些单音节词的理解"。

听力学家详尽解释听力评估的细节符合"全面披露"（full disclosure）的信息传递模式，但这样的做法不符合患者对披露信息的时间和数量的需求（Girgis & Sanson-Fisher，1995）。相比之下，Martin（1994）提出的"个性化披露"（individualized disclosure）模式比全面披露模式更能促进医患合作关系。它基于以下假设：（1）患者想要的信息数量和处理信息的方法是不同的；（2）患者需要时间来吸收和适应负面的消息；（3）患者和听力学家之间的合作关系必须符合患者利益。

人们的心理状态直接影响对信息的理解能力，当患者对听力损失的诊断产生了不安心理，他们的大脑因进入"关闭"状态而不能理解听力学家想传达的信息，他们需要时间思考或谈论自己的感受时，如果听力学家还在对诊断结果进行单方面的大量解释，宝贵的看诊时间就浪费了，同时也可能导致康复方向的偏离。

听力学家应该来面对患者这个"人"而不是面对图表，因此建议把听力图放在一边。患者可能想在第一次就诊时或以后了解更多信息，他们提问：

"我的左耳和右耳有什么不同?"或者"你是怎样测试我的听力的?"或者"请解释一下我的听力图"。关键是,听力学家要按照患者的意愿和需要提供信息,否则这种努力就是白费。当患者抱怨医疗人员没有提供足够的信息时,实际的情况是他们没有得到他们寻求的信息,研究也表明患者有时被不需要的信息淹没(Martin,Krall,& O'Neal,1989)。

当然,也有些患者确实想了解测试结果的具体信息,他们也应该得到这些信息。Carmen(2014)的关于听力损失的书籍就是专门为此目的而设计的。要知道,诊断结果可能会对患者带来各种影响。因此,为避免误解,听力学家不能使用术语、未解释的缩略语或其他专业词汇。听力学家这时传达的内容对他们而言就是"外语",不能错误地认为他们能够理解。

> **重点提醒**
>
> 为了与表1.1以人为本听力康复服务的前三个要素相一致,初期听力咨询应该探讨患者的沟通需求,完成听力评估后,以个性化披露的方式传达诊断结果。

5.6 患者对诊断结果的反应以及听力学家的回应方式

成年人的听力损失一般是逐渐下降的,所以他们在得知诊断结果时通常不会感到意外,因为他们或多或少都已经意识到了自己的听力变化。然而,Martin(1994)建议听力学家去理解传达诊断结果的那一刻带给患者的"语言打击"(verbal blow)。即使是在预料之中,这仍然是个很负面的消息。有些患者希望听力损失是暂时的或是可以治疗的,然而确诊粉碎了他们的希望;对于老年人来说,确诊是对衰老的又一次打击。遗憾的是,社会并不总是接纳衰老的现象。因此,有效的咨询是帮助患者了解和接纳听力损失的必要手段(见图5.2)。

看诊初期

- 确定患者"寻求帮助"的阶段。
- 确定患者对听力问题"自己承担责任"的认知。
- 找出是否存在"临界点"。
- 使用自我评估问卷来鼓励患者自我披露。

给出诊断

- 用简单的语言给出诊断结果并让患者提问。
- 防止占用宝贵的"谈话时间"。

观察患者对诊断的反应，适当回应

- 认同患者对诊断的负面情绪。
- 注意沟通的不匹配。
- 防止不适当的安慰。
- 等待，在适当的情况下允许保持沉默。

图5.2　帮助患者了解和接纳听力损失的咨询要点

5.6.1 听力学家的回应要满足患者的需求

不同患者在得知诊断结果那一刻的反应各不相同，有人强忍悲痛，有人大哭，听力学家此时的态度和应对方式至关重要。没有任何一种反应方式是患者应该遵循的，我们必须完全接纳患者的任何感受和表达，这里有一个重要的原则：听力学家的回应要满足患者的需求。

具体来说，如果患者需要信息，请提供相应的信息，举例如下：

- 我的听力损失是永久性的吗？有哪些药物可以治疗？手术可以治疗吗？
- 我的听力损失是遗传性的吗？我的父母都有听力问题。
- 助听器有帮助吗？有人说有效，有人说没效。
- 我们接下来该怎么办？

听力学家对这类提问的回应应是非常直接的。是的，它是永久性的；不，没有药物可以治疗，等等。

当患者的反应似乎不仅仅要求更多的信息时，挑战就出现了。我们需要在那个当下谨慎地分析患者的反应，因为患者常常是需要个人调整咨询和心理支持，举例如下：

- 这比我想象的还要糟糕。我希望没这么严重。
- 我担心未来。已经有很多事情了，我怎么可能搞定这么多事情？
- 我知道这听起来很傻，但这让我感觉自己老了。

这三位患者的反应里都有与情绪有关的关键词（希望、担心、感觉），它们立即提示我们，诊断给患者带来了负面情绪。有时候，虽然看不到类似的关键词，但患者的话语背后有负面心理和情绪：

- 我需要对女朋友保密。我们一直在讨论结婚的事，如果她发现后可能会改变主意。
- 我三个月后就要生孩子了，那我能听见孩子哭吗？
- 也许我应该退休了。

这三位患者的话里都没有表达负面情绪的词语，但如果我们仔细分析，就可以"听出"背后的情绪：第一个患者担心女朋友对自己有听力损失有偏见，第二个患者担心未来宝宝的安全，第三个患者想知道听力问题是否会影响他的生活。通过分析患者的反应来判断患者是需要更多信息，还是需要个人调整咨询，这个过程称为分化（differentiation）（Cormier，2016），它是最基本的咨询技能之一。分化早期被描述为"简单的经验法则"，实际上，它需要倾听技巧和持续的专注力，掌握它需要很大的努力。

5.6.2 听力学家的回应方式和效果

听力学家在倾听完患者的话后需要做出回应。看诊中我们常常忘记沟通时要"轮流发言",就像棋局中的走法一样,我们的回应方式会直接影响患者接下来的反应。我们可以打断对话,或让对话继续下去。让对话继续下去是更好的选择,因为当患者有机会表达他们的顾虑时,他们就能更好地处理问题(Stewart, Brown, & Freeman, 2014)。一般而言,听力学家的回应方式可分为终结式回应(terminator response)和延续式回应(continuer response)。

终结式回应是指会导致对话中断的回应(Pollak et al., 2007)。听力学家应用这种回应方式时,只是从字面上回答了问题并结束了讨论。例如:

患者:这些测试结果一定是错的。

听力学家:多年来我们的测试结果都很准确,我们很专业。

这会让患者即刻陷入缄默,我们可能永远不知道患者想要补充点什么,患者在这种情况下几乎没有什么选择:要么进一步争辩,质疑听力学家的专业性,要么忍受内心的愤慨。

终结式回应一般有两种类型:

1.沟通不匹配
2.不恰当的安慰

沟通不匹配是指听力学家提供的信息不是患者想要的,或者没有解决患者真正的顾虑或负面情绪(English, Rojeski, Branham, 2000)。例如:

患者:我知道这听起来很傻,这让我觉得自己老了。

听力学家:你这个年龄的大多数人都有听力损失;并不是只有你一个人。

尽管听力学家回应的话是事实，但患者并不想谈论大多数人或其他人的情况。患者真正想表达的是自己老了的负面感受。如果听力学家对此做出回应并认同患者，可以这么说："很多人都这么说，听力损失让您感觉自己变老了，您一定很难受。"患者可能会点头表示同意，因为听力学家正好认可了患者想表达的感受。一旦被认同的基本需求得到满足，患者就可以更好地调整自己从而接受听力帮助。很多时候，当患者提出的问题涉及情绪时，听力学家倾向于只提供信息，而没有面对患者的情绪进行咨询和调整（Ekberg，Grenness，Hickson，2014）。

不恰当的安慰更微妙，也被称为"别担心——快乐点"反应（Clark，1990）。在第4.4.5节的案例中，听力学家使用不恰当的安慰方式结束了谈话，反而错失了解决患者顾虑的时机。通过安慰终结了与患者沟通的例子是，听力学家有时会说这句话："很多人的听力损失比你更严重。"这也是不恰当的安慰，这种回应的目的是安慰患者的心情，并让患者感觉更好。然而，即使听力学家有良好的意愿，这种回应方式实际上并没有帮助患者，有时也可能是错误的。但听力学家常常使用这种"轻松的安慰"来回应患者的负面情绪：

> 安慰患者隐晦的意思是患者的顾虑程度大于实际问题，或者患者不应该如此焦虑。这种方式实际上否定了患者的情绪，使得探索患者感受和担忧的过程变得更具挑战，这也阻碍了患者去面对和解决自己的情绪问题，进而延误了康复进程（Clark，1990）。

如果有人对你说，"它没有你想象的那么糟糕"或"很多人的听力不如你"你会有什么反应？很可能你会因为感觉反应过度而尴尬，或者因为表现得幼稚感觉被上了一课——无论哪种方式，你都会觉得比以前更不被理解。患者对听力损失有更多的认识后，"很多人的听力损失比你更严重"这句话可能会提供一些安慰。"我不在乎其他的大多数人，我说的是我自己！"如果患者这样回答也是正常的。早期患者处于"休克状态"，只关注个人的感受，只有休克消退后才会考虑他人。

　　这并不是说安慰总是不恰当的。当听力学家指出事实时，是可以安慰患者的。例如，患者说，"我担心雨水会损坏我的助听器"，听力学家可以回答，"水确实会造成损害，但我已经检查了助听器的所有部件，它们都正常"。但当患者表现出负面感受时，我们对其感受的认同会对患者更有帮助，而不是将负面感受当作无关紧要的问题。当患者表达感受时，建议听力学家作为倾听者让患者去感受到他们的内在，而不是让他们避免这些感受（Lundberg & Lundberg，1997）。

> **重点提醒**
>
> 　　我们必须保持警惕，不要让简单的安慰掩盖了患者的主要顾虑，或者否认了患者的感受。对于那些想要"让事情变得更好"的人来说，安慰很容易，但听力学家需要注意不适当的安慰带来的弊端。

　　延续式回应是比终结式回应更好的方法，听力学家利用它可以让患者表达更多感受和想法。通过持续的对话为患者提供同理，并给予患者继续表达想法和感受的机会，同时也避免要立即解决问题的压力。

　　Pollak 及其同事（2007）描述了三种延续式回应：
　　　1. 治疗性倾听
　　　2. "深挖"式回应
　　　3. 等待式回应

　　治疗性倾听是指让"陷入困境的人"得到倾诉的机会，这里的人是指头脑里有混乱想法的患者或家庭成员。神经科专家这样解释：当患者陷入困境或心烦意乱时，他们的思维模式非常混乱，不清楚自己的想法、行为和感受。当患者有机会倾诉心中的担忧时，大脑开始从混乱转变为有序。治疗性倾听只需要听力学家最少的投入：点头，不带评判的回应，如"我明白了"，鼓励和允许患者分享更多，如"你能举个例子吗?"并一起面对患者负面的悲痛和混乱的思维。这种沟通过程可以为患者带来清晰的思路和启发——弗洛伊德称之为"谈话疗法"(Vaughan，1998)。

深挖式回应是指听力学家明确回答问题后进行进一步的提问——例如，追问"你问这个问题是因为……"如果患者问，"睡觉可以戴助听器吗?"终结式回应可能是这样的:"这样不好，助听器会摩擦耳朵，并且浪费电池"，但我们将不会知道患者为什么问这个问题。向下深挖的回应可以是这样的:"我通常不会这样建议，你能告诉我你为什么这样问吗?"然后，我们可能会了解到患者家里有阿尔兹海默症家属睡眠不好需要照顾，或者家里有一个新生儿夜里需要照顾。听力学家可以多使用深挖式回应，回答问题后继续表明我们对问题背后的故事感兴趣。

等待式回应用于不知所措的患者。这些患者可能会哭，或者"强忍"不哭。有时患者可能会对最近的听力变化深感失望，或者当患儿的父母得知诊断后可能会爆粗口。Martin(1994)建议我们给予等待或以"临床沉默"的方式回应，这在第 4.4.7 节中有详细的描述。

5.6.3 听力学家要注意倾听与解释的时间分配

当听力学家解释诊断结果时，一定要分辨患者是需要信息还是个人调整的支持，以及患者是否准备好迎接听力康复的挑战。如果听力学家主导着"说话时间"，就无法有效地判定。听力学家需要避免大量解释，如果我们大部分时间都在说或解释听力损失，这意味着患者没有机会倾诉，而此时谈话的方向恰是应该由患者来主导的。

5.7　对患儿父母传达诊断结果时的咨询重点

5.7.1 同样的步骤，更加地谨慎

以上成人听力咨询的步骤也适合于儿童听力咨询，听力学家必须把有效的咨询融入在儿童看诊的各阶段。这里将特别讨论向患儿父母传达诊断结果

时的咨询技巧和方法。

听力学家把患儿听力残疾的诊断告知父母时，一定要考虑到这个过程带来的后果，因为这是一个很大的负面消息。像其他医疗人员一样，听力学家因为缺乏这种沟通技能而对这个过程感到力不从心（Fallowfield，2004；Rosenbaum，Ferguson & Lobas，2004）。为了帮助听力学家克服这一挑战，参考医疗行业的实践，作者和一些家长共同开发并验证了"特大负面消息"传达指南（图5.3）（English，Kooper，Bratt，2004）。

1.确保隐私和足够的时间。

2.评估父母对信息的理解程度。

3.鼓励父母表达情绪。

4.给予父母同理和温暖的回应。

5.给父母足够的时间思考下一步行动。

6.跟踪随访并安排随诊。

7.和父母讨论康复方案。

8.在随诊期间：

　　a.再次解释各种康复方案并回答问题；

　　b.提供可以帮助父母的其他信息。

9.把传达诊断过程中提供的信息记录在病案。

图5.3　向家长传达特大负面消息的指南

1.确保隐私和足够的时间，绝对不要有干扰　必须使用单独的房间并关门，关闭电话。在传达诊断结果前请使用过渡语言，如"恐怕我有一些不好的消息"（Campbell，1994），然后简单而真诚地传达信息："我们测试了你孩子的听力，结果表明双耳都有严重的听力损失。"如果有人倾向于加上"对不起"也可以，不表示我们对听力损失负责，而是表明我们明白这一刻是痛苦的。除非父母要求，这个时候不要介绍测试方法，因为这个让人震惊的消息会使父母的头脑宕机，他们再也无法理解更多的信息。Green（1999）生动地描述了这样一个场景：

> 对不起，Jones 先生和夫人，结果显示 Annie 恐怕有严重的听力损失。换句话说，她有点聋，她只能听到一些声音。造成这种情况的原因可能是早产，因为生下来时她的黄疸水平非常高。她的听力可能不会好转，需要给她佩戴助听器。因为我们及时发现了她的听力损失，如果我们早点让她听到，她完全有机会发展出良好的言语和语言。现阶段你有什么问题要问我吗？

大脑方面的研究告诉我们，当患者感到震惊或不安时，理解信息的能力几乎没有了（Lupien，2009；Van Dulman et al.，2007）。如果我们在这样的时刻提出更多信息和建议，我们不仅被患者认为是麻木不仁的，而且确实在浪费时间。这种情况在临床上非常多见，比如下面这个案例：为了确定儿子的听力状况，一位母亲终于找到一位"专家"：

> 我和我婆婆一起走进诊室，我婆婆说："这是 Kennedy 夫人，孩子的妈妈……"专家打断说："是这样的，你儿子是聋子。"谈话就这样结束了。这个专家太忙了，他身边围着那么多人，他都没有和我交谈。我简直不敢相信，我无法描述我当时的感受。（Beazley & Moore，1995）

这位母亲的经历并非是唯一的。一位母亲形容她被告知儿子失聪时的感受，"就像拖着死鱼穿过池塘沼泽"。她被问及诊断是否令人不安时，她说："我知道你在说什么。我也在医疗行业工作，这位专家漠不关心，厌倦了不得不面对另一个哭泣的父母。除了因得知儿子听力问题而痛苦，这位专家的态度给我第二次带来同样的痛苦。"

看到这些案例后我们确实应该反省，我们可能以为我们在传达诊断时已经很谨慎，但只有父母的反馈才能证实我们的做法是否妥当。我们必须不断地收集反馈，以提高我们在传达诊断这一关键步骤中的能力。

2. 评估家长对信息的理解程度　我们建议在传达诊断结果后让父母提问。也就是说，除非家长要求，不要提供更多信息，可以这样问："您最想了解什么？（见照片5.1）。父母问的第一个问题可能与我们想最先解释的内容不同："她会说话吗？""他的大脑正常吗？""是不是我们做错了什么？""我们应该让家里的其他孩子接受检查吗？"无论父母先问什么，都给予回答，否则父母有理由抱怨他们没有得到想要的信息（Falvo，2011；Martin et al.，1987）。

听力学家了解父母最初察觉到孩子听力问题的时间会有帮助，他们可能以前就给孩子检查过，或者这次的诊断完全出乎他们的意料。如果他们之前有过怀疑，请让父母讲述其过程，避免打断"纠正"他们，并记录详细时间。

听力学家可多次重复已经传达的信息，以便患儿父母慢慢理解，这种重复也是患儿父母想要的。当然，听力学家不要使用专业术语，即使是像"不能排除"这样的术语也可能造成误解，请一定核查患儿父母是否理解了听力学家已经传达的信息。

听力学家要将传达听力康复相关信息的工作看成一个随时间分布的多层次的输出过程。正如听力学家需要几年时间才能掌握专业知识一样，父母也需要时间。在听力康复的过程中，父母可以逐年逐月地了解相关细节，现在只需要了解最必要的信息。听力学家同时告诉父母，他们随时可以问问题。

3. 鼓励父母表达情绪　鉴于患者的个性化差异，听力学家不要期望父母以任何特定的方式做出反应。同时必须记住，孩子听力障碍的诊断结果对父母来说是一个灾难（Stuart，Moretz，& Yang，2000），也不要直接问："你感觉如何？"当父母流露出情绪时，我们接受并认同它们。

　　　　每个家庭对负面消息的反应不同，这取决于他们对此的准备程度、应对技能和文化背景。刚开始时他们可能把自己从对话中抽离出来，或转移注意力以避免再听到更多信息。有些父母可能表现得敌对和咄咄逼人，听力学家一定不要认为那是针对自己的，更不要做出防御性反应（Campell，1994）。

Abdala de Uzcategui 和 Yoshinaga-Itano（1997）的研究调查了确诊有听力损失的新生儿父母的情绪反应，他们发现父母对这一过程非常厌烦和沮丧。他们还对发生在孩子身上的这种情况感到困惑和愤怒。尽管如此，他们还是倾向于尽快了解孩子的听力损失。

总体而言，当父母得知孩子有残疾后会承受很大的压力，这种压力在诊断后通常会持续很长时间。

4.给予父母同理和温暖的回应　根据患儿父母的反馈，他们希望听力学家更好地了解诊断结果对他们心理的影响，并接受良好的咨询技能培训（Luterman & Kurtzer-White，1999），前面几章中提到的咨询原则在这里都适用。具体来说，应该给与父母积极的关注和无条件的尊重；真心认为他们有能力管理自己的生活；并保持与自我的一致性（Rogers，1980）。听力学家也可以表达自己的感受，如果我们对某个负面消息感到悲伤，那么感受它并让父母看到它。当然，我们不要情绪失控，而是在情感的表达上找到平衡。

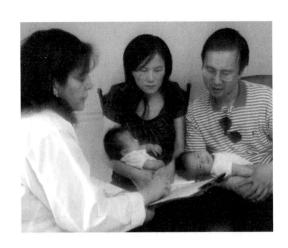

照片5.1　向家长传达特大负面消息遇到困难时，重要的是尽快让家长提问，可以提示"您最想了解什么？"并回答他们的问题

有时听力学家想通过"正面积极"的方式，解释听力损失并不像癌症或其他危及生命的疾病那么糟糕，这是一种不适当的安慰，这种做法是想消除

特大负面消息带来的悲痛，让每个人都感觉好些。但实际上，我们这样会错误地将父母的注意力从正在经历的情绪上转移开。只有在适当的时候，可以用安慰来消除误解，例如"这并不意味着你的孩子什么也听不到。她似乎能听到一些声音，尤其是当他们长大的时候"。

5.给父母足够的时间思考接下来的康复方案和行动 告诉他们早期诊断和早期干预的良好效果（Yoshinaga-Itano，Sedey，Coulter，& Mehl，1998），听力学家可能有立即采取行动的紧迫感，甚至希望把这种紧迫感也传达给父母。但是，如果父母还没有准备好的话，这样做弊大于利。父母的反馈告诉我们，他们需要时间来消化诊断信息，也需要时间来处理情绪（Luterman & Kurtzer-White，1999；Murioz et al.，2015）。听力学家可能担心父母的行动不够快，但当被问及"你想什么时候给孩子验配助听器"时，父母通常想在1到3个月之间行动（Sjoblad，Harrison，Roush，& McWilliam，2000）。父母也希望听力学家尊重他们的决定，而不是被人指挥。

6.跟踪回访并安排随诊时间 最好是在初次看诊后不久跟踪回访，了解父母是否还有更多的问题，并一定安排后续看诊时间。

7.确定几种康复方案，随诊时和家长详细讨论（Watermeyer et al.，2017） 听力学家提供了各种康复方案和信息后，明确表示决定权在父母手里。父母逐渐明白，父母是孩子听力康复的管理者和带头人，听力学家始终会支持父母，但他们不是孩子的父母。虽然此刻父母还没准备好，随着康复的进程他们会喜欢这种方式。

8.在随诊期间，听力学家：

a.再次解释各种康复方案并回答问题。

b.提供可以帮助父母的相关信息，如家长康复小组、慈善机构和专家讲座等。不要期望父母记住这些信息，最好以书面形式提供。

9.把传达诊断过程中提供的信息记录在病案 病案中的记录是验证我们传达内容和时间的唯一方法。听力学家和家长可以使用相同的记录表格，该记录有助于提醒每个人将来还需要提供哪些信息。

5.7.2 与非器质性听障儿童的父母沟通

当儿童出现非器质性听力损失时，其潜在动机往往难以揣测。在这种情况下，听力学家不仅需要确定孩子是否存在听力损失，还需要解决导致错误听阈的原因，通常是孩子期望获得心理上的好处（Clark，2002b）。

当然，我们只能推测孩子为什么会这样做：可能之前曾因中耳炎而出现听力损失时，老师和家长对其学习给予了宽容和谅解。有些孩子可能感觉需要更多的关注，或者他们可能看到其他测试未通过的孩子得到关注，然后模仿他们。

通常情况下，如果儿童潜在动机是为了获得更多的关注时，我们也可以观察到其破坏性社交行为，包括在学校对同龄人或在家对兄弟姐妹的不当攻击行为，或表现为对生活中权威人物的挑战和不遵守规则。

刻意提高听阈的儿童都有自己的原因，一些儿童下列情况下会放弃原来的诡计：在到达听力中心时，或在听力学家再次解释时，或把高听阈的责任归于自己时。这样的孩子意识到听力学家已经知道问题所在时，他们可能会坦率地回答。那些继续提供不准确的测试结果的孩子可能有更大的需要，超出了听力学家的职责范围。

当孩子们坚持认为自己有病，而实际上并不存在时，往往是因为他们有心理需求或希望获得好评。可能有一些事情困扰着这些孩子，如家里的离婚或虐待，学校里的欺凌、同辈或学习压力。在确定听力之前，必须先解决这些问题。听力学家的转诊报告应注明，要求孩子在心理师认为适当时"回诊"。一旦行为背后的原因清楚，测听结果会更准确。

Jason在学校因为未通过听力筛查被转诊进行听力评估。听力学家Russell博士从母亲那里了解的病史并没什么特别。测试前交谈时Jason似乎没有听力困难，但在测试时他的听力阈值偏高且不一致——即使听力学家反复解释。测试结束后，Russell博士在和他母亲交谈了会儿，并让Jason在候诊室坐下。

Russell博士： Burk夫人，当Jason在学校未通过听力筛查并被转诊时，你的反应是如何？

Burk夫人： 我很惊讶。我从来没怀疑Jason听不见。

Russell博士： 嗯，我不相信他有听力问题，但出于某种原因，他不想让我知道他的听力是正常的。

Burk太太有些困惑：他为什么要这样做？

Russell博士： 嗯，我不知道。但我知道孩子们可以有很多自己的办法，我想Jason和任何人一样聪明。有时孩子们只是需要关注，但不知道如何表达。Jason在学校或家里有什么事情可能会困扰他吗？

Burk太太低着头，伤心地往下看：他父亲和我一直闹矛盾，我们要离婚了。

▶ Burk太太了解到Jason测听行为的背后动机是有益的，他儿子只是有自己的办法，而不是欺骗。确实，聪明的孩子可以想办法以强大的心理以应对重大的生活压力。

这种情况下听力学家可以与父母进行一次轻松的沟通，就能帮到孩子和父母。当其他检查确定听力正常，而孩子仍然不改变行为时，就要进行转诊了。

总　结

本章讨论了听力诊断和评估初期的咨询，并认识到在这个过程中必须考虑患者的心理和情绪状态。如果患者感到不安、困惑、不知所措或没有动力，他们就无法理解或记住听力学家提供的信息。我们讨论了在这个阶段如何对成年患者和听障儿童的父母传达诊断和相关信息。

在本章中，我们讨论了在成人听力评估和诊断过程中的咨询流程，这些患者来就诊时可能处于寻求帮助的不同阶段。我们提供了一系列咨询方法，旨在帮助患者讲述他们的故事，对自己的听力损失负起责任，并从听力学家那里得到他们所渴望的认可。许多患者很难接受听力损失而拒绝康复方案，面对这些患者的心理和负面情绪，听力学家必须以尊重和关怀的方式给予理解并帮助解决。

我们还讨论了患儿的父母得知诊断时的心理需求和与他们交谈时的咨询方法，听力学家可以应用传达特大负面消息指南来进行咨询，听力评估一开始，也就意味着听力学家和患儿父母要一起共同为康复努力。随后的章节将介绍听力康复过程中更多的咨询方法。

讨论问题

1.描述听力学家对听障患者的"常见假设"，当这种假设错误时会产生什么后果？

2.即使患者知道他们有听力问题，请求和接受帮助也对许多患者来说也很困难。您最近遇到的患者处于"寻求帮助"的哪个阶段？

3.听力学家会不会下意识地觉得自己某种程度上对患者的听力"负有责任"并这样说："我无法让Joseph先生在工作中佩戴助听器，他只在社交场合使用"？

4.自我评估问卷是如何实现自我披露的呢？

5.传达听力损失的诊断是一种"语言打击"，您看到了哪些反应呢？

6.给出一个现实生活中的沟通不匹配的例子。

7.什么时候适合进行安慰，什么时候不适合呢？

8.使用等待作为延续性回应方式的好处是什么呢？

5.1　改善听力

本章讨论的咨询技能之一是分化（differentiation），即对患者提问的即时分析。当我们进行区分时会问自己，"这个提问是仅仅要求获取信息，还是需要更多个人调整的支持？如果还有，是什么？"这种技能是可以学习的，也需要一些练习。请求同事允许您观察一组医患对话。在纸上分列记录：

要求信息	个人调整咨询问题	不确定/两者兼而有之

在观察期间，只听患者说并记录会话，然后问自己：

- 区分这些患者提问很难吗？练习后是否变得更容易？有些患者更难吗？如果是这样，是什么原因导致的？
- 相对于要求信息地提问，个人调整支持方面的提问题是否相对容易听到？
- 您是什么时候了解到患者有个人调整的问题？
- 会话期间患者出现了什么样的情绪？
- 您能否根据患者对听力学家说的话来确定他们寻求帮助的阶段？
- 您会对不确定的提问做什么？
- 您会对那些两者兼而有之的提问做什么？

让同事对这些患者提问进行区分。是否同意您的观点？如果不同意，为什么？

这个过程对您来说容易还是困难？您是否感觉需要更多练习？您将如何获得练习？反馈和验证是否有帮助？作为一个听众，您需要在哪些方面成长？

第六章

儿童及其家长
听力咨询的考虑因素

Counseling Considerations
for the Pediatric Population

自从 Lincoln 出生后发现患有听力损失，Martin 一直是他的听力学家。他很高兴看到 Lincoln 的听力康复"进展顺利"，这归功于 Lincoln 的父母在整个助听器验配和早期干预的过程中持续地投入。从表面上看，孩子双侧中度听力损失并没有给他们带来太多的焦虑或压力。

当 Lincoln 的第一个生日临近时，他的父母邀请 Martin 参加他们的家庭聚会。生日当天许多家庭成员都前来庆祝，Martin 能参与其中也感到很荣幸。当生日蛋糕放在 Lincoln 面前时，他的父亲拿起相机准备拍照，他的母亲让他先等一等，她俯下身，迅速擦掉 Lincoln 下巴上的口水，捋顺他的头发，摘掉他的两个助听器，然后向父亲点了点头，说"现在好了"。

我们应该如何看待这种情景？摘掉助听器是否有特殊意义？Lincoln 母亲对助听器的反应传递给 Lincoln 怎样的信息？几年后，Lincoln 将如何看待自己佩戴助听器这件事？我们是否可以从这小小的举动中预测一些以后可能发生的情况呢？Martin 以后是否应该提起这事情？这事与他相关吗？如果他不提起这事，他是否在回避道德责任？

希望这些问题可以引导读者不只专注于"当下"，而是往长远考虑，并扩展我们对家庭支持作用的认知。当我们为儿童群体提供服务时，可能会觉得唯一的服务对象是听障儿童。然而，家庭系统理论指出我们应该在整个家庭的背景下为儿童提供服务，因此应该将整个家庭视为我们的服务对象（Jerger et al., 2001；Kuo et al., 2012；Moeller et al., 2013）。关键是听力学家可以如何为父母以及听障儿童提供支持呢？

父母反映当他们被告知孩子有听力损失时，他们有非常独特且具体的需求（Russ et al., 2004）。在本章中，我们先探讨家长的其中两个需求：了解听力损失对儿童发展的影响以及支持体系的价值。而后，我们将探讨直接为儿童提供咨询的方法。由于其他文献已经提供了听力、语言、认知和教育发展的相关信息（Cole & Flexer，2016；Spencer & Marschark，2010），本章将专注于儿童的心理社会性和情感发展。

学习目标

阅读本章后，读者应该能够：

- 描述确诊后应立即考虑的咨询重点。
- 描述自我认知的起源和发展。
- 区分自我认知中的主体我和客体我，以及它在听力康复中的作用。
- 使用一个为促进家庭讨论而设计的问题题库。
- 提供一种咨询方法以帮助父母面对养育听障儿童过程中的挑战。
- 解释家长支持体系的好处和类型。
- 将"助听器效应"与自我认知相关联。
- 描述听障儿童的情感和社交发展过程中的相关问题，并特别关注欺凌问题。
- 展示一种促进自我表达和自我觉察的咨询方法。

6.1　听力损失一旦确诊后给家长的咨询

6.1.1　早期咨询：家长对诊断的自我确认

在第5.7节中，我们探讨了初次告知父母孩子有听力损失以及回应他们需注意的事项。随访时间安排好，父母回到家后，一边经历着起伏不定的情绪，一边开始咨询其他家庭成员、信任的朋友、儿科医生以及互联网，尽可能了解更多的信息。俗话说"眼见为实"，由于听力损失无法被看见，这个诊断可能很难让人信服。父母可能会在家里尝试测试孩子的听力，然后纳闷为什么他们观察到的行为与诊断不符。有听力损失的婴儿怎么可能在狗叫时被吓到，或者转向附近的声音呢？看到这些现象时，作为一个理性的人会怀疑专家是否诊断错误了。

Anderson（2002）意识到父母极度需要对诊断进行确认。为了帮助家庭有系统地观察他们孩子在家里的听觉能力，她开发了早期听觉能力评估（Early Listening Function，ELF）①工具。这个工具可指导家长在家里常见场景下观察孩子的反应，例如，打开浴室的水龙头，分别观察孩子距离6英寸（约15厘米）、6英尺（约2米）处是否有反应，通过比较孩子对于不同远近、轻重、高低的声音的反应，父母开始看到规律并收集自己的数据，这样可以帮助他们理解"孩子可能听到部分声音但不是所有声音"。

早期听觉能力评估（ELF）是一个很好的咨询工具，听力学家可以在孩子确诊后提供给家庭。它可以帮助父母学习如何成为孩子听觉能力的细心观察者，帮助他们收集自己的数据，并逐渐能够自行确认诊断的真实性。并且，听力学家可通过这个过程建立"测试结果的双重拥有者"（Robbins，2011），同时赢得父母的信任，建立一种全心全意为孩子康复的合作伙伴关系。

6.1.2　儿童听力损失诊断的时机问题

在第5.7节中，我们介绍了将孩子的听力损失告知父母的一些基本步骤。这时，临床人员可能会思考"越早越好"这句格言是否总是适用于儿童听力学，早期诊断会否带来负面的影响？例如，早期提供听力损失信息会否对父母与孩子的关系造成障碍呢？（Kurtzer-White & Luterman，2003）回答这类问题最有效周全的方式似乎是询问家长本身，他们是希望立即了解情况，还是宁愿等待几个月？

这当然没有简单的答案。根据家长访谈，Young和Tattersall（2007）描述父母处于一个复杂的旅程中。父母通常会经历矛盾的情绪，因为诊断信息带来了哀伤和痛苦，但同时给他们提供更多采取行动的时间。研究人员表示大多数家长认为，几个月的"不知情"会推迟行动，而他们对于没有及时采取行动会感到内疚，因此选择暂时不知情并不是一个可接受的折中办法。正如一位家长所吐露的：

---

① 早期听觉能力评估工具可在以下网址获取https://successforkidswithhearingloss.com/wp-content/uploads/2011/08/ELF-Oticon-version.pdf。

> 家长一定会经历一个漫长的五味杂陈的……几乎是悲痛的过程，当孩子两三岁的时候，无论如何都会在某个时段被诊断出来。你没有办法避开这个过程……如果孩子三岁后才发现这一切，情况会截然不同。但是，如果这种情况在孩子还很小的时候就发现，家长此刻不会有太多的顾虑。

不是要否认此看法，但少数父母确实对于过早得知诊断而感到遗憾。Fitzpatrick 等（2007）发现，尽管他们的研究中的父母们都有着"当时本来可以晚点面对"的遗憾，但他们依然强烈支持早期诊断。哀伤和欣慰掺杂的心理状态是困难但可控的（Young & Tattersall，2007），而且没有迹象表明早期发现听力损失会干扰或破坏父母与孩子的关系（PippSiegel，Sedey，& Yoshinago-Itano，2002；Russ et al.，2004）。

重点提醒

根据表 1.1 中概述的以人为本服务理念，听力学家必须进行治疗性倾听，接受每一位家长，让他们表达个人真切的哀伤，积极关怀他们（学习活动 1.1），看到并指出所有父母都具有关爱孩子的力量（无论当时他本人是否意识到），从而增强父母的信心，并促进后续临床互动所需的信任。

家长在接受诊断时会以自己的方式经历"长期的哀伤"（Kroth，1987），同时逐渐适应和学会面对生活中的挑战，听力学家对这点的理解对家长很有帮助。从咨询的角度来看，接受他们的遗憾、怀疑和哀伤，并了解这对他们是一个重要的必经过程，这样我们就帮助了他们，同时避免出于本能去通过引用研究或分析来让他们感觉好些。

6.1.3 遗传咨询的转诊

在诊断后不久，听力学家必须提出遗传咨询的建议并转诊，家长有权选择接受或拒绝。当然，不同家庭对基因检测的价值会持有不同的态度。例如，Brunger 等（2000）发现，在96位听障儿童的健听父母中，有95位对耳聋基因检测持积极态度，认为这些信息会给孩子和家庭带来建设性的好处。他们希望进行检测的最常见的目的是确定听力损失的原因，确定后续复发的风险，以及了解孩子后代罹患听力损失的可能性。

相反，聋人文化中的父母对基因检测持非常消极的态度（Boudreault et al., 2010; Middleton et al., 1998）。因为他们认为耳聋是一种不同的文化存在而不是临床要治疗的疾病，他们会觉得遗传咨询对他们文化的未来构成威胁。Middleton 等（1998）研究发现，具有聋人文化背景的成年聋人使用负面形容词（悲观、担心、关切、恐惧）来描述他们对基因检测的感受的可能性，比非聋人文化背景的成年聋人高出五倍。然而，12年后在 Boudreault 等（2010）的研究中，聋人文化背景的成年聋人对了解他们为什么是聋人表现出积极的兴趣，特别是当检测"以符合文化和适当的语言表达方式"进行时。此外，聋人文化中的父母可能认为测试没有什么好处，因为遗传性听力损失的可能性已经相当明显（Steinberg et al., 2007）。

对宿命、命运或因果报应有强烈宗教或文化信仰的家庭也可能反对基因检测。因此，听力学家在谈及这个话题时应极为谨慎。无论每个家庭如何看待基因检测的价值，我们都有道德责任向家庭说明其可行性。一般来说，对于所有病因不明的听障儿童，都应该转诊给遗传学家（Hood & Keats, 2011）。

当确定听力损失与综合征或其他已知病因无关时，家属可能会问："那么原因是什么？"这类问题可以自然引向转诊的话题。"我知道您在寻找答案，现在有新的测试方法可以确定您孩子的听力损失是否与遗传有关。这不是我的专业领域，所以我建议您联系宋医生进行预约。"我们无法预测父母对此建议的反应，也不应该从他们的反应中作出任何假设。有些家庭表现出浓厚的兴趣并渴望尽快开始进行检测，但随后就没有跟进转诊的情况并不少见；而有些家庭断然拒绝这建议，甚至对此感到愤怒，但后来在某个时间点又准备目的是什么？

- 提供有关疾病的医学和遗传学信息
- 帮助家庭成员理解相关信息
- 根据特定家庭的情况和信仰体系，增强他们做决策的能力
- 避免诉讼（例如：在对第一个孩子进行准确诊断之前，第二个孩子出生时患有相同的疾病）

谁提供咨询？

- 临床遗传学家（医学博士）
- 遗传学咨询师（接受过遗传学培训的硕士或注册护士）
- 其他专门研究该疾病的顾问

出于什么原因寻求咨询？

- 确定听力损失的原因
- 确定预后
- 确定目前存在或可能会出现的并发症
- 了解当前或未来兄弟姐妹或后代的遗传特征

审查需要哪些信息或将要求提供哪些信息？

- 以前的医疗记录
- 详细的病史和家族史，一般至少涵盖三代人，包括祖父母、姑姑、叔叔、表兄弟姐妹以及父母和兄弟姐妹
- 可能需要其他家庭成员的医疗记录，或者需要这些亲属前来检查
- 可能需要进行特定的医学或实验室检查
- 可能要求父母双方和任何兄弟姐妹进行听力测试

图6.1　与遗传咨询相关的问题

资料来源：Smith，1994；www.genome.gov/19516567。

采取行动，也是很平常的。当然，会诊中可能需要多次提起遗传咨询的话题。

转诊时听力学家应解释检测的目的，并告知父母准备回答与遗传咨询相关的问题（见图6.1）。听力学家应向家属保证，遗传咨询将是非指令性的，也就是说，不会对家庭未来的计划施加压力及提供建议（Centers for Disease Control and Prevention，2015）。

最近的研究表明，这种转诊普遍受到认可。G. Palmer等（2009）对家长就这话题进行了访谈，虽然对于开展此讨论的时机仍未达成共识，但总的来说，研究中的家长并不认为转诊或测试有害，而且他们发现检测结果能让他们对孩子的听力损失有更好的了解。

6.1.4　随时准备同理家长

与所有的咨询工作一样，我们希望同理而不是评判患者面对压力的反应。我们不应只是考虑诊断的"预期"反应，因为它们可能是相当复杂的，会受到生活经历和个人应对能力的影响。父母过去的经历和个性将会影响他们对未来与自己的听障孩子一起生活的看法（见图6.2）。

- 他们是否认识其他听力损失人士，这些关系是正面的还是负面的？
- 他们是否期望自己和孩子达到完美和高成就？
- 他们是否高度重视教育，并担心听力损失会限制孩子的未来？
- 他们的文化是否接受残疾和个体差异？
- 他们是否具备足够的经济和社会支持？

图6.2　影响父母对听力损失的认知因素

我们不太可能知道所有问题的答案，这提醒我们需要避免对父母的行为作出负面的假设。Kricos（2000a）提醒我们，"那些看起来否认自己孩子有听力障碍的父母，往往被临床人员认为是愚蠢和固执的，而实际上他们应该被视为爱孩子的父母，只是暂时无法接受专业人士对他们孩子作出严重残疾的诊断"。

第2.1节对哀伤进行了描述，哀伤的周期性提醒我们，没有开始和结束的节点，我们应该记住同一个家庭的不同成员在不同的时间可能处于不同的哀伤阶段，这些阶段没有固定的顺序，即使已经历过的情绪依然可以重现。每个人处理哀伤的方式可能会受到咨询专业人士以及家庭教育、文化和朋友的影响（Martin & Ritter，2011）。

6.2 家长扮演"塑造者"角色的咨询

家长通常会去了解孩子全面发展的各种信息。当孩子有听力损失时，父母也想了解听力损失会如何影响孩子各方面的成长。然而，由于他们的注意力几乎完全集中在听力、言语和语言发展上，孩子的有些问题会被忽视。我们要记住自我认知是孩子全面发展的基础，而且必须从最开始就关注这个问题——"我是谁"的自我认知发展。

自我认知和家庭

Jamie是一家儿童医院的听力学家。一个患儿家庭的情况浮现在她的脑海中，她在想下次看诊时是否该说些什么。目前，这个两岁的孩子的一切进展都挺顺利，沟通交流发展也很正常，孩子的家庭很温暖、团结正向，父母一直让孩子坚持佩戴助听器。Jamie的思考点在于自身有听力损失并且全程投入的父亲，他前段时间已经没有再佩戴助听器了，并且对自己明显的沟通障碍避而不谈。当然，这位父亲并不是她的患者，但Jamie几乎可以预测到未来有一天，他的儿子会问："为什么我必须要戴助听器而爸爸不戴啊！"

Jamie在想，"我应该提出来吗？如果提出，该怎么说？父亲会不会感到冒犯，影响我们良好的合作关系？"她决定采取间接的方式，先"播下一颗种子"，讲解孩子们首先会从父母那里学会如何"看待自己"，然后在接下来的随访中进一步展开这个概念。然而，这位父亲比她更早一步。在随访时他突然说："你知道吗，儿子会寻求父亲的指导，学习如何面对问题。我不能让我的儿子看到我听不到但假装听到的样子。成年人可以在这里就诊吗?"

6.2.1　自我认知的定义

自我认知被定义为我们对自己的特质、态度、能力和社会属性的看法，换句话说，它是我们描述自己的方式（Hintermair，2006；Nichols，2009）。一个多世纪前，威廉·詹姆斯（William James，1892）开发了一个自我认知模型，至今仍在使用。他将自我认知分为两个方面："客体我"（Me）和"主体我"（I）。"客体我"是客观的自我，由三个特征来描述:

1.身体和活动特征（年龄、性别、外貌、工作或学生身份）
2.社会特征（角色、人际关系、个性）
3.认知特征（学习方式、知识兴趣、选择）

这个"客体我"可以看作是可系列描述的品质，这经常被认为是涵盖自我认知的所有内容。但事实上，成千上万的人都可以用同样的客观方式进行描述。詹姆斯所讲述的主观自我（I）概念代表着一个人对这些客观描述的独特见解。与"客体我"一样，"主体我"也有三个特征:

1.意识到自己对生活事件的影响（确信自己的经历是自己主动创建的）
2.意识到人生的独特性或个体性（没有人生是完全相同的）
3.意识到自己的个人持续性或稳定性

6.2.2　自我认知是如何发展的?

自我认知并不来自于自己，也不是我们与生俱来的，这看似有悖常理，但实际上我们生来就是一张"白纸"，需要通过吸收和理解我们周围重要的人

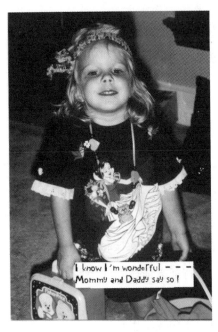

照片6.1　亲人传达的信息直接塑造孩子的自我认知（图：我知道我很棒——爸爸妈妈也是这么说的！）

提供的意见、反应和反馈，从而逐渐发展自我认知（Nichols，2009）。这些意见、反应和反馈首先来自于父母，而且是最有影响力的，这也是为什么父母对自我认知的理解是如此重要。

由于婴儿对外在世界不了解，他们完全依赖照顾者——不仅需要食物和温暖，而且还需要依靠照顾者认识"自己是谁"。照顾者对孩子的重视程度可通过他们对孩子的接纳度和康复的关切度（言语信息也会加强这种传达）反映出来。孩子逐渐内化重要的人给予的态度和信息，并将这些信息视为对自己的有效评价。换句话说，孩子会认为：

"我把我自己看成你告诉我以及你看待我的样子。如果'你看我'是充满接纳、喜悦和自豪的，那么我也把自己看作是一个能让他人接纳、喜悦和自豪的人。如果'你看我'时带着失望或怨恨，我就会把自己看作是一个让人失望和引起怨恨的人"（见照片6.1）。

由于这种社交互动的镜像作用，这种自我认知的发展模式被称为镜像理论（looking glass theory，Cooley，1902）。其他心理学家为此概念提出了不同的名称〔例如Bandura，使用社会学习理论（social learning theory，1969）〕，但基本前提一样。似乎每个人的自我认知都是生命早期时他人观点的综合，孩子很难拒绝这些输入，因此会不加批判地把它们作为真理接受。

6.2.3　自我认知的发展阶段

从出生那一刻开始，我们就在吸纳别人的观点。Stern（1985）描述了

"早期自我"发展的四个阶段：

1.萌发自我（An emergent self，出生至2个月），或"我在这里"，这时婴儿的哭声会让成年人采取行动来满足其获得安慰和安全感的基本需求。婴儿可以辨别这种照顾是出于勉强敷衍还是深情用心。

2.核心自我（A core self，2至7个月），或者"嘿，看着我！"在这一阶段，婴儿开始出现社交性微笑、发声和眼神接触，并且需要与他们感受和体验"同频"的回应。如果父母没有与孩子产生共鸣，孩子将无法获取理解自我所需的反馈。

3.主观自我（A subjective self，7至15个月），或"亲爱的，我很冷，你不想穿件毛衣吗？"在这个阶段，孩子意识到自己有需求（食物、玩具、关注）和感受，但这些对他人来说并不明显，除非他表达出来，但他的表达能力有限。因此，父母在与孩子交流时，应试着"读懂他的心思"，或者更准确地说，读懂他的肢体语言。["你想要红色的球吗？（观察反应）不？蓝色的球呢？哦，就是蓝色的球！"] 只有当父母与孩子对世界享有共同的理解时，这种交流才是成功的，这样孩子会感到被理解和被接纳。（"是的！蓝色的球！"）这种被理解的需求被视为仅次于食物和住所的需求（Nichols，2009）。

4.言语自我（A verbal self，15至18个月），或"不，我不想睡午觉! 我想玩"。孩子开始发展语言能力，为父母提供了更多的机会可以通过言语互动来传达对"孩子自我"的理解和接纳。（"是的，我知道你想玩，你会在你午睡之后玩的。"）

听力损失会如何影响父母在塑造孩子成长发展中的角色？这个问题还没有答案，但我们有关注的理由。Spencer，Bodner-Johnson，和 Gutfreund（1992）发现，与听障儿童的聋人母亲相比，健听母亲在与听障孩子尝试沟通的时候（"主观自我"阶段），较少作出相应的回应。健听母亲的角色主导性更强，她们的回应通常与婴儿感兴趣的东西不一致（例如，婴儿在注视一个玩具，但母亲会玩"你的鼻子在哪里，你的嘴在哪里?"的游戏），健听母亲和她们的听障孩子较少共同注意同一个物件。相比之下，聋人母亲对婴儿的视觉关注更敏锐。如果在这个早期阶段的交流已经不"同频"，在孩子自我认知的发展的过程中，将难以获取他所需要的积极一致的反馈。

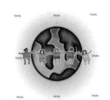

文化差异说明：在探讨自我认知的过程中，需注意不同国家及文化的自我认知发展会有差异，如西方文化看重个人主义和自主性，而在其他文化中，自我可能是由个人在社会环境的地位来定义（Wang，2006），而不是由个人特质来定义。在咨询时，仔细聆听会帮助我们识别不同的观点。

重点提醒

　　自我认知发展的初始阶段是通过婴儿听到母亲的声音，接受养育和亲密关系而得到加强。婴儿在子宫内就开始识别母亲的声音，研究发现他们在出生不到24小时内就开始倾听并偏爱母亲的声音（DeCasper & Fifer，1980）。进一步的研究表明，婴儿更喜欢听母亲抑扬顿挫的歌唱语调（Fernald，1985），给婴儿唱摇篮曲会在歌唱者和婴儿体内产生化学变化，从而产生幸福感（Baker & Mackinlay，2006）。当听力学家强调需要持续佩戴助听器，并且仅仅专注于孩子的言语和语言发展这些长远目标时，不一定能充分激发父母的积极性。若我们强调早期听力对建立牢固的亲子关系的重要性，并强调孩子听到父母的声音有助于他们感到安全和舒适，父母也许会更积极配合干预。助听设备只是一种工具，建立亲密关系才是我们的目的（English，2013）。附录6.1可作为提供家长的资料，来支持这方面的交流。

家长的"善解人意"是一种共情能力

宝宝 A 在吃完饭后感到困倦。与他"同频"的父母会安静地抱着他，轻声说话，慢慢地摇晃，帮助他在感觉安全的情况下渐渐入睡。宝宝 B 在吃完饭后也感到困倦，但她的父母开始用挠痒、大声说话和快速移动来刺激她。我们不确定为什么第二位家长没有"顺应"宝宝的需求，但从自我认知发展的角度来看，这对父母错过了一次向宝宝提供与她感受一致的反馈的机会。宝宝收到的信息与她的内在感受不一致，因此她无法感受到"被理解"（Meadow-Orlans, Spencer, & Koester, 2004）。

6.3　家长咨询的主题与内容

正如我们所看到的，当父母持续给予孩子积极正面的信息，让他们吸收和内化时，他们会发展出积极乐观的自我认知。当父母的反馈与孩子内在体会一致，可进一步支撑孩子的自我认知，但只有在父母无条件接纳孩子的情况下，这些积极正面的信息和一致的反馈才会奏效。

难道不是所有的父母都会自然而然地接纳他们的孩子吗？遗憾的是，情况并非总是如此。接受听力现状（我能处理孩子的听力损失）和接纳孩子本身（无论如何，我的孩子的价值是不可估量的）之间存在着很大的区别，对一些父母来说，无条件地接纳自己的孩子是个痛苦的挑战。如果情况不是这样，我们就不会看到父母在拍照时摘下助听器（或人工耳蜗），或者为了还不知道孩子有听力损失的祖父母而拍两套照片，一套有助听设备，一套没有；我们不会看到一些用手语的听障儿童的健听父母，一直不去学习手语；我们也不会看到父母要求孩子在周末或暑假不要佩戴助听设备。这些情况可以理解为父母在努力接受他们的孩子是有听力损失的个体，但如果他们不能完全无条件地接纳他们的孩子，孩子也会难以接纳自己。

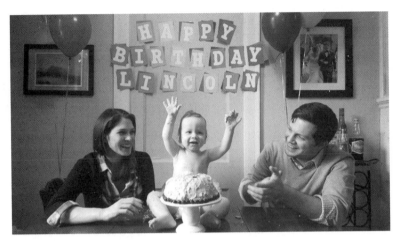

照片6.2　还记得本章开场案例中的生日聚会吗？Lincoln母亲在拍照之前摘掉了Lincoln的助听器。在下一个案例中，我们将看到Lincoln下次就诊时可能进行的困难对话。

当Lincoln的听力学家Martin完成Lincoln助听器的清洁工作后，他展开了他认为必须进行的对话：

Martin： Alice，我很高兴可以参加Lincoln的第一个生日派对。谢谢你邀请我。

Alice： 我很高兴你能来；这对Jeff和我来说意义重大。

Martin： 我知道有很多家长看到自己的孩子佩戴助听器，或者让别人看到助听器的时候会感到困扰。我觉得有这方面的困扰挺常见的，你是否也有这样的感觉？

Alice 沉默了一会儿，在Martin等待的时候，她说：我不知道。我不这么认为。（停顿）你为什么这样问？

Martin： 在拍生日照片的时候，你将Lincoln的助听器摘下来了……这让我想到了。（停下来，当Alice眼眶的泪水开始打转，递给她一盒纸巾。）

Alice： Jeff和我对此都没问题，但我姐姐还不知道。嗯，我一直还没有机会告诉她，我告诉我妈妈我想告诉她，但目前还没有。（沉默）我姐姐比我早生孩子，他们似乎有一个完美的家庭，你知道吗？这很难。

Martin： 我可以理解这可能有多困难。但随着Lincoln长大，如果他感觉到母亲在隐藏他的真实身份，你认为他会如何看待自己？

Alice： 我没有隐瞒啊！（她惊讶地发现自己的声音变得更大了。她沉思的时候轻声地说）我有吗？

Martin： 我不确定，不过我知道这对于Lincoln和他将来成为什么样的人很重要。我知道在这方面帮助你已经有点超出我的专业范围。你面对Lincoln的听力损失和助听器的方式挺正常的，只是从长远来看，这对Lincoln来说未必是最好的做法。我认识一位专家，她可以帮助家长更积极正面地对待孩子的残疾问题。我可以把她的名字给你吗？

▶ 父母的生活十分复杂，他们要兼顾日程安排、维持生计，还要努力适应有听障孩子的生活。这些事情都会占用他们的时间和精力，他们甚至都没有机会去考虑与孩子的互动是否传达了接纳的态度。很多时候，所有证据似乎都表明父母已经接受了现实，直到一些偶然的事件发生，比如Lincoln生日聚会上的"合影"等事件，我们会发现他们还没有接受孩子的现状。Morris（1991）指出，对残疾进行隐藏是"对自我身份认可最严重的威胁之一"。既然已经提出来这个困难的话题，Martin在Lincoln下一次就诊的时候跟进这个问题就会更容易一些了。

听力学家可能觉得自己没有资格去帮助家长处理像Martin这次发现的情况。从严格意义上的家庭咨询角度，直接帮助家庭培养他们孩子的自我认知，诚然超出了我们的执业范围。然而，我们可在接诊中非正式地谈论自我认知，我们可以"明面"上以康复这个合理的切入点来提出这个话题。由于助听设备可能会成为父母接纳孩子的一个障碍，因此主动和父母讨论相关话题是适当的：父母自身对助听设备的感受、孩子对父母态度的理解，以及对孩子自我认识发展的影响。当父母一旦表现出类似的疑虑时，我们就可以展开话题，以下6.3.1和6.3.2节将展开介绍相关内容。

6.3.1 家长会面临的问题：看到助听器时的不安

家长一定要了解，看到孩子初次配戴助听器时会有不同程度的不适应（Sjoblad et al.，2001）。听力学家应该仔细关注助听器对家长心理的影响，助听器的存在从视觉上时时提醒家长孩子的听力损失是长久的事实。在此之前，大多数家长在心里都会希望这是一场误会，默默地等待着误诊的消息，期待被告知孩子其实听得很好。一位家长说，得知自己的孩子有听力损失就像"家里有人去世一样"，然后第一次看到孩子戴上助听器时，像是"最后一颗钉子钉入棺材"，已无可挽回。这种强烈的反应不容小觑。实际上，Sjoblad等（2001）认为听力学家必须意识到家长会担心孩子佩戴助听器后的外观改变以及相关影响，以便作出适当的回应。

与家长讨论这些无疑在我们的工作范围之内，如果我们能够提供一个非评判性的包容环境，让父母觉得可以自由地表达他们的担忧和反应，他们会更有能力去克服这些问题。以下这些回应可以帮助这类谈话：

> "很多父母告诉我，这一天对他们来说非常艰难。"
>
> "你一直都很安静。我想你现在的心情挺复杂的……"
>
> "当我之前说'这很好！'的时候，我实际的意思是助听器很合适，但你的表情告诉我你有其他的想法。我并不是要否定你的想法或感受。也许你不会像我这么说？"

在给她两个月大的女儿验配助听器的时候，Hernandez夫人轻声说："助听器在她的小耳朵上看起来好大。"

▶我们已经听过不少针对这个情况的回应，比如"Maria很快就长大，助听器看起来就不会那么大了"或"新助听器材的外型都在不断地缩小，已经比以前小得多了"。这时，你可能准备转向治疗性倾听，但你会发现这些回应与家长的感受存在差异（见第5.6.2节），实际上你只是根据表象作出回应，而没有关注其背后的感受。Hernandez夫人知道她的孩子会长大，当然也知道我们生活在器材能够越做越小的时代，但她的反馈表达了她的感受，此刻她可能觉得，"这不公平，我宁愿现在和Maria在其他地方，而不是在这里。"一个敏锐的听力学家可能会这样回应她的反馈，"对你来说，看到你可爱的小女儿佩戴助听器一定很难受吧。你现在感觉怎么样？"

听力学家应该把这样的信息传达给父母：他们所有的即时反应都是无需忌讳的，是被接纳的。随着时间的推移，听力学家也可以提醒家长注意自身反应对孩子的长远影响，因为孩子会感觉到和内化父母的感受，会影响他们如何看待自己。那么有什么我们可以做的呢？可以推荐家长提前规划，为将来可能发生的事情尽量多做准备。

6.3.2 鼓励家长以长远目光提前规划

父母一方面努力处理自己对助听器外观的感受，一方面会担心别人的反应。我们可以鼓励父母提前思考，让孩子准备好面对可能出现的尴尬时刻，以便减少不适。以下是孩子如何从父母那里学习"我是谁"的一个场景。

场景：一家快餐店

8岁的男孩和他母亲一起排队买汉堡。一个5岁的女孩盯着他鲜蓝色的耳模，很大声地告诉她的母亲："那个男孩把口香糖塞进他耳朵里了！"几个人转身来看。

男孩脸红了，看着妈妈，默默地问她："我应该怎么回应？"妈妈笑了笑，轻轻耸了耸肩，朝他眨了眨眼，似乎在说："又是这样了！"他点点头，跟着妈妈也耸耸肩。妈妈和儿子曾经多次谈论到这个话题：因为其他人对听力损失不了解，所以他们会说出一些让人不太舒服的话。

▶ 母亲传达的信息非常明确："这事我不觉得尴尬，你也没有让我觉得尴尬。这事对我来说无所谓的，你也可以觉得无所谓。"这件小事件只是无数类似事件中的一个，孩子可从父母那里获得积极应对的态度，以及持续的安全感和支持。

资料来源：改编自 English，2002。

没有人能够为每一件突发事件做好准备，但有些事情我们可以预测。人们经常会发表一些不了解听力损失和助听设备的言论，通常也不理解听力损失的影响。为了准备好应对这种情况，父母可以事先彼此讨论这些事件的可能性（以后和孩子讨论），并决定如何去应对。父母可以主动与孩子一起决定："我们不会被这些事困扰。它随时会发生，但我们知道原因。"父母传达给孩子的信息是："你的听力情况与我对你的爱和接纳程度无关。"

任何孩子因差异遭到负面评价都是近乎欺凌的行为。近年来，社会对同龄伙伴的欺凌话题的关注度越来越高。当听力学家与学龄儿童讨论听障的生活时，谨慎的听力学家会密切关注孩子是否需要专业领域范围外的帮助，并提醒和指导父母与孩子的学校进行沟通以解决这些问题。

6.3.3 为父母咨询时需考虑整个家庭情况

在第2.4.1节中，我们提出了逆向反应的概念，即父母可能会认为自己早期对诊断的负面反应（例如，否认）是不正常及卑劣的。这可能会导致他们对听障孩子的过度保护，这也许会给兄弟姐妹和其他家庭成员带来不必要的负担。另一种逆向反应表现为父母过于关注听障孩子，以至于把其他家庭成员和其他责任都被抛诸脑后。为了帮助和指导父母维持家庭生活的平衡，这些问题都需要纳入考虑，提醒父母去关注兄弟姐妹的需求也很重要（见附录6.5）。

6.4　其他咨询内容：家长支持体系

到目前为止，我们已探讨了通过个人调整咨询的方法支持家长养育听障孩子，但我们不要认为这些支持就足够了。不少父母清楚地告诉听力学家，与其他有听障孩子的父母会面和交流是他们的主要需求之一（English，2018；L & Kurtzer-White，1999）。毕竟，只有家长最能理解以下情况：

- 通常亲戚或邻居不理解父母对孩子患有听力损失的反应（哀伤、愤怒、质疑）。
- 父母需努力应对内心深处的愧疚感，以及被其他家庭成员指责的感受。
- 就在父母需要支持的时候，有些朋友和家人会疏远他们。
- 父母急于掌握医学、保险、法律、教育、言语康复和技术等陌生领域的各种专业知识，在这过程中可能感到的无能为力和不知所措。
- 父母中的一方可能会为了满足孩子的需要，需要辞去工作，使家庭的财务状况更加紧张。
- 父母为了照顾听障孩子，可能没有足够的时间和精力照顾其他家庭成员，甚至牺牲他们自己的需要。
- 情况刚刚稳定下来时，新的问题又再次出现把父母卷入新的压力循环里（Smart，2016；Stuart et al.，2000）。

各地组建和维护家长支持体系的过程各不相同，家长可以自主发起、组织和管理整个流程，也可以寻求听力专业和非专业机构的各种支持。听力学家至少可以帮助草拟一份家长名单，上面的对象是刚发现孩子有听力损失的家长，以及已有照顾听障孩子经验并愿意进行交流的家长，并且让这些家长自主选择是彼此主动联系，还是让指定家长来进行联系，然后可以进一步协助组织定期小组聚会并邀请一些嘉宾来演讲分享。无论家长康复小组采取哪种形式，都必须遵守两个关键原则：必须由家长决定需要哪些支持而非专业人员来决定，并且专业人员必须只在家长提出要求时提供支持。如果没有家长"接管"小组，小组就自动解散，专业人员也必须同意放手；如果后续有需要，可以再建立一个不同的小组。正如后文第十三章进一步讨论的那样，可以为其他家庭成员建立康复小组，包括祖父母、兄弟姐妹等人。

正规的小组支持并不是唯一的方式。家长也可以求助于其他家庭成员、朋友、邻居、社区群体、信仰导师、相关机构以及网上资源和社交平台。无论哪种渠道，我们要鼓励父母看到其价值，因为他们可能觉得自己应该要独立或"独自应对"（请见第5.2节中面对问题时"寻求帮助"的挑战）。由于任何形式的支持对父母的适应调整都有积极的影响，我们可以询问父母他们现有获取支持的渠道，以及了解他们是否希望接受听力学及相关课程以外的帮助（支持也可以指导文章的形式出现，请见附录6.2和6.3的阅读书单）。

随时浮现的负面想法

Karchakian 夫人回忆道："有一天晚上，我正在阅读，这是我最喜欢做的事情，突然我在想，Lori 能学会阅读吗？对她来说是否可能，如果不能，她会有怎样的生活？她才两岁，但也许没有人愿意告诉我，她永远无法学会阅读。这些不安的想法充斥着我，我无法想象一个不会阅读的人能过上像样的生活。那一刻，我唯一想做的就是找其他妈妈聊聊"。

6.5　邀请家长分享他们的顾虑

显然，儿童听力康复需要考虑的方面很多，这里提及的未覆盖到所有层面。听力评估和干预方案仅仅是康复的起点，根据国际最佳临床实践的共识（Moeller et al.，2013），我们还需努力与家庭建立良好的医患伙伴关系、提供知情选择和决策以及给予家庭社会和情感支持。

为了实现儿童听力康复的最佳临床实践，English 等（2017）开发了"儿童听损相关问题题库（*Childhood Hearing Loss Question Prompt List*，CHL-QPL）"。如附录6.4所示，QPL与常见问答表（FAQ表）相似，只是没有包含答案。就诊前或过程中，可鼓励他们查看相关的问题题库，确定他们最想讨论的问题，从而确保医护人员不会忽视或过于匆忙地处理关键的问题。其他医疗领域也经常使用QPL来确保患者和家庭在就诊中能积极投入，这是一个很重要的环节，因为患者经常反馈他们不好意思打断医护人员原有的流程，害怕中途打断会"违反规则"（Yeh et al.，2014）。

当然，有些家长毫不犹豫地带来他们自己的提问清单，但有些家庭可能不确定怎么提问题，或者会觉得他们的问题会不会不被欢迎。与家庭一起使用QPL与第八章和第九章提及的自我评估表有相同的好处，可让"医患双方的对话时间"总体上更加平衡，医患关系更加平等。家长在就诊结束时，得到了他们最关心的问题的解答，而听力学家也可了解每个家庭在其孩子成长过程中最关心的问题。

6.6　直接为听障儿童咨询的考虑因素

上面我们专注于通过咨询为父母提供支持，但在适当的时候，我们也必须把精力直接投向孩子。在听障儿童的成长过程中，有哪些常见的问题呢？听力学家是否可以提供支持呢？为了了解目前的干预方针，我们将简单回顾自我认知和心理社会情感发展方面的早期研究。

6.6.1 自我认知与听障儿童的成长发展

在20世纪70年代至90年代，研究人员试图了解听力损失对儿童发展的影响。早期研究结果表明，由于沟通能力发展迟缓和佩戴助听设备带来"与众不同"的感受，听障儿童有时会表现出相对较差的自我认知（Pudlas，1996）。例如，Loeb和Sarigiani（1986）进行的一项早期研究报告显示，与视力障碍相比，听障儿童对自己的看法更负面（不受欢迎、过于害羞和社交孤立）。这些听障儿童也表示，他们很难交到朋友，往往不被选为玩伴。他们的老师也证实了他们的自我感受，认为这些孩子普遍很害羞，与同伴相处有困难（关于老师对听障学生的心理社会支持，请见附录6.7）。

听力损失的程度似乎对结果并没有影响。Bess，Dodd-Murphy和Parker（1998）对1200多名有轻度听力损失的儿童进行调查，发现这些儿童在自尊心方面的困难显著多于健听儿童。研究人员得出结论：即使听力轻度损失的儿童也可能带来消极的自我认知。

6.6.2 自我认知与"助听器效应"的关系

"助听器效应"（hearing aid effect）这个术语过去用来描述他人对助听器的反应。这是影响自我认知的一个主要因素。该术语最初是在一项研究中提出的，该研究要求50名健听大学生观看一组青少年照片，其中有些人明显戴着助听器，而另一些人没有（Blood，Danhauer，1977）。大学生被要求在智力、能力、吸引力和个性等20个方面对每个青少年进行评分，戴着助听器的青少年在几乎所有的类别中都得到了较低的分数。这些关于佩戴助听器负面印象的研究结果已经被多次重复验证，包括一项使用学龄儿童作为评价者的研究（Dengerink & Porter，1984）。

耳朵上的助听设备可能不仅是对看到它的人产生负面影响，同时佩戴者也会感知到他们的反应。作为社会的一分子，我们会关心或担心身边正面或负面的反应，并受到其影响。因此，听障儿童面临两个挑战，他们必须（1）处理自己作为听障者的情感反应；（2）决定自己对于社会认可和接纳的重视程度。

令人鼓舞的是，目前人们对助听器佩戴者的负面认知已逐渐减少。可能是由于大家经常接触到助听器用户，打破了成见并且更多聚焦在每个个体本身上（而非听力损失），所以现在对助听器佩戴者带有负面看法的情况明显减少了（Cienkowski & Pimentel，2001；Stein，Gill，& Gans，2000）。尽管有这样的好消息，对儿童来说可能意义不大，随着正常的自我意识和"他人意识"的发展，他们可能并没有意识到其他人对助听器已不在意。

不幸的是，当儿童将内在的不安全感和社交恐惧表现出来时，他们可能会吸引那些喜欢欺负他人的儿童的注意。尽管听障儿童似乎没有更容易被欺负的风险，但在美国儿童中的欺凌率仍然高得惊人。美国以多种方式测量欺凌的统计数据，基本了解大约有五分之一的学龄儿童报告曾被欺凌（Center for Disease Control，National Center for Injury Prevention and Control，2015；U.S. Department of Education，National Center for Education Statistics，2017）。现在的预防性措施是了解"抗逆能力强的儿童"的特点，并指导儿童如何面对逆境、寻求帮助，甚至为其他被欺负的人发声，从而防止儿童受到欺凌。听力学家也可以参与其中（详见第6.7.2节）。

6.6.3 听障儿童的心理社会发展

关于听障儿童心理发展的系统化描述可以在其他资料中找到（例如，Marschark，2017），这里只简要提及几个早期的研究。与健听儿童相比，患有重度至极重度听力损失的儿童常被描述为不受控、自我中心和固执（Meadow，1976，1980），缺乏同理心（Bachara，Raphael，& Phelan，1980），而且更容易焦虑（Harris，Van Zandt，& Rees，1997）。

在社交能力发展方面，我们看到听障儿童仍要面对一些重大的困难。语言发育迟缓会连带影响社交发展，由于语言发育迟缓减少了与同龄人互动的机会，因此造成了社交能力发展的迟缓。社交能力涉及人际交往技能，如（1）理解自己和他人的感受、动机和需求；（2）灵活性；（3）承受挫折的能力；（4）依赖和被他人依赖的能力；（5）理解和欣赏自己和他人的文化和价值观；（6）与他人保持健康的关系。

Dammeyer（2010）的研究证实较差的沟通技巧确实与社交各方面的困难相关。另一方面，Antia等（2011）发现，当听障儿童进入普校并接触与同龄人水平一致且稳定的语言环境时，他们的沟通能力以及社交能力都会稳步提高，特别是当这些儿童参加课外活动时。

6.6.4 听障儿童的情感发展

听障儿童的情感发展与语言发育迟缓也是直接相关。当语言能力未按年龄相应适当的速度发展时，儿童在自我表达方面的经验较少，也会延迟他们对自身情绪的理解。与健听儿童相比，听障儿童在识别他人的情感状态方面的准确度较低，而且对情感词汇的理解也较差，听力学家应了解到儿童的情感词汇的理解与情感成熟度呈正相关。

很多研究结果都是概括性的，所以理解的时候需要谨慎。Moeller（2007）在一次主题总结中，提出对当前研究的担忧，比如研究中测量策略不一致及样本抽样问题。她指出我们缺乏关于新一代儿童的研究。尽管我们的知识基础有限，Moeller还是提醒我们，不要假设早发现听力损失就能消除我们对儿童心理社会和情感发展的担忧。

希望儿童听力学家的接诊安排有足够的灵活性，可以有时间与他们的患儿谈论"人生"。下一节是进行这类谈话的建议。

6.7 听障儿童咨询的主题与内容

如前所述，我们应积极主动地促进儿童的自我认知和整体健康。我们现在知道语言发育迟缓也会延迟孩子的整体健康。由于听障儿童表达自己的感受和想法的经验有限，他们也不善于理解他人的感受和想法，这些恰恰是建立积极的同伴互动和友谊的基本技能。听力学家该如何帮助他们呢？以下我们将对三个主题进行探讨：了解孩子的总体状态、是否受欺凌以及使用助听设备的决定。

6.7.1　了解孩子的总体状态："告诉我你的感受"

如果孩子提到社交困难或被孤立（"没有人喜欢我"、"我讨厌学校"、"每个人都不理我"），听力学家可以采用本书中所提倡的倾听技巧：无条件的积极关注、使用开放式的问题来引导更多的对话，以及 Carl Rogers 所说的"自我克制（subcordinate of self）"原则，也就是说，不要主动提出建议，而是让孩子有机会自己解决问题。

但很多时候，孩子并不会主动开启这类对话。在这种情况下，我们可以采用一系列启动对话的方法，这些方法源自标准的咨询技巧。例如，可以利用开放式的陈述，要求孩子完成这些陈述，这种形式是鼓励自我表达的常用方法。其实自1950年代以来，专业咨询师就一直使用 *Rotter Incomplete Sentences Blank*（1992）第二版作为访谈工具，被访者需要完成类似"如果我能……"或"我通常……"这样的句子，而评估者通过对话了解受访者压力状况或个人观点。类似"我开始/你完成"的游戏（English，2002），可以有效地打开孩子的自我认知和自我意识的大门，并鼓励他们讲述自己的故事。

听障儿童的座位安排可以是并排坐的，也可以布置成直角方位，不建议面对面，有没有桌子都可以。进行这活动时，可以给出以下这些指示：

> "我这里有一些没有说出结尾的句子，我想知道你会如何完成它们。我先给你句子的开头，然后请你帮我完成句子的结尾。如果你想的话，每个句子都可以再添加更多的句子。我们可以慢慢来，这些句子你想要讨论多久就讨论多久。"

我们需要确保孩子明白这个活动不是考试，没有正确或错误的答案，并且在讨论每个题目的过程中，为孩子提供足够的机会来表达或说出任何顾虑，尽可能地让他们感到舒适。图6.3提供了 Loeb 和 Saragiani（1986）以及 Egan（2009）的开放式句子样本。

- 我感到高兴，当：

- 我感到伤心，当：

- 我在世界上最喜欢的事情是：

- 我最想改变的事情是：

- 因为我有听力问题：

- 我害怕：

- 我希望：

- 我做得很好的一件事是：

- 我喜欢自己的一件事是：

图6.3 用于"我开始/你完成"咨询活动的例句

完成后，我们可以感谢孩子向我们展示了"你的感受和想法"，并且询问"有什么需要我帮助的吗？"这个时候可能不会出现任何重大改变，但至少已经播下了种子。孩子现在可能会觉得我们是真诚地关注对方、易于亲近且不带偏见的，从而更愿意主动发起后续的对话。

"我开始/你完成"的活动的明显优势是开放性。换句话说，这项活动不会将孩子导向任何特定的情况或问题，而是允许他们去探索自己选择的任何话题。如果孩子在这种情况下感到安全，他们就有可能提供真实的答案，让我们更深入地了解孩子，更好地理解"我现在是什么样子"。

与此同时，缺乏导向或界限可能会让孩子或听力学家感到不舒服。除非听力学家能够接受不可预测的结果和模棱两可的情况，否则不建议尝试以这种方式启动对话。如果听力学家察觉到孩子感到不舒服，活动也会很快就结束了。此外，虽然这个活动不能用于筛查出孩子是否有严重问题，但孩子的答话可能提示我们需要关注的方向。正如本文多次提到，作为非专业的咨询人员，我们必须始终尊重自己的局限，同时也要制订一个"快速响应计划"。如果在任何时候我们对孩子的安全有担忧，应该进行适当的转诊。

6.7.2 欺凌话题："困难对话"沟通实例

欺凌难以解决的主要挑战是被欺凌的儿童出于各种原因不愿寻求帮助，原因包括：尴尬、害怕被报复，或者担心身边成年人会使情况变得更糟。Bauman 和 Pero（2010）毫不意外地发现，听障儿童与其他儿童一样都不愿意"说出来"。

与其等待孩子寻求帮助，美国儿科学会（American Academy of Pediatrics，AAP）（2009）制定了政策来筛查欺凌问题。Squires 等（2013）建议听力学家也需要承担同样的责任。以下是"困难对话"示例，采用了 AAP 模式：

听力学家：好了，Janie，当然还有妈妈，现在我们已经完成了你的听力测试，也对你的助听器进行了一些调整，你有什么问题吗？

Janie/妈妈：没问题，一切都很好！

听力学家：那 Janie 呢，你怎么样？我知道你刚刚庆祝了你的 10 岁生日，所以你现在是 5 年级，对吧？最近学校怎么样，有什么可以告诉我的吗？

Janie：挺好的。我成绩很好，就是作业太多了，不过……大多数老师都会用 FM 系统了。

妈妈：我们为 Janie 感到骄傲，她非常独立。

听力学家：我正好想问你一些事情，可能比较严肃——是关于欺凌的。我知道你们学校有一些防止欺凌计划，你能告诉我具体的细节吗？

Janie：学校里有一个专门负责处理骚扰/欺凌的安全负责人。她在集会和其他场合跟我们讨论这个问题。她还可以吧。

妈妈：学校提供传单、海报和活动，他们对欺凌行为采取零容忍政策……他们会妥善处理的。

听力学家：那就好！学校和老师们确实很关心这事。不过 Janie，即使有这么多支持，你有没有注意到任何欺凌行为？

妈妈：有了零容忍政策，不会有这种事的！孩子们不会那样做。

Janie：嗯，实际上，妈妈，确实有。就像我的朋友 Tori，有几个孩子一直对她非常刻薄。

妈妈：太可怕了！学校的老师们怎么会让这种事情发生呢？

听力学家：Janie，你说这种情况一直在发生。那么你呢？你有被欺负吗？

妈妈：当然没有！如果发生这种情况，我会知道的。

Janie：没有，没有问题……

妈妈：是的，没错，因为我会知道的。

听力学家：我们了解到由于各种原因，孩子们往往不愿意说出来。你觉得是这样吗，Janie，小孩可能不想说出来？

Janie：小孩可能不会想要谈论这个……那样可能会让事情变得更糟糕。

妈妈：Janie 宝贝，但你会告诉我的，对吧？

Janie：（开始哭泣）我不确定！也许这不是欺凌。（妈妈安慰 Janie）

听力学家：确实这可能会令人困惑。如果你愿意回答一些问题，我们可以试着了解一下。（Janie 点点头）这种情况发生的时候，涉及你的朋友吗？

Janie：这个女孩？她绝对不是朋友。她真的很坏，她和她的朋友都是。

听力学家：坏？确定这个不是他们在开玩笑？（Janie 点头）我们现在在讨论的是只发生了一次的问题吗？

Janie：我也希望如此。不，它一直在发生……我可以从他们的脸上看到他们准备做什么，我有时候真的很害怕，感觉我都要吐了。他们从后面朝我这边走过来，然后开始大声说话，让每个人都能听到，说我很蠢，因为我听不见，然后他们把我的作业撕掉了。还有更多……

妈妈：真不敢相信……

听力学家：好的，Janie一直把它藏在心里，但现在情况变得相当清楚了。这不是开玩笑，也不是偶尔的分歧或争执。由于这情况不断发生，而且是有意的伤害，所以可以算是欺凌。很多孩子并没有意识到恶势力在其中扮演的角色，在这情况下，Janie没有这些女孩那么大的势力。

（望向Janie）这事情很难启齿，是吧？但你做得很好，这非常重要。你有权一直感到安全。妈妈和Janie，我们诊所已经与你们学校建立了合作关系，我们也有相关资料供你们使用，不过现在你们想打算怎么做？

妈妈：Janie，我想我们需要和校长及安全负责人谈谈。你可以和我一起去，或者我可以先和他们谈，然后你再和他们谈。

听力学家：（站起来，示意就诊结束）我们有时候不清楚该和谁来说，但最重要的是要持续跟进。很高兴我们有这个机会交谈。我有一些关于个人教育计划（IEP）和辅助服务的资料，以及一些好的网站信息……①

如果医患沟通是有效的，有时候这种交流可能会让双方感到不舒服。我们提及像欺凌这样的话题时可能会感到不舒服，但与像Janie这样的患儿每天经历的不适相比，专业人员的不适微不足道。

---

① 青少年往往不愿意与成年人谈论他们生活中的欺凌或其他危机领域。危机短信热线是向可能需要现场援助的青少年提供的一个有用支持。在中国，可以拨打12355青少年心理咨询热线以寻求帮助。

6.7.3 使用"引发思考"沟通法帮助儿童决定使用助听设备

最后,让我们思考一下我们在儿童决定是否使用助听设备时所扮演的角色。听力学家扮演最无效的角色之一是"助听器警察"(见图6.4)。如果我们与儿童的关系仅仅是监督他们使用助听设备,责备他们不使用助听设备,并在一周结束时奖励使用助听设备的儿童,那么我们就创造了一种无效的氛围。我们没有帮助孩子尝试去考虑不同选择、作出决策或者查验其决策的后果,也未能使自己成为他们支持体系的一分子,因为他们可能只把我们看作是"坏人"之一。

听力学家可以扭转这种局面,鼓励儿童自己决定有多介意同龄伙伴带来的压力,并做出符合他们最佳利益的决定。我们往往没有太多时间进行这类谈话,所以我们面临的挑战是如何充分利用宝贵的看诊时间。下面将介绍一种非传统但具有潜在成效的"引发思考(food for thought)"方法,就是邀请儿童讨论佩戴助听器所需的勇气和自信心。以下是一位听力学家向11岁的Keith提供"引发思考"的示例:

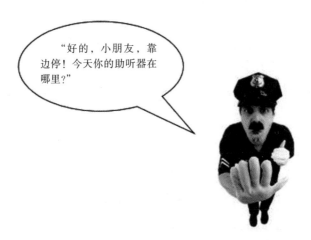

图6.4 "助听器警察"的角色不会促进孩子与听力学家之间的医患关系

听力学家：Keith，你最近还挺坚决不佩戴助听器啊！

Keith：我受不了它们了，反正没有它们，我也过得很好。

听力学家：你的看法和你的父母的想法不太一样呢，你妈妈应该有提及过她的担忧。

Keith：我知道。但她不能强迫我！

听力学家：是的，我也不是要这么做。以前，别人可以因为你是个小孩子而"命令你"。现在你要开始做出自己的决定了。

Keith：是的，我知道自己在做什么。

听力学家：当我们做决定时，有趣的是我们考虑了很多其他人的意见。有时候是我们的家人，有时候是我们的朋友，他们的意见会影响我们的决定。

Keith：（耸耸肩）我猜是吧。

听力学家：别人的意见对我们来说确实很重要。你的朋友对助听器有什么看法吗？

Keith：他们根本不知道这个，他们没必要知道！

听力学家：我猜这可能是一种情况，在这种情况下，我们决定是否做某件事"不是因为这很容易，而是因为它很难"。这就是肯尼迪总统提及登月时说的话，我们可以选择更难的道路——即使是孩子也可以做到。孩子们也可以很坚强。

Keith：（眨眼）孩子们？（移开视线）嗯，要坚强……孩子们可能需要帮助才能做到。

听力学家：当然。肯尼迪总统提到了坚持、勇气和冒险的精神。有时候，我们都需要帮助。

▶ Keith会改变他对助听器的看法吗？结果是未知的，但他已经知道（1）我们认识到他不再是一个"小孩子"；（2）我们认为他正面临着重大的决定；（3）我们尊重他面对困难的能力；（4）如果他选择寻求帮助，我们会愿意提供帮助。在下文第9.3节中讨论的激励访谈技巧可能有助于将Keith进一步推向重新使用助听器的决定。

　　根据孩子的年龄或兴趣，听力学家可能要使用不同"引发思考"的例子去了解儿童的想法（见图6.5）。"引发思考"的方法不会使人立即改变主意或"看到自己的错误"（English，2011b）。让孩子投入使用助听器和调频系统（FM）/远程麦克风需要时间和持续的支持，也需要有明确的证据证明这种努力会带来变化。最终，希望通过在表达"我是谁"的过程中持续的练习，让听障儿童能够在社交情感方面逐渐成长，并发展成为对自己感到自在并接受自己的青少年和年轻人。

　　下一章我们将从儿童时期步入青少年时期，这个阶段的听障儿童会有其独特的关注点需要我们进行思考。

- LeBron James：我有今天的成就是因为我在年轻时经历了许多艰难的时刻。
- e. e. cummings：成长并成为真正的自己需要勇气。
- Dr. Seuss：做真实的自己，说出你的感受，因为那些介意的人并不重要，重要的人并不会介意。
- Mark Twain：当你发现自己站在大多数人的一边时，是时候停下来反思一下了。

图6.5　用"引发思考"的例子来讨论同伴压力

总　结

　　Sartre（1964）写道，每个人的自我认知是通过他人的话语塑造的。这使听障儿童处于较脆弱的位置，因为这些话语需要被听见。为了应对这挑战，我们探讨了在听障儿童成长过程中，首先需要考虑如何帮助和支持他们的父母成为孩子的"第一位塑造者"，然后直接为儿童和青少年患者提供支持，这些干预措施会直接影响到儿童日后的情感和社交发展。与家庭和儿童一起合作是听力学中最令人满足的工作之一，特别是当我们积极支持听障儿童的健康成长时。

讨论问题

1.请重新阅读本章开头关于Lincoln案例。在阅读第6.3节的结论之前，你会如何回答案例后面提出的问题？阅读结论后，您的答案是否会改变？

2.什么样的生活经历会影响父母对其子女听力损失诊断的反应？

3.自我认知是如何发展的，其早期阶段是什么？

4.自我认知和使用助听设备之间有什么关系？

5.在儿童和青少年时期有哪些成长发展任务？

6.从客体我/主体我的角度来考虑听力学专业。我们这个领域有哪些客观和主观的层面？只专注于一个层面是否可以有效地满足我们患者的需求？

7.回顾关于欺凌的"困难对话"。在这种情况下，听力学家可以运用哪些咨询技巧？在与家庭探讨这个话题之前，我们需要掌握哪些关于欺凌的信息？

学习活动

6.1　探讨客体我和主体我

采访一位学习伙伴：他或她如何描述客体我和主体我？

6.2　探讨孩子的听力损失对自我认知的影响

采访两位有听障孩子的父母：他或她如何描述客体我和主体我？他们孩子的听力损失对这些描述有多大程度的影响？父母之间是否存在差异？

6.3　练习应对家长提问

与学习伙伴一起练习使用儿童听损相关问题题库（见第6.5节和附录

6.4）。在"家长"问了当中的问题后，听力学家应该如何回应？思考每个问题背后可能的原因。除了获取资讯，父母可能还需要什么？我们如何避免沟通方向不一致？（见第5.6.2节）

6.4 制定"引发思考"策略及探讨有效性

为儿童制订"引发思考"策略（第6.7.3节），并与学习伙伴一起测试其可行性。这个策略是否有效？如果无效，为什么呢？下次你会有什么不一样的做法吗？

附录6.1 用父母的声音来加强亲子关系——听觉印记法

就像小鸭子会与它们看到的第一个事物建立联系（或留下印象）一样，孩子们也与他们的父母建立关系，但更多是通过声音而较少通过视觉，也就是说，起初这关系更多是通过听见他们父母的声音而建立。

对大多数家庭来说，亲子关系是自然发生的，所以这个过程通常被认为是理所当然的，包括听到父母的声音所产生的影响。然而，当孩子有听力损失时，他们的家庭面临着独特的挑战：孩子各方面的成长都需要赶上同龄人的进度，而家庭也需要通过帮助宝宝听到父母的声音来培养这种必不可少的亲子关系。

以下是对家庭友好的建议：可以尽可能多地与孩子交谈和唱歌来建立孩子的"听觉印记"，这样您的声音可以持续让宝宝感到安心。此外，在您说话和唱歌的同时，可以对您生活中不同声音进行描述，并开始与您的孩子一起建立"声音记忆"（确保您在孩子身边；确保周围很安静）。

- 回忆您自己的听觉记忆。回想一下重要的声音，如：爱人的声音、喜欢的歌曲、大自然的声音（海浪声、雨点打在窗户上的声音）、教堂的钟声、时钟的滴答声，这些记忆对您来说是独一无二的。

- 说出与这些声音相关的感觉。用什么词来描述您对这些记忆的感觉？平静、怀旧、孤独、被爱、不确定、安全、困惑、自信……我们都会不自觉地将情感与声音联系起来，但我们通常不会用语言描述出来。然而，这是一个可以容易养成的习惯。

- 与您的孩子分享这些声音记忆和相关感受。每天花些时间说："当我听到_____，我感到_____"或"当我听到_____，我记得我当时感到_____"。每个记忆背后的故事，也可以和孩子分享。通过您分享自己的情感，会帮助孩子更容易和您分享他自己重要的回忆，帮助孩子理解不同情感以及它们在我们生活中的重要性。

- 与您的孩子一起建立新的声音/情感记忆。关注每天出现的声音："当我听到我们的狗在叫，我会为它是我们家庭的一部分而感到高兴。""当我听到妈妈的车停在车道上，我会很感恩。""当我听到你的笑声，我的心里感到很温暖。"而到后期可以询问孩子，"当你听到这个声音时，你有什么感觉？"

听障儿童需要充分的倾听练习。"听觉印记"帮助儿童倾听最重要的声音：父母爱的声音。即使孩子还太小，无法理解父母所说的话，听到父母的声音还是很重要的。

English（2013）

附录6.2　听障家庭和学龄前/小学生阅读参考书单

A Silent Voice by Yoshitoki Oima. New York:Kodansha Comics

Amy:The Story of a Deaf Child by Lou Ann Walker. New York:Lodestar Books.

Amy Signs:A Mother,Her Deaf Daughter and Their Stories by Rebecca Gernon and Amy Willman. Gallaudet University Press.

Broken Ears,Wounded Hearts by G. Harris. Washington,DC:Gallaudet Univ. Press.

Deaf Child Crossing by Marlee Matlin. New York:Simon & Schuster.

Developmental Index of Audition and Listening(DIAL)by Catherine Palmer and Elaine Mormer. https://successforkidswithhearingloss. com/wp-content/uploads/2011/08/DIAL-DevelopmentalIndex-of-Audition-and-Listening.pdf

El Deafo by Cece Bell. New York:Amulet Books.

Hearing Aids for You and the Zoo by Richard Stoker and Janine Gaydos. Washington,DC:Alexander Graham Bell Assoc.

Hearing Impaired Infants:Support in the First Eighteen Months by Jacqueline Stokes. London: Whurr Publishers.

Legal Rights:The Guide for Deaf and Hard of Hearing People(6th ed). by Sy DuBow. Washington,DC: Gallaudet University Press.

Let's Hear It for Almigal by Wendy Kupfer. Chicago:Independent Publishers Group. (Cochlear Implants)

Lisa and Her Soundless World by Edna Levine. New York:Human Sciences Press.

Lucy(the Lucy Books,Book 1)by Sally Lee. Available @ leepublishing.net

Negotiating the Special Education Maze:A Guide for Parents and Teachers by Winifred Anderson. Washington,DC:Alexander Graham Bell Association.

Oliver Gets Hearing Aids by Maureen Cassidy Riski. Washington,DC:Alexander Graham Bell Association.

Parents in Action:A Handbook for Experiences with Their Hearing Impaired Children by Grant Bitter. Washington,DC:Alexander Graham Bell Association.

Parents' Guide to Speech and Deafness by Donald Calvert. Washington, DC: Alexander Graham Bell Association.

Time Out! I Didn't Hear You by Catherine Palmer.

We CAN Hear and Speak! The Power of Auditory-Verbal Communication for Children Who are Deaf or Hard of Hearing by Parents and families of Natural Communication,Inc. Washington, DC:A. G. Bell Association.

When Your Child is Deaf:A Guide for Parents by David Luterman. Washington,DC:Alexander Graham Bell Association

Your Child's Hearing Loss:A Guide for Parents by Debby Waldman. San Diego:Plural Publishing.

附录6.3　听障儿童的兄弟姐妹阅读参考书单

Children with Hearing Loss by David Luterman et al. Sedona,AZ:Auricle Ink Publishers.

Elana's Ears:Or How I Became the Best Big Sister in the World by G. R. Lowell. Washington,DC: Magination Press.

I Have a Sister,My Sister Is Deaf by J. W. Peterson. New York:Harper and Row Publishers.

Living with a Brother or Sister with Special Needs:A Book for Sibs,2nd edition,by Donald Meyer and Patricia Vadasy. Seattle:University of Washington Press.

My Sister's Silent World by C. Arthur. Chicago:Children's Press.

Quiet World,The by R. Caisley. Santa Rosa,CA:SRA School Group.

Views from Our Shoes:Growing Up with a Brother or Sister with Special Needs,edited by Donald Meyer. Bethesda,MD:Woodbine House.

附录6.4　供家长参考的儿童听损相关问题题库（QPL）

　　很多家长对孩子的听力损失情况有疑问或担忧，想及时与听力专家进行讨论和沟通。但在忙碌的会诊期间，家长可能会忘记提出问题。因此，像您一样的家长创建了这个问题表，来帮助家长们获取所需要的信息和支持。这个题库中的问题是按照主题来划分的，可能有些问题对您来说相对更重要一些。如果您认为这个题库有帮助的话，您可以使用这个问题题库帮助您记住想要提出的问题。在您就诊前，可以圈出您感兴趣的问题，或写下您自己的疑问，您可以随时使用这个问题题库。

Ⅰ.关于诊断方面的问题

1.我的孩子有什么样的听力损失？

2.为什么我的孩子对某些声音会有反应？

3.是否有工具可以帮助我和其他人感受一下我的孩子所听到的声音？

4.我孩子的听力状况会随着时间的推移变好/变差吗？

5.助听器是否能够修正听力的问题就如同用眼镜矫正视力一样？

6.您和我们家人要如何决定哪一种技术（如果有的话）最适合我的孩子？

7.我孩子今后说话有可能会受影响吗？

8.我们经常对我们必须要做出决定的事情感到不知所措。您能帮我们把这些决定排出优先级吗？

9.除了听力以外，我是否应该了解一些相关的医疗问题？

10.为什么建议我们去看遗传学家？

11.我发现很难解读诊断结果，不知道这个结果对于我孩子以及整个家庭意味着什么？我能得到什么样的帮助？

Ⅱ.关于家人关心的问题

1.我如何让家人及其他人来了解助听设备的重要性？

2.哪些组织机构可以帮助我们来支付孩子的听力设备？

3.我们能在家里做些什么来鼓励孩子的语言交流发展？

4.有哪些方法或资源可以培养孩子的自信心、韧性和社交技巧？

5.如果我们想学习手语，我们可以如何/从哪里开始？

6.哪些有效的方法可以吸引孩子的注意力及帮助他/她更好地交流？

7.我在家里应该观察哪些变化才能让我知道我的孩子正取得进步？

Ⅲ.关于设备管理的问题

1.我的孩子每天应该使用助听设备多长时间？

2.我该如何保养助听设备？

3.父母用什么方法才能让设备一直戴在孩子的耳朵上？

4.如果助听器不工作了，我们该怎么办？

5.我如何鼓励我的孩子才能让他们/她们自信地使用助听器？

6.我的孩子需要一段时间才能习惯助听器吗？

7.当我们的孩子小睡或躺在母亲怀里进食时，我们是否应该取下助听器？

8.因靠近或碰到助听器而产生的啸叫声，是否让我们的孩子感觉难受？

Ⅳ.关于社会支持的现在和将来

1.我想和其他有着相同情况的人聊聊。我怎样才能遇到其他听障儿童家长和失聪或听力障碍的成年人？

2.有哪些机构可以帮助我们的家庭？

3.如果我想得到社工或家庭顾问的支持，我将如何获得转诊？

4.我如何配合专业人士来支持/发展孩子的交流需求？

5.和我孩子听力水平差不多的孩子通常会去当地普通学校读书吗？

6.如果我的孩子想参加运动、音乐和其他活动，需要什么样的帮助呢？

资料来源：English 等（2017）。经许可使用。

https://www.phonakpro.com/content/dam/phonakpro/gc_hq/en/resources/counseling_tools/documents/fcc_qpl_cn.pdf（中文版本）

附录6.5 针对听障儿童兄弟姐妹的家长建议

1. 让孩子知道您愿意与他们交谈并倾听他们。

2. 敞开心扉与孩子分享您的感受，从而帮助他们在您面前谈及他们的感受时感到安全。

3. 孩子需要被允许去表达他们的感受和想法，而不会感到被批判。您可能需要采取一些有创意的方法引导孩子表达自己的想法，比如通过使用布偶与年幼的孩子讨论一些难以直接表达的问题。

4. 承认自己不知道所有的答案。

5. 避免在兄弟姐妹之间进行比较，并表扬他们互相帮助以及为家庭作出贡献。

6. 对于听障孩子和您其他兄弟姐妹一样，要求他们遵守同样的行为规范。

7. 要根据能力和年龄平均分配责任和家务。

8. 帮助兄弟姐妹建立自己的个性和追求自己的兴趣爱好。

9. 在家庭讨论中，通过征询兄弟姐妹的意见和建议，让所有兄弟姐妹都感到自己在家庭中的重要性，并尊重他们。

10. 强调您在兄弟姐妹之间观察到的积极互动。

11. 定期向健听的兄弟姐妹提供关于听力损失、语言、听觉能力和助听器等正确和适龄的相关信息，以便他们在被朋友或陌生人询问时能够进行回答。

12. 通过角色扮演，使兄弟姐妹在被询问时可以给出具体的回答。

13. 允许兄弟姐妹观看并参与旨在帮助听障孩子的活动。

14. 保留一段时间与每个孩子单独相处，并且保持一致性，让孩子和您都可以彼此信赖。

15. 如果必须做出的决定会让健听的兄弟姐妹不便，而有益于听障孩子，在实施方案之前应公开进行讨论。

16. 确保健听的兄弟姐妹知道，他们不必为兄弟姐妹的听力损失负责。

17. 可以邀请兄弟姐妹的朋友到家中或一起外出活动，让他们了解在家中有听障孩子是如何相处的。

18. 注意观察健听的孩子是否在努力弥补您对听障孩子的失望。

19. 兄弟姐妹之间有时候难以相处是在所难免的，不要将正常的兄弟姐妹相处与听力损失有关的行为混淆在一起。

20.尽可能保持所有孩子的生活在一定程度上相互独立，包括玩具、朋友、特殊活动
等，以确保每个孩子都得到尊重。

资料来源：Atkins（1994）

附录6.6　听障学生在课堂上的教学建议

听力损失对学生教育的影响取决于听力损失的程度和助听技术（包括助听器）的效果。尽管使用助听器的效果通常已很显著，但听声效果会随着学生和老师之间距离的增加而受到影响。靠近学生的言语声和其他噪声可能会掩盖了老师说话的声音。教师佩戴无线传输设备将口头指导信息直接传输到学生的耳朵或附近的墙壁或天花板上的扬声器，对学生来说是有利的。无论在教室中使用何种类型的辅听设备，以下准则都会有所帮助。需要注意的是，这些准则不适用于每个孩子，灵活性和理解是孩子成功的重要先决条件。

提供优先座位

听障学生应该坐在距离老师3米以内的地方，如果其中一侧有较好的听力，应稍微偏向一侧，让听力更好的耳朵朝向老师和同学。如果老师必须根据所讲课目站在教室的特定区域，应该鼓励听障学生移动至他们能最好地看到和听到老师的地方。此外，学生应远离频繁通行的区域，比如靠近铅笔刀、空调/暖气通风口和门口附近的位置，因为这些区域有更多的背景噪声可能会影响学生接收老师的信息。

始终保持可见性

如果学生可以清晰看到老师的面部表情、手势和肢体语言，学生的言语理解能力可以提高多达20%。如果老师在朗读时站在同一区域，学生会更容易理解。灯光应照在老师的脸上，如果老师站在窗户或其他光源前面，背光会遮挡面部动作和特征。如果教师夸大他们的嘴唇和下巴的动作，试图让讲话更清晰，实际上会使唇读更加困难。以中等速度说话

并加上适当停顿，可帮助缓解理解的难度。

不要假设对方已理解

没有任何特定的嘴唇或下巴动作是专门针对语音的任何一个辅音的。虽然老师的可见性很重要，但它并不能确保学生完全理解。我们都有过不想要求对方重复而假装听懂的经历，当您询问学生是否理解时，学生肯定地点头可能会造成误导。询问学生总结刚才所说的内容，从而判断他们是否理解，这种方式是很有帮助的。如果学生要求重复，可以重新用不同的措辞表述内容，因为某些单词会比其他词更难听清或看清。当单独面向与学生交谈时，每次开始时都应先叫学生的名字，确保您已得到他或她的注意，需要获取学生的注意力，他们才会开始理解所述内容。

注意学生的疲劳情况

由于听障学生必须努力集中注意力才能跟上进度，他们可能在几个小时内就会精疲力竭。老师可以通过在学生精神状态较佳的时候安排较难的课程，或者交替进行不需要听障学生比其他学生更高度集中精力的活动来进行补偿。

使用视觉辅助工具

视觉辅助工具可以帮助学生在噪声干扰下理解课程内容，最有效的演示方式是结合听觉和视觉信息。教学前可在黑板或幻灯片上列出关键词汇并给出定义，而在课堂讨论过程中，提供总结性概述也可帮助学生理解教学内容。电影、幻灯片和录音材料应附有概述要点的提纲，或提前发放同一主题的阅读材料。在课堂演示中加入视觉辅助工具，对健听的学生也很有帮助。

使用"伙伴制度"

即使使用教学辅助工具、调整教学方式、提供优先座位和适当的辅听设备，听障学生在课堂上还是有可能会错过重要的指示，而感到沮丧和迷茫。有"伙伴"可以提供极大的帮助，尽管这些伙伴的唯一工作是确保听障学生能跟上课堂内容以及准确听到老师布置的作业。老师也应与学校沟通进行安排，以便将伙伴的课堂笔记复印出来供听障学生使用。

鼓励参与

学生出现在常规课堂中并不会对其教育或社交发展有所帮助，老师需要多鼓励学生参与课堂活动。可鼓励学生参加不同小组活动，例如讲故事、阅读、戏剧表演和讨论等，如果学生退出群体活动，可能需要为学生和班级进行进一步的辅导。

使用外部资源

家长和其他教育相关人员（如言语治疗师）可以帮助学生上课前先接触课堂相关的词汇和话题。在上课前预先布置阅读作业可以增加学生对词汇和概念的熟悉程度，从而促进课堂互动。及时告知家长学生的表现和困难，有助于家长理解问题所在并鼓励他们提供协助。

监测助听器和其他辅听系统的性能

超过四分之一世纪以来，不同研究已表明学生经常戴着有故障的助听器上学。许多学生无法区分助听器故障和因听力损失引起的失真之间的差异。学生戴着有故障的听力设备一整天，相当于错过了一整天的教育，因此每天应与学校的听力学家或言语治疗师核实所有听力设备都能正常运作。

根据需要寻求帮助

老师与其他专业人士进行公开交流会有助于听障学生的教育。如果学生出现听力状况或课堂表现方面的问题，老师应向教育听力学家、言语治疗师或为学生验配助听器的社区听力学家进行咨询。

资料来源：修改自 J.G. Clark，（1980）. Audiology for the School Speech-Language Clinician，Springfield：Charles C Thomas。

附录6.7 老师对听障学生的心理社会支持建议

听力损失会对沟通技能产生影响，因此听障儿童在社交技能和情感及心理成熟度方面的表现可能会出现"连带效应"。换言之，您可能会观察到一些被描述为不成熟的行为，这些行为也会被同学们注意到，因此您的学生可能会在交友方面遇到困难。此外，如果遇到情绪或心理问题，您的学生可能没有足够能力去准确表达出来。

您的学生的听力学家和言语治疗师可以提供教室调整改进的建议以及在课堂使用辅听设备的用处和限制；然而，这些专业人士通常无法全面观察学生与同龄伙伴们相处及处理压力的情况，所以您对学生的社交和心理情感发展的日常观察是非常有价值的。如果您对以下情况有疑虑，请通知家长和其他学校相关人员。

社交孤立

许多听障儿童徘徊在伙伴圈子的边缘，或在课间休息时在操场周围漫无目的地游荡。当同学发送生日聚会或过夜邀请时，听障儿童经常会被排除在外。如果您观察到这些现象，请考虑采取方法帮助这位学生融入一些体贴友善的同龄伙伴圈子里，但不去暗示这位学生需要特别照顾或同情。

请记住，学生已经意识到自己的不同，而试图"提供帮助"往往会加重这种感觉。例如，大家经常建议使用伙伴制度来帮助听障学生跟上课堂的内容。虽然这种做法似乎体贴且高效，但它也传达了这样一种信息，表示听障学生无法独自处理事情，这样学生难以打破被大家认为无助的模式，并降低了同龄伙伴的期望，所以应考虑学生共融而非单独针对这位学生的协助策略。例如，如果在讲课过程中需要记笔记，可以让一位学习好的学生使用无碳（no-carbon-required，NCR）复写纸上记笔记，做笔记的学生保留原件，将一份副本给听障学生，而最后一份副本可以放在所有同学都能查阅的笔记本里。这种策略可以帮助那些缺席的学生、在做笔记方面有困难的学生以及发现自己漏掉重要内容的学生，而不仅仅是帮助听障学生。或者，在指导全班同学翻到书中的某一页时，将页码写在黑板上，这种视觉信息有助于所有的同学，而不仅仅是听障学生。

不成熟的社交技能

如果您认为孩子的社交技能发展需要支持，可以请言语治疗师考虑使用如 Goldstein 和 McGinnis 的 *Skillstreaming the Elementary School Child*（《小学生技能装备》）等资源。该产品包括一本书和技能卡片，旨在帮助儿童发展交友技能、处理情感和压力，以及管理攻击行为。也有一个针对青少年的版本，见 http://www.skillstreaming.com。

心理问题

您是支持学生学业成长的团队的一员，但不必是学生所有发展领域的专家。如果您对于学生处理压力、攻击性、恐惧或其他情绪的能力有所担忧，请尽快联系相应的专家（心理学家、学校辅导员、社工）。对于听障儿童来说，心理健康支持并不普遍，但他们比许多儿童更有可能需要这种帮助，大家会对您提出干预的要求给予高度赞赏。

总结

当然，您对学生的主要责任是支持他们的学业成长。但经验告诉您，一个被接纳、有安全感和可结交朋友的孩子会比一个被拒绝、被忽视或被个人问题分心的孩子更有可能有好的学习。您对学生的社交、心理和情感发展的关注可能会产生重大影响！

第七章

青少年听力
咨询的考虑因素

当我还是个小孩的时候，每天似乎过得很快，我记不清所有的事情，印象中就是玩、玩、玩。我有一些朋友，他们对我的听力损失都不是太在意，我们都只是一起玩耍，但是当我进入可怕的青少年时期后，我对自己、对我的听力损失、对我与健听同龄伙伴之间的不同感到越来越困惑。我很努力地想和这些健听的青少年一样，效仿他们的行事方式。我开始远离我的几个聋人朋友，因为我认为他们不如我！很可悲，是吧？我们之间经常有很多误解，这让我很难过。我会回到家，把门关上，发泄我的沮丧和愤怒，然后就开始哭，太痛苦了。（Oliva，2004）

这个场景是Oliva（2004）报告中描述的许多"独行侠"中的一个，也就是说，他们是学校中唯一有听力损失的孩子。值得注意的是，在她的研究中，没有一个受访者提到过他们的听力学家。同样，Neria（2009）提出了一个问题："听障青少年的声音在哪里？"除了平常听闻的一些事迹，与听障青少年相关的信息少之又少。本章将探讨听障儿童在青少年时期的主要挑战，呼吁大家更多进行这方面的研究，特别是青少年"第一人称"的研究报告。我们盼望有更多指导性的研究出现，使听力学家在青少年群体能发挥重要作用，同时也让我们对青少年群体有更深的了解。

学习目标

读完本章后，读者应该能够：

- 描述青春期各方面的发展。

- 解释分离-个体化过程。

- 描述如何使用咨询方法帮助青少年转至"拥抱"自己的听力损失。

- 比较四个使用开放式提问的咨询方法。

- 列出五种不利于应对逆境的"思维偏差"。

7.1 青春期各方面的发展

青春期是生命周期中一个相对短暂的阶段，但它的成长过程及变化是紧凑、复杂和多面的。本章节将青少年患者视为正在快速发展认知、心理社会和情感的个体。如果我们以为从他们很小的时候就一直了解他们，可能会忽视了这个阶段的发展，但他们可能比我们所意识到的更需要我们的帮助来度过这个阶段。

7.1.1 认知发展

在过去的十年中，已经有不少关于青少年时期大脑发展的研究成果。目前家长、教师和其他专业人员可以依靠科学依据来证实他们长期以来的观察：从神经认知发展的角度来看，青少年并不是"年轻的成年人"。也就是说，尽管他们的身体已经达到了成年人的体型，但青少年的大脑仍在发展中，尤其是额叶皮层区域，这个大脑的"执行中心"涉及判断、组织、规划和策划。随着青少年逐渐成熟，他们的额叶的灰质开始增厚（Philip，2007）。在这个发展阶段，青少年可能已经可以设计和执行比较复杂的行为，但也许几年后才会意识到这些行为是不恰当或不成熟的（Sylwester，2007）。

现有对于大脑发展的理解改变了青春期的定义。以前青春期定义为横跨11至19岁的年龄段，而现在青春期这个词通常还包括"发展初期的成年人"的阶段，年龄范围为18岁到25岁（Lukomski，2007）。因此，大家可能偶尔会听到关于"永久的青春期"（即延迟接受负责任的行为）的担忧。虽然过渡至成年人阶段的时间可能比一般人想象的更漫长，但没有证据表明，青少年时期常见的危险行为（药物滥用、危险驾驶等）正在向更大的年龄阶段蔓延（Hayford & Furstenberg，2008）。

听力学家要知道在这个阶段，青少年患者开始有独立思想，会自己做决定，包括是否使用助听设备（Wheeler et al.，2007）。这种决定可能与他们的认知发展有关，也可能与他们的心理社会和情感发展有关，或两者都有可能。无论如何，我们都可以把它们归为一个阶段来处理。

7.1.2 心理社会和情感发展

青少年除了需要应对思维和解决问题的能力的变化，青少年还有其他的"任务"。Stepp（2000）描述了青春期的其他发展任务，他将这些任务组织成一系列的问题：

- 我是什么样的人？
- 我是否有能力？
- 我擅长什么？
- 我是否被爱和善于去爱？
- 我是否正常？

青少年正在仔细审视他们的自我认知，并决定接受还是拒绝它。他们开始建立自己成年人的身份，当他们有听力损失时，他们必须将听力残疾融入新的身份里，可他们往往没有可以学习的榜样（Smart，2016）。由于大多数听障青少年就读于家附近的学校，很可能是学校里唯一有听力障碍的学生（National Association of State Directors of Special Education，2011；National Center for Special Education Research，2011），他们可能会纠结于如何在没有任何楷模的情况下建立自己的身份认可（Ungar，2006）。

听力学家可能会惊讶地发现，青少年甚至会问自己："我是什么样的人：

属于听力正常还是有听障的人?"当助听效果特别好的时候,在建立自我认知的路上可能会变得更复杂。例如,一位14岁的男孩分享了这样的看法:"(因为我的人工耳蜗)每个人都认为我的听力是正常的。说实话,在我的内心深处,我会说我属于听力正常的,因为我可以听到每个人在说什么"(Wheeler et al.,2007)。这次访谈的研究人员指出,将自己视为听力正常的听障青少年,可能会给其他听障青少年带来困惑。在另一项针对52名听障青少年的研究中,Kent(2003)报告有超过一半的受试者不认为自己有听力残疾。有没有可能"残疾"这个词对青少年来说意味着听力损失以外的东西?青少年在接受自我身份之前是否都会经历自我否认的过程?

当青少年探寻"我是什么样的人?"时,他们正在经历一个称为分离-个体化(seperation-individuation process)的过程。这个过程分为几个阶段,最初是在幼年时期,当孩子意识到他们和他们母亲分别是独立的个体时。第二个分离-个体化过程发生在青春期,青少年与家人进一步分离,并与同龄伙伴有更深的连接。分离-个体化过程对于一个人独立身份的形成至关重要,过程中涉及验证、反思、拒绝,并随着时间的推移,当事人会形成一个可接受的自我认知(Weisel & Kamara,2005)。

如第6.2节所述,自我认知是指我们定义自己的方式,而自尊是指我们赋予这个定义的价值(Sylwester,2007)。如图7.1所示,青少年的自尊心处于脆弱阶段,女生比男生更为明显。Robins和Trzesniewski(2005)认为自尊心的下降是由于身体形象的变化、初中到高中的过渡,这个阶段有更多的学习压力,以及"开始形成对自我和未来的抽象思维能力,因此开始意识到自己错过的机会和未达到的期望"。青少年努力地确定自己是独特的个体,同时又不希望与同龄伙伴有太大的不同,因此可能会形成一种"不敢超越"的情况,可能会让人沮丧(Thompson & Grace,2001)。关于听力损失对个人自尊的影响,研究结果不一,但令人鼓舞的是,Warner-Czyz等(2015)发现无论是否有听力损失,儿童和青少年在自尊评估方面没有明显差异,这可能是基于早发现及适当的听觉干预和家庭支持等因素。

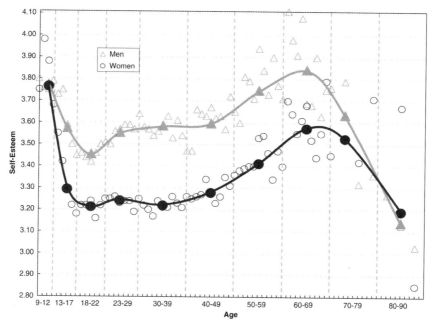

图7.1 自尊量表（N＝326 641）

当儿童进入青少年时期，他们的自尊心明显改变，女孩比男孩更明显

资料来源："Global Self-Esteem Across the Lifespan," by R. W. Robins, K. H. Trzesn-iewski, J. L. Tracy, S. D. Gosling, and J. Potter, 2002, Psychology and Aging, 17（2002）：428. Copyright 2002 by the American Psychological Association。

• **我如何与朋友相处？** 同龄伙伴给予的肯定是独特且父母无法取代的。听障青少年想要和其他同龄伙伴相像的压力是很大的，而使用助听设备看上去会造成难以容忍的差异。他们可能会担心其他人的想法，但当他们知道其他人的真实看法后，也许无需对此过分担忧。研究人员发现，已经习惯同龄人佩戴助听器的健听青少年，对听障者的能力或外表不会产生先入为主的看法（Stein et al.，2000）。

当青少年寻找同龄伙伴时也面临着被拒绝的风险。"青少年整天都面临着各种压力，要创造自己的空间而不感到尴尬，同时也要建立友谊从而获得保护和支持"（Philp，2007）。由于几乎没有同龄听障伙伴可以分享自己的经历，他们在社交方面可能会更具挑战性。Stinson，Whitmore 和 Kluwin（1996）描述在有选择的情况下，听障青少年会希望与其他有听力损失的青少年交朋友。关于这方面的研究引人注目：Jambor 和 Elliot（2005）也发现有相似经历的伙伴关系（在这里是指聋人文化的大学生）与积极的自尊心是显著相关，而 Zimmerman 等（2017）观察报告中显示"相似的人"取得成功可以提高青少年的自我效能和获取成功的动力。

毫无疑问，第六章中描述的欺凌问题依然在我们的关注范围内。请参考第6.7.2节，重新了解这个重要的话题。

• 我在学校里外在学什么？青少年在努力探索道德认知、行为准则的同时也需要兼顾学业。他们会经常质疑父母的权威、价值观和期望，并尝试为这些冲突寻找解决方案。因为青少年的语言水平仍在发展中，讨论这类抽象问题可能会有一定的难度（Altman，1996）。

• 我如何与成年人保持适当的连接和距离？Stepp（2000）将有效的青少年支持体系描述为一把三条腿的凳子，需要有朋友、父母和其他成年人的支持。"其他成年人"的角色（希望听力学家认为自己在其中）是给予青少年足够的信心，使他们能够逐渐脱离父母并逐渐加强自我导向和自我觉察方面的自主性。

> **重点提醒**
>
> 与青少年患者展开对话，探讨听力损失对他们的影响可能会让人感到不舒服，但当我们真诚地关注并倾听青少年的观点时，他们分享的内容可能会带来惊喜。这种对话的成功在很大程度上取决于医患关系，而这种关系是通过以人为本的服务来建立的（见表1.1）。这些对话不需要花很长时间，但是可以有效地帮助青少年检视他们的信念，比如他们认为别人如何看待自己或他们融入周围的情况。第3.3.3节中介绍的认知咨询法在这里可以发挥重要作用。

7.1.3 听力学家的角色及挑战

儿童心理学家 Haim Ginott（1969）将青春期描述为一种"疯狂改造期"，在这个时期，每个青少年都必须重新塑造自己的个性。他需要从童年与父母的紧密关系，转向与同龄伙伴建立新的身份认同，并找到自己的身份。这种"疯狂改造"需要青少年建立自主权，并且能够面对同龄伙伴关系、身份形成、职业准备和生理等方面的变化，他们的自我意识会增强，同时不确定性和情绪波动也会增加，而听障青少年还需要面对自己的听力障碍，因此他们在适应过程中可能会有更多挣扎。

听力学家需要考虑不同的做法和他们之间的差异：在这个过渡时期，我们是把自己看作是青少年的支持体系的一部分，还是继续扮演所谓助听器监督警察的角色（参见第六章）？我们能否将管理听力损失的自主权从父母手中转移给青少年？我们能不能为青少年提供机会，让他们确定自己的听力目标，定义自己最大的利益，并成为自信而知识渊博的自我倡导者？我们能否提升听障患者的自我表达、自我洞察和自我接纳的程度？

如果我们"留意这些差异"，这些问题的答案都是肯定的，听力学家和青少年之间虽然存在想法上的"差异"，但并非不可跨越（见图7.2）。听力学家为青少年提供咨询时，需要引导他们从童年过渡至成年，并与患者建立当前目标和未来长远目标。就像幼儿通过练习走路来学习行走一样，青少年通过练习解决问题、作出决策和自我表达来扩大他们的认知发展（Sylwester，

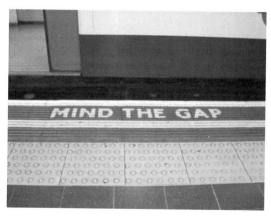

图7.2　小心空隙（Mind the gap）在伦敦地铁系统都能看见这个标志，提醒乘客注意站台和列车之间的缝隙。它也可以提醒我们注意听力学家和青少年之间的"想法差异"

2007）。听力学家可以通过精心设计的咨询方法来提供这方面的练习。

7.2　为青少年提供咨询的建议

理想的情况下，我们会帮助青少年提前规划并制定过渡计划，咨询过程逐渐从原来成人主导的关系转变为青少年来主导，鼓励青少年作出自我决策和发表意见。听力学家可以向青少年传达这样的期望，不仅可以共同制定目标，也会建立达成这些目标的任务，积极支持青少年对自己的听力问题负责任（Hill，2014）。

在这个阶段，管理听力损失的"自主权"必须开始从父母转移到青少年手中，就像学习驾驶、自己洗衣服、管理预算和负责个人的医疗健康等责任一样。换句话说，从青少年时期就应该开始学习像成年人一样管理自己的听力损失。我们可以通过以下这些问题来调整青少年的期望，包括："你的目标是什么？为了实现这些目标，你需要我提供什么帮助？"

在我们希望解决青少年的听力康复需求之前，我们需要与青少年建立一种有别于他们小时候的关系。这种过渡性的关系是不会自动形成的，听力学家需要考虑如何与青少年开展有意义的、真实的对话，但是怎么做呢？当听力学家和青少年都专注于一些调查问卷或前期已开发的材料时，自我分享（主动分享听力损失情况）会更有可能自然地发生。以下几项建议以开放式问题的形式展现，可用于个人或小组讨论。

7.2.1　调查问卷结果讨论（你会如何回答这些问题？）

与青少年展开对话的第一步可以是通过讨论一份问卷（图7.3）的调查结果。这份问卷是由一名高中的听障学生设计的，它反映了大多数青少年正面临的各种问题（Lambert & Goforth，2001）。有趣的是，这项针对64名听障中学生的调查显示，大多数受访者认为自己与同龄人不同，几乎有一半人认为自己"不如"健听同伴。

你是否觉得自己与其他孩子不同？

    是　　　　　　　　　　　　　27%

    有时　　　　　　　　　　　　51%

    否　　　　　　　　　　　　　22%

有没有人因为你发音不同而取笑你？

    有　　　　　　　　　　　　　34%

    没有　　　　　　　　　　　　27%

    不适用　　　　　　　　　　　48%

你是否曾经因为听力不好而被嘲笑？

    是　　　　　　　　　　　　　25%

    有时　　　　　　　　　　　　27%

    否　　　　　　　　　　　　　48%

你是否曾认为你不如那些能听到的人？

    是　　　　　　　　　　　　　14%

    有时　　　　　　　　　　　　31%

    没有　　　　　　　　　　　　55%

你有多经常希望自己没有听力障碍？

    所有的时间　　　　　　　　　30%

    有时　　　　　　　　　　　　48%

    几乎没有　　　　　　　　　　13%

    从不　　　　　　　　　　　　9%

你是否曾经因为听力障碍而生气？

    是　　　　　　　　　　　　　30%

    有时　　　　　　　　　　　　37%

      否   33%

你是否觉得你的听力障碍使你更难交到朋友?

      是   38%

      否   62%

你佩戴你的助听器吗?

      总是   44%

      大多数情况下   27%

      有时   19%

      从不   10%

别人是否会问你的助听器是什么?

      是   54%

      有时   28%

      否   18%

你认为助听器是你生活中重要的一部分吗?

      是   45%

      一半重要   19%

      有点重要   18%

      不太重要   5%

      不会想到它们   13%

你对你的助听器有以下哪些感受?

      它们还行   29%

      我很满意   25%

      我喜欢它们,它们帮助我学习   22%

      我不在乎   24%

当你没有佩戴助听器时，你是否觉得你缺少了一部分？

是	52%
否	48%

当你问问题时是否会感到愚蠢，因为你担心这个问题已经被问过了？

是	50%
否	50%

如果你说"什么?"，你认为你的同龄伙伴经常会放弃与你交谈？

总是	8%
大多数情况下	10%
有时	42%
几乎没有	32%
从不	8%

你是否曾经选择不说"什么?"以免让对方生气？

是	50%
否	50%

你是否曾经觉得听力损失使你无法为自己辩护，因为你不能完全表达自己的想法？

有时	47%
是	15%
否	38%

图7.3　64名听障中学生的回答

资料来源：Lambert & Goforth（2001）的汇总数据

7.2.2 让好朋友参与讨论（你的好朋友会怎么说？）

与青少年进行对话的另一种方法是让他们的好朋友参与进来，并使用调查问卷作为讨论的起点。有些适用于听障患者的自我评估问卷也有相应的版本可以供身边重要亲属填写。这些问卷原本是为成年患者设计的，重要亲属通常是指患者的配偶、成年子女或照顾者。正如第5.4节所述，患者和重要亲属对听障青少年沟通情况的观察差异可以作为咨询对话的自然切入点。

Elkayam 和 English（2003）的第一作者在成人评估问卷上作出了调整［患者沟通情况自我评估表和重要家属沟通情况评估表（附录9.1和9.2）］，以便更准确反映青少年的情况，随后邀请了20名听障青少年及其好友作为重要亲属来填写该问卷。研究发现这份问卷结果与其他研究者在成年人中使用类似问卷时的结果相同（例如，McCarthy & Alpiner，1983），即听障青少年与好朋友之间的答案一致性非常低。自己最好的朋友也无法完全理解听障青少年的生活状况，听障青少年对此并不感到惊讶。这些差异成为了听力学家与听障青少年讨论生活状况的有效切入点，而随后的访谈研究会加入了更多的讨论话题：听障青少年在孤独感以及在自我身份认可、外貌、自我接受度和解决问题能力等方面的挣扎。

研究结果显示，青少年认为这些对话非常有帮助。然而，他们也表示对话没有在策略层面帮助他们解决问题，这表明青少年需要与愿意倾听的听力学家进行更多的互动，来培养解决问题所需的自信和技能。

沟通情况自我评估表——青少年版本（SAC-A，见附录7.1）是可靠的工具（Wright，English，& Elkayam，2010），它可以帮助听力学家找到与听障青少年对话的切入点。问卷里的题项可以由青少年患者和其好朋友同时填写，然后再进行比较和讨论。对话的结果是无法预测的，但希望至少在他们考虑做出改变的过程中"播下种子"。

7.2.3 个人决策的优缺点讨论（这样做有哪些优缺点？）

第三种方法是展开关于个人决策的优缺点讨论。在第9.3节中，我们将探讨激励工具的使用。这些工具，包括盒子工具，在与青少年讨论助听器使用时可发挥作用。例如，表7.1提供了"主动告知听障青少年听力损失"这一方式可能的优缺点，可以用来协助决策。由于许多青少年认为不使用助听设备是一种"融入"的方式，盒子工具可以作为讨论这个想法的框架。

在小组形式或一对一的形式下，在讨论主动告知听力损失情况的优缺点之前，听力学家可先了解患者对主动告知听力损失的看法。听力学家可以说："让我们来看看你们是如何决定是否主动告知别人自己有听力损失。""首先，我很好奇，你们认为告诉别人自己有听力损失有多重要？"听力学家要求青少年对主动告知听力损失的重要性进行评分有两个目的：首先，这让听力学家更清楚地了解青少年在这个问题上的立场。其次，它提供了一个基准，以后可以对比讨论这个话题后的结果。评分可以通过线条工具，画一条有刻度的线条，0表示不重要，10表示告知同伴和其他人自己的听力损失是非常重要的。

表7.1　主动告知听力损失可能的优缺点（示例）

不主动告知的优点（维持现状）	不主动告知的缺点
你感觉像其他同伴一样。 老师会对你一视同仁，觉得你和其他同伴一样聪明。 收银员与你交谈就像与其他人一样。	承受没有"坦诚相待"的压力。 如果你不理解对话，其他人可能会觉得你粗鲁或冷漠。 你仍然会错过很多别人对你说的话。 学校作业依然会变得更加困难。 其他。
主动告知的潜在缺点（做出改变） 大家可能会对此有负面看法。 你可能不被雇用做暑期工，尽管这是违法的。 朋友们认为你开车不安全，他们不会坐上你的车。	**主动告知的潜在优点** 你已经公开告知大家，所以没有了装作听力正常的压力。 其他人理解你为什么会错过了一些对话内容。 你会减少被误解，因为大家对你的需求有更好的理解，也许说话方式会更清楚一些。 学业上会容易一些，因为你可以佩戴助听器。

对于青少年来说，主动告知听力损失的重要性评分往往很低。在完成重要性评分之后，听力学家可以帮助青少年探讨这一决定的影响。听力学家可以询问："你有没有注意到，许多决定都是有利有弊的？告诉别人你的听力损失对你来说有哪些优缺点呢？"在医患交流中，听力学家要记住静默和等待的力量（见4.3.1节）。由于青少年在思考和表达自己对这个问题的想法方面可能没有什么经验，所以要给予足够的时间让他们来回答。

当听障青少年在考虑是否主动告知自己的听力损失，或是否隐藏/不佩戴助听设备时，可以填写表7.1所示的盒子工具来分析决定的优缺点，先从左上方开始，随后逐步填写右上方、左下方和右下方的盒子。听力学家在这一阶段的作用仅仅是组织和总结青少年的观点，在填写的过程中，不需要判断这些观点是否是明智的，应该对任何陈述都持开放接受态度，这会有助于将更多的问题带到表面。在讨论过程中，听力学家可以给予一些提示来协助讨论继续进行。然而，如果我们希望青少年对决策拥有真正的自主权，就必须让他们来陈述并决定是否主动告知听力损失的优缺点。

你可能还记得第3.3.3和3.3.4节中关于听力学中认知和行为咨询的应用讨论。混合使用这些方法，可以帮助患者思考和重新审视那些可能没有充分依据或未经验证就信以为真的信念。

遵循认知行为咨询的准则，填写"盒子工具"后，进行讨论可以适当帮助青少年审视他们所提出的观点。

听力学家：Leon，在"主动告知的潜在缺点"的方框中，你说大家可能会对此有负面看法。其他人是否同意这是一个需要考虑的因素？（经过简短的讨论，青少年们普遍表示同意。）Leon，你能告诉我你说的"负面看法"是什么意思吗？

Leon：我不知道。他们只是不会理解，他们会对我不一样，好像我没有他们那么聪明似的。

听力学家：我同意，他们可能会不理解。那你想让他们理解什么呢？

Leon：我希望他们明白我和其他人是一样的。我只是有时候听不见，但我不像他们想的那样愚蠢，我很聪明，和他们一样优秀。

听力学家：如果你没有告诉他们你有听力损失，他们会怎么理解呢？

Leon：我不知道。但我不能就这么说，感觉无从提起。

听力学家：为什么不能呢？如果你这样做了，大家会怎样呢？

Leon：（带点气愤）我不知道。他们只会认为我很傻。

听力学家：可能会这样。但你刚刚也说过，如果不告诉别人你有听力损失，他们可能会认为你不如他们聪明。（对小组说）你们其他人怎么看？有没有可能如果你为自己辩护，告诉他们一些你的情况，其他人会更好地理解你？

▶ 通过公开探讨他们的观点以及考虑其影响，可以激励青少年去考虑他们自己的最佳利益。随着时间的推移，有进行这方面的交流的青少年相比那些从未评估过决策的优缺点的青少年，更有可能做出符合个人利益的决定。

与青少年讨论盒子工具上的观点之后，听力学家可以再次调查青少年对主动告知听力损失的重要性评分。如果讨论后的评分更高，听力学家可以要求青少年对于他们主动告知的能力进行相应评分。正如第9.3.3节中所讨论的，通过这种自我效能的评分可以展开对于行动失败的恐惧的讨论，从而提供适当的指导。

7.2.4 探讨面对逆境时的"思维偏差"（你是如何应对逆境的？）

在"Strong Teens（坚强的青少年）"课程中，Merrell（2007）描述了与青少年谈论逆境的方法。当我们正确地看待逆境时，我们能够很好地应对它；然而，我们常常被青少年和成年人的常见思维偏差所误导（见图7.4）。

当我们察觉到青少年在谈论他们生活时出现这些思维偏差，我们可以利用图7.4所示的例子来探讨这些思维偏差的影响，并且可以问道："你正在面临一个挑战，一个逆境。你刚刚所描述的……是否属于这些类别之一？是否有可能是这种思维方式阻碍了你的改变或成长？你能想出另一种看待它的方式吗？"

考虑"另一种看待方式"，或重新调整，源自第3.3.3节中描述的认知咨询方法（"改变你的思维方式以改变你的感受和行为"），青少年可以通过这种方法来转变他们的负面思维方式。

- 扭曲视角（Binocular Vision）：将事物看得比实际情况更大或更小。例如：Rico在100米赛跑比赛中获得最后一名。他现在认为自己是这支队伍中有史以来最差的运动员。

- 黑白思维（Black-and-White Thinking）：只以极端或相反的方式看待情况（只有好或坏，从不或总是，全部或无）。例如：Katie不喜欢在午饭时间去上每周两次的言语治疗，她认为这不会有任何效果和改变。

- 墨镜思维（Dark Glass）：只考虑事物的负面部分。例如：Anabelle的化学老师表扬了她在课堂上的进步，并建议如果她在学习章节讨论问题上多加努力，那么她在上次考试中可能会做得更好。Anabelle对自己在考试前的准备不充分感到沮丧。

- 预测未来（Fortune-Telling）：在没有足够证据的情况下预测未来会发生什么。例如：Josef邀请代数课上的一个女生去舞会，但她说她已经有约了。他决定不再邀请其他人，因为他认为没有人会愿意和他一起出去了。

- 责怪他人（Blame Game）：将自己应该负责任的事情归咎于他人。例如：Mary没有备用电池，戴着没电的助听器完成拼写测试。她的测试表现不佳，但她觉得这不是她的错，因为她听不到老师说的话。

图7.4　常见的思维偏差

14岁的Maya来做常规听力评估，按照过去几年的惯例，母亲留在候诊室，而Maya跟着听力学家去了咨询室。当听力学家准备进行鼓室测量时，Maya一反常态地瘫倒在椅子上。

Maya: 我已经不想再戴助听器了！我还得整天戴着它们吗？

听力学家:（把助听器放在一边）这对你来说是个问题？

Maya: 大问题！它们让我看起来很丑。（扭曲视角）

听力学家: 很丑？我不这么觉得。

Maya: 真的！（听力学家看着Maya的耳朵，被头发盖住了）就算大家看不到它们，那又怎么样呢？我知道它们在那里，我讨厌它们。

听力学家: 你讨厌它们，所以你不想整天戴着它们。

Maya: 我讨厌它们，我想以后永远都不用它们！（黑白思维）

听力学家: 如果你这样做，会发生什么？

Maya: 那我就会很受欢迎，有更多的朋友。（预测未来）（听力学家点头，等待着）。好吧，我不是说我不喜欢我已经有的朋友，那样很不忠诚。

听力学家: 你一直对你的朋友很忠诚。所以这是我从你的反馈了解的情况：你对需要佩戴助听器感到不开心，你想停止使用助听器。虽然别人看不到你的助听器，但你觉得它们影响了你的外貌和受欢迎程度。

Maya: 是的！它们让我很痛苦。

听力学家: 你有没有注意到，当我们认为事情是糟糕的，它们就会变得很糟糕？但我们可以改变我们的思维方式，这就像拥有一种"超级力量"一样。我们可以选择用更积极的角度来看待事情，然后它们就会变得更容易接受，也更容易去应对。你能想到助听器可能是好的，甚至是有帮助的地方吗？

Maya:（耸了耸肩）也许吧。比如，助听器可以帮助我听音乐。现在大家都在听这个乐队，我也很喜欢他们的声音。当大家都在谈论他们的音乐时，我不想一无所知。

听力学家: 我们几乎做每个决定都有利有弊。

Maya:（叹气）感觉我小时候会容易一些。

听力学家: 确实是的。

　　这种场景也反映了许多家长的烦恼。小时候就使用助听器的孩子，在青少年时期可能会产生不同的看法，因此父母恳求听力学家让孩子戴上助听器的情况并不罕见，尽管他们知道我们不能强迫任何人做任何事情。由于使用助听器（或不使用）的决定是青少年迈向独立自主的表现，也是孩子成长的一部分，有时候可能会给父母带来压力和担忧，并且可能会引起争论。我们可以鼓励父母咨询专门帮助和支持听障孩子家长的小组，在13.2节将探讨这些小组支持对于青少年及家长的价值。阅读清单中的阅读材料对父母和青少年有帮助（见附录7.2）。

　　如前所述，我们无法预测与青少年进行类似对话的结果。然而，面对和讨论青少年所提出的问题，这个沟通行为本身就是一种带有影响力的力量，这至少让青少年知道以后可以与我们或他人对此类话题进行讨论。

　　脑科学研究员Robert Sylwester（2007）认为，帮助青少年做决定的最好方法是"持续对话……青少年的前额叶可能还不成熟，但它们正在发展中"，而我们可以"通过增强对话中的理性思维来促进他们的大脑发展，即使它并不总是奏效"。听力学家处于一个独特的位置，可以和听障青少年讨论"做决策、做选择、承担后果和自我身份"等话题，又通过这种对话帮助听障青少年成功。

7.2.5 注意青少年的自杀倾向

　　绝大多数青少年都会顺利地度过青春期，但这段时期伴随着各种挑战和压力，过程并不容易。在美国，自杀是青少年死亡的第二大原因（Centers for Disease Control and Prevention，2017）。那些正在经历抑郁、焦虑、药物或酒精滥用、行为问题的青少年，以及遭受性或身体暴力或对自身性别身份问题感到困惑的青少年，是自我伤害风险最高的人群。当我们遇到处于危机中的青少年患者时，听力学家必须准备好应对方案。

　　大多数医护人员并不是处理自杀倾向或其他心理健康危机的一线工作人员。然而，在这种情况下，我们可以在早期有所行动，协助有需要的人走出危机。有自杀或想要终结生命的想法并不意味着一个人真的想结束生命，这个人也许只是希望结束所经历的痛苦和困扰，但目前还没有看到其他解决方法。

5 岁的 Rachael Brandies 两年前被诊断出患有尤塞氏综合征（Usher syndrome）。她在新生儿筛查中被发现有中重度听力损失，但她和她的父母都没有想到会有这样的诊断。Dr. Lopez 意识到 Rachael 逐渐独立，因此让 Rachael 的母亲先在候诊室等待，测试结束后，准备请 Rachael 的母亲加入他们。但邀请之前……

Lopez 博士：在我请你妈妈加入我们之前，我先跟你说一下，你的听力目前相当稳定。你觉得你的视力有什么变化吗?

Rachael（回应时语气中带着一丝苦涩）：嗯，很糟糕。我在晚上的时候几乎看不见了，在我妈妈去学校接我之前，其实我撞到了一个女孩，把她的书和文件撞得满地都是。我再也看不到侧边的东西了。我所有的朋友都在考驾照，而我却连不撞到东西都避免不了。我甚至不知道为什么我还要继续活下去。这一切都不值得，我还不如死了算了。

Lopez 博士：以关切的态度靠近，以非批判性且充满同情的语气说："我无法想象同时面对听力和视力问题是多么困难的事情。许多人在生活似乎不堪重负的时候会有自杀的想法，但记住有人可以和你一起探讨这些想法，有想法不代表要付诸行动。"

Rachael：我知道。只是……（她低头看着放在腿上的手，声音越来越小）。

Lopez 博士：Rachael，你告诉我的事情我大多数都会保密，但这是一件严重的事情，我确实需要告诉你妈妈。在我把她叫过来之前，我想给你几个电话号码，不管是白天还是晚上，你随时可以匿名拨打，当你感觉压力太大的时候，可以和他们谈谈。

……在 Brandies 夫人进入房间并解答完她的问题后，Lopez 博士继续先前的讨论。

　　Lopez博士：Rachael和我一直在讨论她视力问题带来的困难。我不知道如果我处于她的位置会怎么应对这一切。有一个人我希望你能联系他，让Rachael可以倾诉她的感受和想法。我知道，许多像她这种情况的人都在想，是否真的值得继续活下去。

　　▶一个有潜在自杀倾向的人不应该被单独留下。将Rachael的母亲带入对话并允许她了解女儿的想法在这个时刻是至关重要的。Rachael在离开Lopez博士的办公室时，手里有匿名援助的电话号码，她的母亲也得到一位心理健康专家的联系方式。在Rachael和Brandies夫人离开后，Lopez博士做了备注，需要给Brandies夫人打随访跟进电话。

重点提醒

　　《心理健康急救TM——美国》（*Mental Health First AidTM—USA*，2016）该手册针对如何应对处于危机中的青少年提供了宝贵的见解。关于自杀的两个常见误解是：（1）询问他人是否有自杀倾向会让他们产生这种想法；（2）说想自杀的人并不是认真的。当一个青少年表示要伤害自己，希望一切都结束，或者表现出其他自杀风险的征兆（图7.5），这时身边的人需要表达出富有同理心的关切。可用自信冷静的语气陈述，比如："我很关心你，我是来帮助你的"，然后用非评判性的语气直接询问："你有想过自杀吗？"这可以让处于危机中的青少年感觉到被聆听和肯定。

- 参与危险行为
- 表现出绝望、被困住或失去生活的目标或理由
- 捐赠贵重物品
- 增加毒品或酒精使用
- 远离朋友、家人或社会
- 家庭压力/异常
- 性或身体受虐的受害者

- 戏剧性的情绪转变
- 睡眠模式改变
- 缺乏自我照顾
- 有家人或朋友自杀身亡
- 威胁杀死或伤害自己
- 寻求自杀手段的途径
- 寻求报复或经常生气愤怒
- 有既往自杀行为

图7.5　青少年自杀倾向的征兆

7.3　青少年的患者教育：建立过渡计划

本章已探讨青少年所面临的心理和情感上的挑战。与此同时，青少年也需要思考未来的方向，无论是上大学、职业培训、就业，还是这些选择的组合。在美国，所有持有个人教育计划（Individualized Education Programs，IEPs）的学生都会制订过渡计划，但接受常规教育的青少年可能会缺乏支持体系来帮助他们从高中过渡至后续阶段。在理想情况下，这种规划应该从初中开始，以便青少年有足够的时间去探索所有可能的方向，并与日后需要接触的人员进行连接（Garay，2003）。

以下部分将探讨青少年如何从高中过渡至高等教育、职业培训和就业的阶段。我们也会回顾听力学家可以如何促进青少年从接受儿童听力服务模式（例如，由儿童医院提供服务）转向成年人的听力服务。

7.3.1　学业及工作的过渡

青少年可通过导师指导、反复练习、接受反馈及反思复盘，来学习未来在高校或工作上所需要的新知识，比如：学校和工作上的听力辅助政策、学

生贷款以及学校或工作的要求（Bow，2003；English，2012）。在美国，驻校的听力学家会提供这一类的支持，但许多听障学生在学校并没有接受听力学相关的服务（Madell & Flexer，2018；Verhoff & Adams，2014），如果他们在医院或听力中心有持续跟进的听力学家，过渡的问题仍然可以得到解决。

听力学家在青少年患者上九年级（相当于国内初中三年级）时就应开始关注过渡的问题，我们可以准备一些符合他们年龄的话题来展开这方面的讨论，这些谈话提纲在国外相关英文网站可以找到（例如，GAP：Guide to Access Planning，可在以下网址找到 https://www.phonak.com/content/dam/phonak/HQ/en/solution/children/documents/GAP/Guide-to-access-planning_Transition_checklist_US.pdf），或者可以根据患者的具体情况自己草拟。如听力学家希望了解患者在中学之后的计划，可以询问："你现在有什么样的支持？"和"你需要我提供什么样的帮助？"

对从事儿童和青少年工作的听力学家来说，要帮助家长和青少年考虑生活中的各方面并做出选择和决定，从以人为本的角度计划整体健康的各方面，主要包括情感健康、智力健康、身体健康、社交健康、环境健康、财务健康和精神健康等方面；同时考虑孩子在不同阶段的发展变化和过渡规划（冯，2021）。

即使青少年不愿意讨论他们生活中偏个人层面的问题，他们可能仍然乐意与听力学家讨论如何处理与他们未来计划有关的过渡问题。

7.3.2 医疗服务的过渡

从以儿童/家庭为基础的医疗过渡至成人的医疗服务是必然的过程（Morsa等，2017）。当我们的青少年患者长大成为独立的成年患者时，Pajevic 和 English（2014）指出，这些年轻人应该熟悉他们自己的听力和医疗相关的一系列问题（图7.6）。

对于习惯依赖家人代为挂号预约和代为发言的青少年来说，这一系列问题可能会令人不知所措。其实父母和青少年同样渴望在这个过渡时期获得帮助，但他们往往发现这方面的指导是欠缺的（Heath，Farre，& Shaw，2017；

van Staa et al.，2011）。然而，研究发现若听力学家能提供过渡规划，这些患者则可以更积极地过渡至成人医疗体系（Fegran et al.，2014）。目前还没有关于如何进行听力服务过渡的"标准指南"，但我们有关于如何记录对话和衡量目标实现的参考案例，可以进行相关记录（English & Pajevik，2016）。

- 解释听力损失的程度和性质
- 解释听力损失对于日常活动的影响
- 描述并应用辅助技术和沟通补救策略
- 病史资料：
    - 听力损失的病因
    - 家族史（听力损失和其他健康问题）
    - 血型
    - 受伤史、疾病史、手术史、其他健康问题
    - 目前和以前使用的药物
- 医疗机构的名称、联系信息、保险、紧急联系信息
- 填写收据、自我评估
- 保管病历记录
- 确保病历信息和其他个人信息（如个人证件号码等）的安全
- 了解基本的医学术语（诊断、恶心、处方、抗生素等）
- 安排和跟进预约情况
- 解释医疗服务相关的法律权利和援助
- 解释保密性和医患关系
- 描述患者的自主权和权益
- 讲述疼痛或其他症状的部位、强度、频率
- 理解说明、指示、选项、建议

图7.6 青少年在医疗服务过渡中应该熟悉的各种听力和医疗情况

资料来源：Pajevic & English（2014）。

总 结

本章回顾了听障青少年发展中所面临的各种问题。我们不一定能经常见到青少年患者，若他们不来随访，那见面的机会就更少了。建立和维持这种医患关系可能是一种挑战，我们需要避免仅"看听力结果"的沟通方式，无论如何我们都要确保尽一切可能帮助每个患者做好充分准备，过渡至成年生活。

讨论问题

1.目前的研究告诉我们青少年时期的大脑发展是怎么样的？

2.什么是分离-个体化过程，同龄伙伴在这个过程中扮演怎样的角色？

3.听力学家在面对自身职业责任和青少年自主性之间的"缝隙"时，会面临哪些挑战？

4.当使用开放式的咨询讨论时，应该采取哪些重要的咨询技巧？

5.听力学家可以采取什么措施来支持青少年从儿童医疗体系过渡至成人医疗体系？

学习活动

7.1　探讨听障青少年对客体我和主体我的看法

选择一位你认识的听障青少年，尝试预测他会如何定义"客体我和主体我"（在第6章中描述）。采访该青少年，将你的预测与他的描述进行比较。听力损失对这些描述有多大程度的影响？你的预测与该青少年的看法有多接近？

7.2　列举听障青少年"思维偏差"的例子

回顾图7.4中列出的"思维偏差"，其中有些反映了听障青少年较常出现的问题。你还可以举出哪些其他例子来进一步说明这些偏差吗？

附录7.1　沟通情况自我评估表——青少年版本（The Self–Assessment of Communication–Adolescents：SAC–A）

请选择适当的数字来回答下列问题。每个问题只需圈出一个数字。

资料来源：Elkayam，J.，& English，K.（2003）。*经许可，修改自"沟通情况自我评估（Self–Assessment of Communication）"（Schow & Nerbonne，1982）。

不同情景下的听觉和理解

1. 当你只与一个人交谈时，你是否觉得难以听见或理解对话？

　　1=几乎没有　2=偶尔　3=大约一半的时间　4=经常　5=几乎总是如此

2. 当你与一群人交谈时，你是否觉得难以听见或理解对话？

　　1=几乎没有　2=偶尔　3=大约一半的时间　4=经常　5=几乎总是如此

3. 你是否觉得难以听见或理解电影、电视、广播或CD的内容？

　　1=几乎没有　2=偶尔　3=大约一半的时间　4=经常　5=几乎总是如此

4. 如果背景有噪音或音乐，或者其他人同时在说话，你是否觉得难以听见或理解对话？

　　1=几乎没有　2=偶尔　3=大约一半的时间　4=经常　5=几乎总是如此

5. 在课堂上，你是否觉得难以听见或理解上课的内容？

　　1=几乎没有　2=偶尔　3=大约一半的时间　4=经常　5=几乎总是如此

6. 使用助听器时，你是否觉得听得更好？

　　1=几乎没有　2=偶尔　3=大约一半的时间　4=经常　5=几乎总是如此

沟通方面的感受

7. 你是否因为听不清楚而感觉被排除在对话之外？

　　1=几乎没有　2=偶尔　3=大约一半的时间　4=经常　5=几乎总是如此

8. 你的听力损失是否让你感到不安？

　　1=几乎没有　2=偶尔　3=大约一半的时间　4=经常　5=几乎总是如此

9. 当你佩戴助听器时，是否觉得与其他孩子不同？

1=几乎没有　　2=偶尔　　3=大约一半的时间　　4=经常　　5=几乎总是如此

其他人的态度

10. 陌生人或你不熟悉的人是否注意到你有听力损失？

1=几乎没有　　2=偶尔　　3=大约一半的时间　　4=经常　　5=几乎总是如此

11. 其他人与你交谈时，是否因为你的听力损失而感到沮丧？

1=几乎没有　　2=偶尔　　3=大约一半的时间　　4=经常　　5=几乎总是如此

12. 当你佩戴助听器时，大家对你是否有不同的态度？

1=几乎没有　　2=偶尔　　3=大约一半的时间　　4=经常　　5=几乎总是如此

附录7.2　听障青少年阅读参考书单

Alone in the Mainstream: A Deaf Woman Remembers Public School by Gina Oliva. Washington, DC: Gallaudet University Press.

Chelsea: The Story of a Signal Dog by Paul Ogden. Boston: Time Warner.

How the Student with Hearing Loss Can Succeed in College: A Handbook for Students by Carol Flexer. Alexander Graham Bell Association.

Let's Converse: A How-To Guide to Develop and Expand Conversational Skills of Children and Teenagers Who are Hearing Impaired by Nancy Tye-Murray. Washington, DC: Alexander Graham Bell Association.

Self-Advocacy for Students Who Are Deaf or Hard of Hearing by Kristina English.

Silent Night by Sue Thomas. Washington, DC: Alexander Graham Bell Association.

What's That Pig Outdoors? A Memoir of Deafness by Henry Kisor. Washington, DC: Alexander Graham Bell Association.

第八章

成人听力咨询的
考虑因素

Counseling Considerations for the

Adult Patient

Martha是私立听力中心的一名听力学家，从事该行业已有27年，她觉得自己非常了解听力损失带来的负面影响。在52岁时，她经历了一次单侧突发性极重度听力损失。尽管最终康复是很有希望的，但她发现自己被所经历的剧烈心理压力和不适打了个措手不及。"当我的听力学家朋友在解释结果时，尽管我了解阳性衰减（一项听力检查）意味着什么，但我当下能想到的是：我为什么没有提前购买医疗保险？现在我发现我大大低估了日常生活中患者遭遇的困难和情绪反应；我丈夫以前几乎总是待在我的左边——现在他必须作出改变，待在我的右边——我很不喜欢这样！这种经历最终会让我成为一名更好的听力学家，但现在我是一名患者，而不是专业人员，我真的沮丧而又悲伤。'没有人能理解我的感受'这些话不断冲口而出，我自己也非常惊讶。"

本书的读者多数为听力正常或接近正常的人，因此他们没有像这位听力学家所描述的听障患者经历。当然，没有人能真正了解另一个人的感受。但当患者告诉我们听力损失如何影响他们的生活时，我们可以尝试理解和表达同理。

听力学家已经把日新月异的计算机技术应用在听力诊断和助听设备的技术进步中。然而，是否能够提供有效的患者服务的重要性要远远大于技术进步的重要性。听力康复服务的成功取决于我们是否能够深入地了解听障患者，以及在听力康复过程中我们与患者互动的方式。本章旨在帮助我们了解成年患者对听力损失的看法，这样可以增强听力学家与患者沟通的能力，以面对那些尚未准备好接受助听器和开展听力康复的患者。该章的内容也为下一章打下基础。

学习目标

阅读本章后，读者应该能够：

- 定义"助听器效应"，描述听障患者存在的负面自我认知会如何影响社交。
- 区分听障患者经历的三种压力，并描述两种应对压力的机制。
- 模拟使用自我评估工具来解决自我认知问题或讨论患者的压力。
- 描述为什么同理是咨询师需具备的一个重要特质，并提供三种可能干扰同理的行为。
- 描述听力咨询在其他相关障碍中的应用。

8.1　听力损失对自我认知的影响

患者听力损失的确诊不仅确认了患者听觉系统的改变，还给患者的自我认知带来很大的压力。这种压力不能被轻视，因为它通常是患者不愿寻求听力帮助的原因之一。因此，听力学家需要考虑患者是如何发展和维持其自我认知的，并了解听力损失如何影响患者的心理平衡水平和幸福感。

8.1.1　自我认知的挑战

你可能还记得在6.2.3节中讨论的自我认知的早期发展，养育我们的人会影响我们每个人的自我认知。然而，自我认知并不是不可改变或一成不变的。在童年、青春期以及成年期的多个阶段，每个人都面临着接受或抵触早期影响因素的决定。抵触的心理代价可能会有些痛苦，成年人经常寻求心理支持，帮助他们理解他们的意识和潜意识里经历的挣扎，就如以下情景所描述的：

患者的自我认知不仅会因为抵触早期来自家庭的影响而发生变化，也会因为生活中的事件而改变。听力损失的发生就是这样一个事件，可能会显著改变患者的自我认知。

Santos先生是一位成功的商人，他有一个日渐壮大的家庭，同时他要承担越来越多的责任。37岁时他开始担心攀爬梯子、开车以及其他风险极小的活动。最终，他限制自己开车不能超过16公里每小时，而且在开车时出冷汗。在一位心理学家的指导下，他回忆起在儿童时期患风湿热后，他的父母立即限制他的活动，以确保他健康和安全。他不被允许参加大多数孩子参与的活动，特别是体育活动，以避免被伤害的可能。现在，作为一名成年人，在生意和生活中取得成功自然意味着要承担日常风险，但是"小心谨慎"的习惯却给他带来了焦虑和困惑。现阶段事业有成的成年人的自我认知与他成长过程中对自己的认知不一致。

▶人到中年，这位成年人不得不决定放弃他父母早期处于好意的过度保护，并相信以自己的能力来管理风险及其后果。

8.1.2 听力损失确诊后自我认知的改变

基于第6.2节和第6.3节中关于自我认知的原则，让我们假设有一位已经注意到自己听力问题日益加重的患者。当他的听力发生变化时，以及当他的听力损失得到确认后，他的自我认知的客体我（Me）和主体我（I）都会发生改变（图8.1）。在主体我层面上，现在患者的身体描述包括听力损失，并且其外观将包括佩戴助听设备。他的社交关系可能已经因为听力问题的加剧而变得紧张，他的性格可能因为压力而变得沉默寡言，还可能产生极具防御性的攻击性言行举止。在客体我层面上，他对自己作为"始终如一"的个人连续性的认知已被动摇。

客体我（Me）

- 客观身体特征

    我有听力障碍，我是助听设备的潜在用户。

- 社交特征

    我的人际关系和承担的角色，甚至我的性格，都因为我听力问题而产生了变化。

- 认知特征

    我如何解决问题将影响我康复的成功性。

主体我（I）

- 意识到人本身对生活事件的影响

    我可以被动，也可以主动做出改变来改善我的生活质量。

- 意识到个人生活的独特性

    我的听力损失对我的生活有着独特的影响，与其他人区别很大。

- 对个人完整性的认识

    我不再是一个听力正常的人。

图8.1 与听力损失和听力康复有关的自我认知

对大多数人来说，这些变化都是重要的。改变对于个人来说是不容易的，而适应我们对"我们是谁"的认知可能是人生中最艰难的变化之一。Shames（2006）提醒我们："放弃我们是谁或我们曾经的行事方式可能会带来恐惧和痛苦：过去曾经的痛苦和对未来的恐惧。"

虽然改变自我认知存在困难，但听力学家在管理这些变化方面并不缺乏资源。正如在第6.2.1节中讨论的那样，主体我的认知特征可以在听力康复中得到运用（"我可以做出积极的选择，学会适应新的状况"）。在客体我方面，一个人可以体会到如何为自己的最佳利益而奋斗的力量。改变自我认知的过程对每个人来说都是独特的。

8.1.3　与自我认知相关的助听器耻辱感

正如之前提到的，遗憾的是，听力损失的诊断可能产生双重打击效应：首先是接受令人困扰的负面消息，即自己的听力正在恶化；其次是了解到唯一的康复方法可能是借助一个可见的假体设备（如助听器）。对于许多患者来说，后者提及的经历（佩戴不美观的助听设备）超出了他们的接受范围。戴助听器的患者可能会遭遇长期存在的社交羞耻感。早在 1977 年，Blood，Blood 和 Danhauer 共同将其描述为"助听器效应"。这些研究人员发现，当他们向受试者展示佩戴和未戴助听器的个人形象时，配戴助听器的人在智力、成就、个性和外貌方面的评分明显较低。

92 岁的 Thornton 先生，知道了自己曾经非常灵敏的耳朵已经衰退，现在患有双耳中度听力损失。鉴于他对社交沟通的担忧，听力学家建议他使用助听器。他低头看着地板，沉默了 20 秒钟，轻声说："我一直认为助听器只是给老年人用的。"他叹了口气，抬起头来，挺直了腰，说："我们下一步要怎么做？"

▶ 在那短短的几个瞬间，这位患者的自我认知经历了明显的调整。相比之下，其他患者可能需要更多的时间。

对许多成年患者来说，接受自己需要听力康复的事实与他们的自身形象以及这种认知如何影响他们的自我认知密切相关（Clark，2000）。我们的文化崇尚青春和健康，当我们失去这些宝贵的特征时，我们可能会担心别人会如何接受我们。如果患者认为助听器是衰老的典型特征，那么我们要求他们接受使用助听器的建议可能会立即与他们内心渴望保持青春形象的愿望发生冲突。这种由污名引发的身份威胁（参见 Gagné，Southall，& Jennings，2009）可能在任何年龄段发生——我们中的许多人都遇到过体弱的老年人，他们看起来确实已经老了，但仍然渴望隐蔽式的助听器。希望建立一个年轻的身体形象是正常的心理想法，通常也是健康的。只有当它妨碍实现某个期望的目标时，它才会变得消极和负面。

我们在与患者沟通时，很重要的一点是，不要让他们觉得那些植根于正常人的虚荣心是合适的。我们怎么能妄自尊大地告诉别人，因为听力损失而感到尊严受损是不合理的呢？或者说，因为听力损失而感到悲伤是不合适的呢？正如在第一章中讨论的，当我们这么做时，实际上是在说我们的患者不应该有这样的感受。相反，我们应该表现出愿意接纳患者忧虑的感受，并根据 Rogers 所倡导的咨询师特质，以接受与患者目标一致的方式对患者作出回应。将情感植根于当下的感受，并没有绝对的对与错。

患者对自我认知的紊乱会引发患者对来自他人的看法的担忧。已有研究表明，患者对于给他人留下负面印象的担忧实际上可能会影响患者展示自己的方式。一项有趣的研究结果显示（Doggett，Stein，& Gans，1998），佩戴助听器的女性在陌生的评估人眼中展现的自信、友好和智慧程度都要低于没有佩戴助听器的女性。然而，这项研究的特别之处在于，参与评估的陌生人甚至都没有注意到患者配戴的助听器。由于评估员并未在助听器和个人品质之间建立直接联系，因此，研究人员得出结论，负面评价很可能源于助听器佩戴者所展现出的自我形象。

事实上，有些患者在开始使用助听器时确实会产生负面的自我形象，至少在他们适应助听器的过程中是这样。如果这是真的，那么听力学家就应该能为患者提供很大的帮助。听力学家的做法是告诉患者适应助听器需要一个过程，尤其在患者调整过程的早期阶段，听力学家开诚布公地将这种可能性作为患者预期的一部分（见图 8.2）。那些最初可能感到气馁和不适的患者将了解到这通常是"学习曲线"的一部分，并从中受益，而且这是一种暂时的经历。

适应力强的患者更有可能接受助听器使用的"社会成本"；而适应力较差的患者可能需要更多的听力康复支持（David，Zoiner，& Werner，2018；Garstecki & Erler，2001；Hetu，Jones，& Getty，1993）。Kochkin（2012）发现，助听器的耻辱感或使用助听器的社会成本仍然是阻止听障患者获得助听器的主要社交心理问题之一。David 及其同事（2018）报道称，患者感知到的自我耻辱感与助听器的尺寸大小和可隐蔽性紧密相连。这敦促听力学家关注患者的这种担忧，并采取干预措施以减轻患者自我感知的耻辱感。通过认知咨询方法（第3.3.3节）探讨助听器使用的社交成本，结合激励性盒子工具（第9.3.4节），可以帮助消除患者的自我耻辱感知，并引导患者做出合适的沟通管理决策。第3.4.3节中讨论的行为咨询可以被进一步用于在日益困难或具有威胁性的社交情境中引入患者听力损失管理或应对策略（第12.4节）。这种方法可以帮助减少在不断发展的自我认知中患者面对自我形象方面的威胁时所经历的压力（Gagné，Southall & Jennings，2009）。

给助听器用户的提醒：

当你适应了助听器以后

♥ 你可能会觉得：
　○ 更有意识
　○ 不舒服
　○ 不像平常的自己

♥ 这些反应是：
　○ 预期内的
　○ "学习曲线"的一部分
　○ 暂时的！

图8.2　给助听器用户的提醒：助听器早期适应过程中给患者的建议

8.2　咨询应用：讨论听力损失对个体生活的影响

男性常常被认为比女性更关注身体形象。无论对错，一些男性认为自己是更强壮的性别，任何可能威胁到这种自我形象的事情都使一些男性患者产生非常大的困扰。有时候我们可以感觉到自我形象是一个潜在的问题，尽管这种担忧可能没有被明确表达出来。一个能够让这个问题浮出水面并可以公开讨论的表达方式可能是："我们总是想要呈现最好的自我形象，这很正常，你觉得对吗？"如果我们展示出对患者感受的接纳，医患之间的讨论就会变得更加坦诚，并且会带来更多有益的进一步行动。

就像我们探讨其他基于信念或态度而又阻碍康复进展的问题一样，运用认知咨询原则来解决自我形象问题可能会有所帮助（参见3.3.2节）。在这种情况下，我们可能想要询问患者以下几个问题：

- 如果你在熟人面前佩戴助听器，你认为他们会说什么？
- 你预期别人会以哪种不同的方式对待你？
- 如果他们说了你害怕听到的话（或者对你的态度与你预期的不同），那会让你感觉如何？

我们对身体形象的探讨通常会促进患者接受助听器和其他听觉辅助设备的使用。

听力学家在努力提高患者的听力康复动机时，为患者提供一种有利于进一步探索的心理环境可能会有所帮助。对于一些患者来说，谈论听力损失对生活的影响可能并不容易。为了提供这样的机会，我们可以利用现有的自我评估工具作为这种谈话的跳板（见照片8.1）。其中一种工具是Denver自我评估量表（请参见附录8.1，其他自我评估工具的示例参见附录8.2、8.3、8.4、9.1和9.2），它可以帮助患者谈论自我认知方面的问题。该工具有25个问题，分为四个子部分：家庭、自我、社交体验和一般交流体验。当患者考虑量表中的项目时，他们会考虑到以下有关自我认知的表述：

- 因为听力损失，我不是一个外向的人。
- 因为听力损失，我不是一个冷静的人。
- 因为听力损失，我倾向于对生活持消极态度。

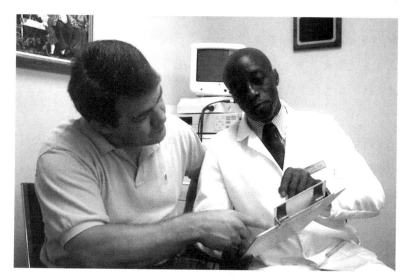

照片8.1　谈论听力损失如何影响一个人的生活对于一些患者来说并不容易。为了增加患者在这些交流中的舒适度，可以采取以下措施：在使用自我评估问卷时，不要坐在桌子后面对着患者，而是坐在他们旁边，进行交流

患者根据一个5分制的评分表对问题进行回答，分别是从"非常同意"（5分）到"极度不同意"（1分）。对于这种类型的陈述，评分制的回答可以帮助我们了解患者的自我认知受到了什么影响。

听力学家：Barton先生，这份问卷评估了你的听力损失对家人、朋友和您自己的影响。您"非常同意"您的听力损失让您感到"不冷静"，并让您产生对生活的消极态度。您觉得这些是新的变化吗？在听力发生变化之前，您更加冷静和乐观吗？

Barton先生：是的，我之前没有这样想过，但我肯定不像以前那样了。这比我想象的困扰还要大。我一直对我的孙子孙女发脾气，甚至对他们的看望几乎感到是一种厌恶，尽管我很爱他们！我希望他们认为我是和蔼可亲的爷爷，而不是一个大坏蛋。

▶ 随着时间的推移和患者的听力改变，他可能没有完全意识到自己的性格也正在发生变化。当我们让 Barton 先生反思他最近的变化时，我们就为这位患者提供了改善当下状况的动机。

除了理解听力损失对个体自我认知的影响之外，了解听力损失对患者本人、患者的沟通伙伴以及患者在家庭和社会中的互动也很重要。通过直接与我们的患者和其家庭成员进行这些问题的探讨，可以采用个人或小组的方式进行。

重点提醒

与助听器使用相关的个人和社会羞耻感至今仍然存在，这是听障患者购买和使用助听设备的主要障碍（Kochkin，2012）。未能预先解决这个问题（详见第九章，第9.3.4节）通常会阻碍听力学家为患者提供所需的帮助。

8.3 沟通伙伴对听力损失负面影响的认知

在获得或维持患者听力康复的动力方面，我们应该努力让患者的家庭成员参与康复过程。听力损失会在听障患者想要倾听他人和沟通伙伴想要被倾听时造成困难。如果没有沟通伙伴第三方，听力损失就不会那么具有破坏性。因此，听障患者生活中的家人和朋友必然成为康复过程中的重要参与者。

双方都能够认识到听力损失对彼此的影响非常重要。当第三方积极参与早期的听力问题讨论时，患者更容易谈到从助听器中获得的益处，这可能是因为第三方提供的慷慨支持（HooverSteinwart，English，& Hanley，2001）。然而，沟通伙伴参与听力康复过程的时间却不到30%（Stika，Ross，Cuevas，2002；Clark，Huff，& Earl，2017）。

当然，第三方需要认识到助听器通常只能帮助听障患者恢复失去的约一半的听力，因此存在一定程度的残余问题（见表12.2）。他们还需要理解言语识别听力下降的危害，并且要明白，如果他们的亲人在理想的听力检查环境下只能理解80%的单词，他们不能期望在现实世界中听障患者能得到完美的言语识别能力。双方都需要了解来自说话者、倾听者和环境方面阻碍有效沟通的因素（见表13.1）。同样重要的是，患者需要意识到沟通伙伴在将信息有效地传递给听障患者时所面临的困难（Clark，2002a）。如果沟通伙伴没有通过第十三章中提及的康复小组讨论了解听力损失的影响，那么这些信息需要由听力学家进行逐个传达（见第十二章）。

Sanders夫人不明白为什么她的儿子在适应听力损失方面有很大困难，她抱怨道："这么多年过去了，他仍然在句子末尾降低说话音量。他知道如果他这样做，我会听不到句尾在说些什么。"

当Sanders夫人抱怨她的儿子没有时刻考虑她的听力需求时，听力学家回答说："您似乎感到沮丧，因为您的儿子并不总是考虑到您需要他做的事情。也许这样考虑会有所帮助：无论您提醒儿子慢下来、清晰地讲话、重新表述或不要在句子结尾降低音量的次数有多少，他都可能会忘记。我们每个人都有多年养成的说话习惯，您的儿子也不例外；他的习惯在与其他人交谈时非常成功，但在与您交谈时就有所不同。他只是个普通人，难免会有不足的地方。您的工作是不断提醒他。"

▶ 提出她儿子的"说话习惯"可以帮助Sanders夫人减少对儿子感到不满和反感的情绪，将这与她的儿子分享也会有所帮助。然而，重要的是患者儿子要理解，这并不是免责的借口，不应该因此免除努力改善与母亲交流时说话习惯的责任。

听力损失带来的沟通困难不仅对听力障碍患者本人，也对沟通伙伴存在影响。听障患者通常无法完全认识到自己的听力损失对他人的影响。事实上，听力损失不仅会对听障患者的生活质量产生负面影响，还会对沟通伙伴的兴趣爱好和可能遇到的社交问题产生显著的负面影响。通过直接针对这个问题进行自我评估，可以增强对这种影响的认知（见附录8.5）。

8.4 听障患者应对压力的策略和咨询方法

　　成年人面对获得性听力损失时，不仅需要适应自我认知的改变，同时还需要应对长期面对沟通问题所带来的压力。压力往往是我们日常生活中不可避免的一部分。对于某些人来说，导致压力的因素可能会成为日常生活中无处不在的一部分。对于那些有获得性听力损失的人来说，听力损失本身可能是导致压力水平升高的主要因素之一。

　　除非我们个人经历过听力损失，否则很难完全理解患者所经历的长期压力。1956年，Selye将压力定义为个体在面对突发危机或长期压力源时所处的"损耗状态"。由于听力损失是一种持续存在的生活问题，会伴随着社交紧张和威胁、改变一个人的自我认知的可能性（McLean & Link，1994），因此它可以被视为一种慢性压力源。持续的听力问题可能会导致患者感到极度挫败、愤怒甚至绝望。

　　听障患者会经历三种压力。第一种是日常生活中应对受损听觉系统的努力，例如努力理解别人说话的内容；第二种是适应新的自我认知所带来的压力；最后一种，个体必须应对社会对残疾人的对待方式所带来的生活压力。他人的看法、态度和反应都是有很大影响力的。作为社会性动物，我们会关心、担心和受到周围人的正面或负面反应的影响。社交环境可以缓解或加剧人们对慢性压力源（如听力损失）的反应（Harvey，2001）。发展心理学家报告称，当大多数人进入50岁时，他们会变得不那么关心他人的看法（Marcus & Herzog，1991；Sneed & Whitbourne，2005）。难以置信的是，我们仍然碰到很多50多岁的患者坚持说"我要隐蔽式的助听器"。因此，除了面对受损听觉系统的困境，患者还面临两种其他压力：他们必须处理自己对听力损失的情绪反应，并决定如何看待社交中对听力损失的接纳度（见图8.3）。

- 使用受损听力来理解言语信息

- 适应新的自我认知

- 适应社会对听障患者的反应

图8.3　听力障碍的三方面压力

8.4.1 应对听力损失的长期压力：两种策略

成为听力受损者最困难的事情之一就是我经常感受到压力和焦虑。我的神经总是处于紧张状态，断断续续的睡眠，而我几乎每天都会头痛。我丈夫告诉我日子要一天一天地过，但最近感觉好像几天累积的痛苦一下子迸发出来！我很害怕，感觉孤独无助，好像没有人能真正理解这种感受，包括我丈夫。我希望这不会发生在我身上。（Harvey，2001）

当人们不断地需要应对压力时，他们往往会使用两种应对模式之一：警觉或休息。生活中有听力损失的患者需要保持高度的心理和身体警觉，以便快速检测、处理和响应不可预测或难以感知的听觉输入信号。由于这种高强度的注意力状态很容易让人疲惫，患者经常采用一系列策略来获得休息，以节省并恢复精力（Gottlieb，1997）。例如，听障患者可能会通过暂时退出社交互动和/或关闭/摘下助听器来休息。

作为一个孩子，我经常很难忍受晚餐的时光，家人的交谈让我感到很疲惫。我唯一想要的就是去我的房间，关掉灯，蜷缩在床上，闭上眼睛。在黑暗中，我可以暂时不再需要应付压力，我可以放松自己。（Blatchford，1997）

虽然这对一些患者的健康可能是必要的，但这些行为通常被误解为缺乏对沟通伙伴的兴趣。这种误解进一步加剧了患者的压力。

8.4.2 咨询方法：和患者讨论压力

听力受损的患者经常会主动向我们描述他们正在经历的压力："我感到十分疲惫，不知所措"或者"听力问题让我无法工作"。我们可以用"听配能（listening effort）"的概念来解释这些经历，尽管我们对这种"心理工作负荷"的子类型（Cain，2007）的理解仍然有限。简单来说，我们知道听觉始终需要一定的注意力和努力；当患者听觉系统受损时，注意力和努力的程度必须增加，导致能量消耗、疲劳和压力增加。Marinelli（2017）采访了一组成人听障患者小组，发现"听配能"是小组参与者共同的体验。然而，患者可能不熟悉这个术语，需要我们提供支持以帮助他们理解这个概念及其带来的影响（如挫败感、自我怀疑、悲伤）及提供应对策略。我们的咨询工作不仅应该包括对这些经历的临床解释，还应该表达对这种持续存在的现象的同理。偶尔暂时摆脱"听力压力"，这是一个需要与患者及其家人讨论的重要咨询问题（见图8.4）。

如果患者没有提供关于听觉疲劳或努力的相关信息，使用自我评估工具（例如Alpiner-Meline听力康复筛查量表，见附录8.2），可以让听力学家与患者谈论压力和听力损失。该量表第一部分包含9个直接考虑压力和应对技能的表述，包括：

给家人的提醒

因为你亲爱的家人患有听力损失，你可能会觉察到：

♥ 你亲爱的家人需要集中注意力去听声音（这是一种叫做"警觉"的应对策略）。

♥ 这种注意力的集中是很辛苦的！

♥ 你的家人可能偶尔会为了放松而选择不听（这是一种叫做"喘息"的应对策略）。

图8.4 对家属的提醒：警觉和休息的应对策略

- 当我无法理解对话时，我感到非常沮丧。
- 我的听力损失干扰了工作。
- 由于听力损失，我在工作中感到压力更大。

患者以5个级别的评分进行回答，从"总是"到"从不"。当患者对这些类型的回答为"总是"或"通常"时，我们可能非常需要跟他们聊一聊正在经历的压力。

听力学家："Soo博士，您说因为听力损失总是感到工作压力，并且这影响了您的工作表现。你听起来压力非常大。"

Soo博士："压力一词无法形容。你知道，我是一名大学教授，但你可能不知道我在大型讲堂里教授历史。而在过去一年左右的时间里，我无法听清学生的问题，这让我感到非常焦虑。"

听力学家："您是如何应对这种情况的？"

Soo博士："很糟糕。我一直假装没有看到他们的举手，或者假装说我们没有时间回答问题，要求他们通过电子邮件与我联系。但我过去一直享受与学生互动的过程，并讨厌自己因此与他们隔绝。我已经不再是一名出色的教师，我怀疑在即将到来的教学评估中我会收到学生的投诉。"

▶Soo博士开始意识到她试图通过"掩盖"自己的听力损失而造成的问题。一旦这些问题被发掘出来，她就能更好地接受挑战并帮助自己进行听力康复。

8.4.3 老年化带来的压力

除了听力损失所造成的压力和心理影响，人们因为自我认知改变为"听障患者"而产生的心理影响之外，患者还可能因为自身老年化过程而产生压力。由于生理、心理和社交变化所引起的压力会影响老年患者以及他们的家人和照顾者。第10.3节将详细讨论这个重要话题，以及在临床中如何接诊老年听障患者。

8.5 听障患者的脆弱感和孤立感以及咨询方法

各种压力源，包括听力损失，都可能使个体产生脆弱感和孤立感。虽然将听力损失作为这两种感觉的潜在原因加以处理可能会有所帮助，但听力学家也可以提供除助听器验配之外的更多帮助，以帮助患者更接近正常状态。

8.5.1 脆弱感

如果我们总是考虑生活中的所有风险，可能会发现自己被恐惧所淹没。为了能够继续生活，我们表现得好像自己是无敌的，危机和损失不会发生在我们身上，尽管它们肯定会发生在其他人身上。

当危机或损失发生时，我们那种自我保护的无敌感就被打破了，我们开始意识到我们的生命非常脆弱。失去那种无敌带来的安慰后，我们可能会感到恐惧、困惑和不安。

患有慢性听力损失的人面临的压力可能会诱发他无法承受的脆弱感（Luterman，2008），成年人和那些可能会在年老后需要照顾的人经常表达出这种脆弱感。专业人员需要仔细倾听才能感知到这种情绪，因为患者及其照顾者不太可能直接说出"我感到脆弱和害怕，周围充满了风险和危险"，相反，我们可能会听到与舒适度、焦虑或担忧有关的关键词：

- 我不喜欢别人能看到我佩戴助听器。
- 我担心当我母亲需要我时，我可能无法在她身边。
- 一想到自己听力不好，我就感觉我老了。
- 如果我的听力变得更差，我还能在紧急情况下打电话求助吗？
- 我变得非常敏感，因为我听不到别人靠近的声音——他们就突然出现了。所以我从车库入口走到停车位的路上时很担心，感觉不安全。

• 我担心自己无法理解医生告诉我的相关药物的使用说明。

虽然在突发危机之后，一个人的无敌感通常会恢复。但对于像听力损失这样的慢性病情是否也如此，我们并不清楚。

8.5.2 孤立感

听力损失的压力也会导致个人远离家人和朋友来寻求缓解，有时会造成社交孤立。Crowe（1997）指出，孤立既可以是身体状态，也可以是情绪状态。偶尔的身体隔离将提供必要的喘息机会（请参见前文引用的描述了一个妇女在与家人共进晚餐后回到房间的情况），但情感孤立并不是人类喜欢的状态。听障患者经常遭遇情绪孤立，即使他们与朋友和家人坐在同一个房间里。由于他们无法跟上身边的对话，他们仍能感到孤独，仿佛置身于荒岛上。患者可能没有完全意识到这种情况，而家庭成员更不可能理解它。因此，当我们与患者谈论听力损失的影响时，需要讨论这个话题。

虽然相关讨论很少，但已有研究证明听力损失对婚姻关系的亲密度会产生孤立的影响。当沟通变得"太麻烦"时，或者当一方为另一方承担"助听器"的角色时，或者当社交活动减少或消失时，已婚夫妇会感到紧张和距离感。听障患者的配偶常常反映很大的压力、怨恨，以及因感觉"不被关注"而受伤害的情况（Hetu et al.，1993）。听力学家观察到已婚夫妇之间的紧张关系并不罕见，虽然我们不承担婚姻顾问的角色，但我们可以通过认同患者的困难，并促进"团队方案"来解决他们的共同问题。我们观察到，同样的团队方案在老年患者和他们的成年子女之间出现压力时也很有帮助。

8.5.3 咨询方法：讨论患者的感受

成人听力障碍筛查量表（HHIAS）（请参见附录8.3a）可以作为讨论患者对听力损失的情绪反应的发起点。这个自我评估工具的筛查版本只有10个问题，其中5个问题涉及患者对听力损失的情绪反应，如：

- 听力问题是否会导致您在结识新朋友时感到尴尬？
- 听力问题是否会导致您在与家人交谈时感到沮丧？
- 听力问题会导致您与家人发生争执吗？

患者采用3个选项进行回答：是，有时，否。听力学家审查患者的回答并提出跟进的开放性问题，这样的做法可以创造机会，帮助患者探索他们的听力损失对情绪的各种影响。

听力学家：Lewis先生，我很高兴再次见到您。六个月前，当您来这里的时候，您清楚地告诉我您只是想讨好您的妻子，而您个人并不对听力康复感兴趣。当时您似乎急于让就诊尽快结束。

Lewis先生：您的记忆很好，没错，我当时确实想让您快点结束。那天我有很多事要做。

听力学家：您可能还记得当时完成了一份简短的问卷调查（HHIA），关于您的听力是如何影响您的生活。您在每个问题上都答了"否"，最后写道："我没有听力问题"。（读取问卷并递给患者）

Lewis先生：（重新阅读问卷）当时，我肯定会说我没有听力问题！我被我妻子和孩子们烦透了，然后这个问卷让我感觉自己被逼入了一个死角。但在听力测试之后，你告诉我两只耳朵都有听力损失，这真的让我震惊了。这解释了很多事情……

听力学家：比如？

Lewis先生：比如，现在我会以完全不同的方式回答这些问题。当我听不清对话时，我确实会很容易感到烦躁。当我似乎被排除在谈话外时，我确实会感到紧张或有压力。整个情况总体而言都很让人心烦，就像这第17个问题所说的那样。我花了一些时间才意识到这一切，但现在我准备作出改变。

▶ 这位患者需要一些时间来整理和认识他的听力损失是如何影响他的生活质量。如果没有能唤起他的意识、引人深刻思考的提问，他可能不会产生这种认知。患者填写的量表问卷（如HHIA）中的问题对于抗拒康复的他来说比由专业人员拿着病历卡提出的问题威胁性更小。

8.5.4 认识到听力损失的严重危害

尽管针对听力损失的康复最常从患者个体角度开展，但我们必须认识到其影响远远超出了听障患者本身。夫妻曾经共同享受的社交活动现在可能会被一方或双方回避，这对夫妻间的关系产生不利影响。丈夫鼓励妻子："今晚你和那群人一起去吧，我知道我到那里后听不好，你该好好休息一下。"他可能没有意识到，在他拒绝的这个出行计划中，妻子能享受的一部分原因是他们能够在一起参加活动。

当听力损失加重且患者没有接受干预时，夫妻之间的早晚闲聊、谈话中的弦外之音和隐晦的笑话变得越来越少。听障患者为了试图跟上对话不得不花费更多的精力，其紧张和挫败感也在增加。当由于听觉疲劳而注意力涣散

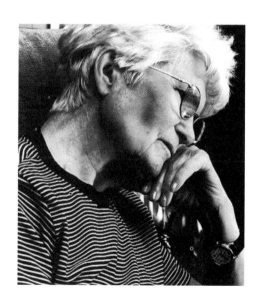

照片8.2　听力损失具有广泛的影响。Lewis先生的听力损失对他妻子的生活态度产生了显著的影响。附录8.5中的家属自我评估反映了一个人的听力损失如何影响另一个人

错过了一个关键问题时，听障患者会被指责为有"选择性听取""你只听你想听到的"，这样的说法令人痛苦，看起来很不公平。

听力损失可能对人际关系产生毁灭性影响，尤其对终身伴侣影响最大。这一问题可能带来的结果是，沟通不断破裂，曾经珍视的维系生命的亲密关系被逐渐侵蚀，双方都感到被孤立。

> 72岁的前汽车修理工Lynch和妻子一起来做听力测试。当Spence博士问他前来的原因时，他很快指出这是他妻子的主意。"多年来，你一直固执己见，所有的事情都这样，是时候做些什么了。"他的妻子很快反驳道。在听力测试前的谈话，以及随后的测试结果的讨论，Lynch先生和Lynch太太之间都有一些尖锐而恼火的交流。Spence博士想知道，如果这对夫妇在刚认识的人面前就是这样对待彼此的，那么家里的生活是什么样的。她最后说："我和听损多年的听障者一起工作过，听力损失有时就像一段关系中的裂缝，时间可以将这种楔子推得足够深，以至于很难记住在听力损失之前夫妻的生活是什么样的。你能从这个描述中看到自己吗？"
>
> Lynch太太在Spence博士开口后不久就低下头，现在她继续看着听力学家，双手交叉放在膝盖上。Lynch先生看着妻子说道："我们只是来这里做听力测试。"
>
> "好吧，那么让我们集中精力。如果您愿意，我们可以再次来看看听力损失的影响。我认识一个非常有能力的人，他可以帮助夫妻在听力损失造成麻烦后恢复生活。"

▶ 谈论听力损失对人际关系的影响可能会让人感到不舒服，尤其是对于年轻的听力学家来说。但是，当未经干预的听力损失的侵蚀作用清晰可见时，听力学家的确应该想办法引起患者和其家人的兴趣，以提供听力康复服务以外的服务。对于这对夫妇来说，在随后的访问中，Lynch太太重新审视了这个话题，Spence博士提供了当地家庭顾问的名字。正如第1.3.2节的重点提醒中所讨论的，听力学家应准备一份社区中可以转诊的专业人员名单。

8.5.5 当患者似乎失去了一切

很明显，听力损失对某些人的打击可能是毁灭性的，无论是个人还是更广泛的方面，紧张的沟通关系和孤立感向外扩散还会影响他人。但当生活使听障者感到完全失去目标或希望时，作为医疗专业人员，听力学家应该准备与有需要的患者进行对话，并指引他们向其他相关专业人员寻求帮助。这种情况在Bennett博士的下一个病人中出现了。

McLean先生在抵达听力诊所时显然不像平常那样。他以前愉快的态度被烦躁的行为表现所取代。他低头看着地面，回答简短，让Bennett博士怀疑她的患者发生了重大变化。她决定直接问他："McLean先生，我从未见过您这样。我们今天的整个互动似乎非常不同。请问发生了什么变化吗？"

McLean先生安静了一会儿，短暂地看了一眼Bennett博士，垂下眼睛，轻声说："Alice在两周前的车祸中去世了，醉驾的司机甚至没有受伤。生活是不公平的，她是我的全部。我不确定是否还有继续下去的意义。"

Bennett博士感到震惊："我无法想象失去配偶的痛苦。我知道你们俩有多亲近。"停顿一下后，她继续说："我很担心，你说你不确定是否还有继续下去的意义是什么意思？"

"哦，我不会结束自己的生命，如果你是问这个的话。但是我真的可以说我从未经历过这样的痛苦。"

Bennett博士伸出手，放在病人的胳膊上，"我知道有时候悲痛让我们感觉不可承受，我们可能永远无法恢复过来。我有一个丧亲辅导团体的电话号码，我想把它分享给您。"

▶ 类似Bennett博士进行的对话可能会让非心理学专业人士感到不舒服。但是与处于压力之中的患者正在经历的情感痛苦相比，这种不适是微不足道的。

根据疾病控制与预防中心的数据，自杀是成年人的第十大死因。听力学家可能希望他们不会遇到处于极重的压力或深度情感痛苦中的患者，但是这样的情况很可能在任何人的职业生涯中多次出现。当这种情况出现时，我们应该像Bennett博士一样准备好提供所需的指导。她意识到她的患者可能不会联系她提供的电话号码，所以她无疑会在第二天给McLean先生打电话，看看他的情况如何。

改编自：Wright-Berryman，2018

重点提醒

对于听力学家来说，不应将听力服务仅限于改善听觉功能。在更大的层面上，听力学家的角色是提高患者生活的整体质量。当需求出现时，我们有责任确保患者被引导至所需的资源和服务上，以确保患者在多个层面上实现更高的生活质量。

8.6　提高助听器/听觉辅助设备接受度的咨询方法

成年人中最常见的听力损失只能通过助听器和康复来解决。然而，就像有些人不愿承认听力障碍的真实存在和影响一样，许多人即使知道助听器的潜在好处，也不接受使用助听器。即使成年人已经在情绪层面上接受了他们的听力损失，他们仍必须面对并接受不完美的听力设备所带来的残余问题，以及必须使用助听设备，还有个人虚荣心问题。如何建立接受助听器所需的内在动力在第9.3节中会单独讨论。我们认为，那些患有中度和重度听力损失的人很少使用听觉辅助技术（又称辅助听力设备），这往往不是因为他们缺乏使用这些设备的动力，而是因为听力学家未向患者介绍这些设备。Clark、Huff和Earl（2017）报告说，只有不到15%的听力学家通常会讨论通过辅助听力器设备提供的帮助。听力需求清单是一个有效的方式，可以将辅助技术的讨论结构化（见附录8.12）。

8.7　介绍助听器的技巧

本文的主要目的不在于全面讨论助听器的正确使用、保养和维护方法。然而，我们应该了解对许多人而言，掌握助听器相关的信息可能是一项艰巨的任务。Tirone 和 Stanford（1992）报道，在向患者介绍的过程中，一分钟内可以传递多达五个"拆分信息"。如果听力学家能够记住第十一章中概述的患者教育原则，那么他们将受益匪浅。

8.8　平衡功能障碍、耳鸣和声音耐受性下降患者的情绪反应

本书的主要焦点是听力损失所带来的社会心理和情绪反应。然而，听力学的实践范围并不仅限于听力损失。平衡功能障碍、耳鸣和对响声甚至小声的耐受度下降等问题也有非生理学的因素。因此，如果我们未能在管理这些障碍的咨询式方法中包含考虑要点，那么我们将会犯错误。

8.8.1　平衡功能障碍患者的咨询

在美国，40岁及以上的成年人中，有高达35%之人曾经出现过前庭功能障碍，而随着年龄的增长，这个百分比显著增加（Agrawal et al.，2009；Agrawal，Ward，& Minor，2014）。虽然找到原因的平衡功能障碍通常是可以治疗的，但医生和听力学家的挑战在于帮助患者接受无法治疗的平衡功能障碍。前庭测试和康复是听力学家职业范围的一个重要组成部分，与听力损失相关的许多情绪问题也发生于平衡障碍。当平衡问题无法通过医疗手段治疗时，听力学家的责任就是帮助患者认识到残余问题和需要采取的保护措施。本文中讨论的以人为本的听力服务模式可为听力学家提供很好的帮助。

在诊断之后，听力学家会提供管理平衡功能的信息，有效的患者教育原则是医患对话的重要基础。听力学家为患者提供各种诊断检查的重要服务，

但是，此时疾病的病因常常对听力学家来说是未知的。只有当所有诊断和实验室结果与病史都完整后，在患者回到耳鼻喉科医生那里才可能确诊。那么在诊断时谁负责辅导平衡功能障碍患者呢？谁提供患者通常所需的个人调整咨询呢？正如Danhauer及其同事（2011）所指出的，防止跌倒的建议多多益善，听力学家必须在这个领域发挥积极作用。

> Karas先生访问了几次医生，也进行了一系列检查，他仍感到困惑和担忧。"我觉得当时没有人能真正了解我的感受，"Karas先生说，"我想这也是我家人的真实感受，我感到非常孤独。当听力学家告诉我有一个明确的、可记录的原因可以解释我的症状时，我如释重负地哭了。当时我不觉得她知道该如何处理我的情绪。"
>
> ▶ 这位患者的分享反映出一个事实，即对于平衡功能障碍患者，无论是诊断评估还是后续的信息提供和咨询，采取同理的方式都非常重要。

平衡功能障碍带来的社会心理和情绪困扰（参见图8.5）可能高度个体化，难以评估。就像我们倾听那些听障者的个人经历一样，我们也必须倾听其他疾病对我们患者当下的影响。与听力损失一样，自我评估问卷，如眩晕障碍量表（见附录8.6），可以帮助听力学家更加深入地了解平衡功能障碍对患者生活的影响。此外，自我评估问卷在治疗决策中也非常有用，因为它可以记录平衡功能得到的改善。

许多患者可能在寻找可靠的前庭功能康复服务上遇到困难，定期康复就诊所需的时间可能会影响患者的依从性（Yardley et al.，1998）。这可能促进了通过定制治疗进行定向家庭管理的康复模式的发展，Yardley和其同事的研究报告称这种方法可以增加患者的依从性。

患者对前庭功能康复治疗建议的依从性是常见问题（Desmond，2004；Yardley et al.，1998）。Desmond指出，通过有效的患者教育，患者能更好地了解自己的状况并减少引起症状的活动，从而减少恐惧，增加对治疗建议的依从性。

- 感觉自己被动变成了残疾人

- 家庭内外关系的压力增加

- 害怕独自在家或在公共场合感到尴尬

- 社交孤立和对曾经喜爱的活动受限

- 上述所有因素引起的抑郁

图8.5　平衡功能障碍对社会心理和情绪的影响

任何前庭康复方法的成功都在很大程度上取决于听力学家的咨询技能，且主要是在有效的患者教育技能方面，如第十一章所讨论的那样。为了确保患者时取得最大的成功，本文所涉及的所有咨询主题在同理中都占据着重要的位置。

8.8.2 耳鸣和声音耐受性下降的咨询

与管理听力损失一样，对于耳鸣和声音耐受力下降的治疗是否成功，很大程度上取决于医患关系以及患者接受的咨询服务。不幸的是，许多患者被医生告知耳鸣或声音耐受力问题无法治疗。这种不负责任的说法既不合适又不准确，却可能是处理这两种症状最常见的方法。

耳鸣可以广义地定义为在没有外部刺激的情况下在耳朵或头部内感受到的任何噪音。声音耐受力下降广泛分为两类：具体而言，听觉过敏（Hyperacusis）与环境声音的耐受能力下降有关，患者对环境声音的感知要比其他人强烈很多。相反，噪音恐惧症（Misophonia）的特点是对声音产生消极反应，这些声音可能具有特定的模式和/或意义，与声音的强度无关。患有耳鸣和/或声音耐受力下降的患者的需求超出了常规临床评估的范畴，通常来说，听力学家是最适合设计康复方案的专业人员。患者在确定不存在相关医学病灶后，就可以探索非医学途径以缓解症状。

作为听力康复专业人员，我们有责任处理听障患者听觉系统相关的需求，包括耳鸣和声音耐受性的下降。一开始可能仅仅是关于该疾病的初步患者教育（见附录8.8、8.9和8.10），同时转诊到更全面的康复管理。根据其受训程度和经验，也可以进行更深入的患者教育，配合定制的康复方案。无论采取何种方案，在第3.3节中讨论的咨询师属性都会在面对此类患者的咨询中发挥作用。

在接诊这些患者时，听力咨询的力量不能被低估。在一项耳鸣管理研究中，Bauer和Brozoski（2011）的研究结果表示，虽然直接干预耳鸣更大地减少了患者对耳鸣响度的感知和烦恼，但那些仅接受耳鸣咨询的患者也展现了显著的临床效果。具体而言，认知行为咨询方法被发现有助于减轻耳鸣症状并增强日常生活能力（Cima，Anderson，Schmidt，Henry，2014；McGuire et al.，2015）。在声音耐受性下降的治疗方面，相关研究结果也展现了同样积极的临床效果。

这些障碍没有直接的治愈方法，相反，康复方案的目标是减少对耳鸣本身的感知（如果这是主要症状）或减轻消极心理和情绪反应（参见图8.6）。患者接受和应对这些障碍的能力完全是因人而异的。听力学家需要通过大量的倾听与咨询，包括使用一些自我评估问卷（见附录8.7），尽可能深入地了解患者对这种障碍的感知。对这些障碍的康复通常采用双管齐下的方法：（1）提供掩蔽设备以减少听觉系统对耳鸣的过度关注，或者在听觉过敏的情况下帮助消除耳朵对嘈杂声音的反感，或者掩盖引起噪音恐惧症的"触发"声音；（2）提供患者教育和认知行为咨询，以帮助调整患者的想法和应对方式，将其置于更易康复和管理的位置。

通常，患者的主要关注点并不在于病症本身，而是对病症可能带来的后果的担忧。一旦全面评估排除了任何潜在的医学病灶，患者对病症的误解可能会被消除，这往往会缓解患者的担忧和焦虑，从而产生显著的治疗价值。

- 难以集中注意力或阅读

- 压力感、易怒、愤怒、困惑或沮丧的增加

- 抑郁和疲劳度增加

- 社交孤立和/或对曾经喜爱的活动受限

- 与家人和朋友的关系压力增加

图8.6　耳鸣和声音耐受性下降对社会心理和情绪的一些影响

　　Creswell先生是一名有经验的职业会计师，患有耳鸣超过15年。他有很长的非职业性噪音暴露史，主要是因为狩猎和骑雪地摩托。他的耳鸣似乎每年春天都会随着公司财政的压力和在安静的办公室里长时间工作而恶化。在牙医办公室等待时，他阅读了《读者文摘》上的一篇文章后，他想寻求全面的听力咨询和耳鸣评估，希望使症状得到一些缓解。在完成了听力和耳鸣评估之后，Creswell先生向听力学家重复了他之前的担忧，"我的家庭医生告诉我，耳鸣无法治愈。我只能忍受它，它会一直存在"。听力学家看着他，让他们之间的沉默停留了一会儿，然后回答道："这不是一个容易接受的消息。虽然耳鸣没有直接的治疗方法，但我们有很多手段来减少你的耳鸣症状，这样它就不会对你的生活产生如此负面的影响。"

　　▶第4.4.5节我们讨论了安慰患者而可能造成的问题。但是，有时候适当的安慰和保证是合理的。鉴于Creswell先生过去接受过不适当的咨询，听力学家保证耳鸣缓解是可以实现的，这是非常恰当的。

　　对于耳鸣的情况，听力学家要记住，耳鸣患者还可能经历听力损失和因此导致的交流能力下降等困扰。虽然患者会直接表达困扰他们的耳鸣问题和焦虑，但伴随着听力损失的交流障碍和相关的焦虑容易被掩盖。如果患者没有完全接纳听力障碍，这些焦虑可能会持续存在。听力学家有责任捕捉到患者潜在的自卑、无力感或自尊心受挫等与听力障碍相关的情感问题，我们需

要同时通过以人为本的咨询解决这些问题和耳鸣问题（Clark，1984）。

鉴于听力学家和患者之间的教育背景常常存在差异，因此听力学家和患者之间对病症的抱怨、康复方案和效果的预期可能存在不一致性。患者可能期望"治疗"后立即获得"治愈"。耳鸣或声音耐受性下降的治疗是复杂的，缺乏稳定性的，且基于不完整的科学理论。因此，患者通常对这种管理和康复方式不了解。此外，患者对康复方案的期望可能很快导致不满。Bernstein、Bernstein 和 Dana（1974）的研究中表示，医生在提供医疗服务时对效果的说明同样适用于听力学家管理耳鸣、听觉过敏或噪音恐惧症患者。

> 从医生的角度来看，好的医生要了解多种治疗手段及其后果，并系统地应用这些手段。从患者的角度来看，好的医生要行动迅速并在此过程中以最小的不适和痛苦治愈。由于患者可能不知道医学手段总是有限的，所以不容易理解医生的系统试错法。在患者看来，这种做法可以被解读为无能、不确定或未能充分应用医学知识。

显然，无论采用何种耳鸣管理方法，我们与耳鸣患者的互动都将高度依赖于以人为本咨询的技能。最常见的耳鸣管理方法基于神经生理学模型，该模型认识到交感神经系统和边缘系统造成了耳鸣的困扰。耳鸣管理的成功通常取决于患者教育的有效性，旨在揭开耳鸣的神秘面纱，从而使患者重新将耳鸣定义为一种无害的东西。这种重新定义会有助于打破导致耳鸣感知恶化的循环，因为这些感知对交感神经系统和边缘系统产生很多的不良影响。许多耳鸣管理的咨询是基于内容咨询（揭开耳鸣的神秘面纱）。如果听力学家采用本书第3.3.3节中讨论的认知咨询方法帮助患者改变他们对耳鸣的看法，将有助于增强治疗效果。

听力学家的咨询技能同样对听觉过敏和噪音恐惧症患者的康复至关重要。听觉过敏经常与耳鸣同时存在，它们没有确切的医学病理基础，大多数耳鸣患者报告他们的听觉过敏与其伴随的耳鸣同样或更令人不安（Reich & Griest，1991）。康复时应该先进行脱敏训练以解决听觉过敏的问题，然后再进行耳鸣管理计划。

无论采取何种方法来解决耳鸣或声音耐受性下降，听力学家对患者保持同理和积极的关注是至关重要的。大多数康复方案都需要提供大量的内容咨询，听力学家应该注意，患者不同的社交风格可能会影响其对信息的接受（有关社交风格和医患沟通，请参见第4.4节）。此外，听力学家应记住在第十一章中描述的患者教育原则，合理适当地提供新信息，并频繁检查患者对信息的接受情况。最后，我们必须记住，耳鸣和声音耐受性下降对一些患者的生活有极其负面的影响。Aazh 和 Moore（2018）建议，与这些患者一起工作的听力学家应该筛查患者的自杀倾向，并进行适当的转诊，特别是患者同时存在抑郁症状和耳鸣或声音耐受性下降症状时。

8.9　针对非器质性听力障碍的咨询

很不幸，人们仍然使用"装病"这个词来描述在行为听力评估中出现虚假或夸大的听阈值的患者的行为——伪聋。装病者是有意伪造身体或心理症状以获得某种预期收益的人。除非伪聋患者承认说谎，否则无法确定未解释的阈值提高的原因。

当然，对于听力学家来说，揭示非器质性听力损失并确定真实的听力阈值并不难。更大的挑战可能在于如何帮助那些并非有意伪装阈值，并可能表现出某些情感或心理障碍症状的患者（Peck，2011）。即使我们能确定真实的听力阈值，患者最初行为的潜在原因仍未得到解决，相关问题可能会持续存在。

正如 Peck 所指出的，如果受到专业人士关切的询问，人们经常愿意讨论一些心理问题，就像讨论身体问题一样。他建议使用以下语句筛查潜在的社交心理问题："我们经常看到一些患者，他们的测试结果似乎显示他们有听力损失，但后来发现是正常的。我发现有这种情况的患者通常在工作中或与同事之间遇到问题，或在生活中经历了不愉快或困扰。这适用于您吗？"他建议，如果患者的回答没有显示出社交心理问题，听力学家应该停止。但是，如果有问题，我们应该将患者转诊给心理咨询师（请参见第1.3.2节）。显然，听力学家的作用不应仅限于识别伪聋行为和找到真实的听力阈值。

8.10　针对人而不是疾病咨询

刚入行的听力学家常常担心如何解决特定的听觉障碍。事实上，咨询并非"针对特定障碍"或"针对特定危机"。我们鼓励读者查阅本章末尾的学习活动，特别是学习活动8.2。该活动要求我们反思我们提供的咨询，考虑如何面对不同的患者，他们可能患有多重残疾，即将进行手术（如耳蜗植入、骨锚式听力设备植入），有创伤性脑损伤和其他疾病或担忧。

无论患者面临什么问题，我们为其提供的咨询都有一条主线——以人为本。通过实践本书中介绍的以人为本听力咨询的基本理念和方法，您将能够更好地处理各种各样的患者和问题，这让听力学成为一个充满活力的专业。

总　结

听力学家应始终记住，提供个人调整咨询支持的目的是帮助患者朝着寻求听力康复的方向前进。听障患者遇到的康复任务不仅仅是找到改善听力的方法。许多患者很难适应新的自我认知，即作为一个不再完整和完美的人。患者的身份现在包括新的标签：听力障碍。消极负面的心理情绪反应是可以预料的，可能会造成看似不可逾越的心理障碍。Rogers（1979）认为，所有存在的生物都会努力改善自己的遭遇：

> 每个个体内部都拥有强大的能量，可以自我理解，改变自我认知、基本态度和提供自我指导，我们只要提供有利于安顿心理和情绪的良好氛围，这股能量就可以得到开发利用。

听力学家的角色是提供这种氛围或环境，使患者处理他们的情绪反应并"找到方法"改善他们生活质量。

本章中，我们考虑了如何帮助成年患者谈论可能伴随听力损失而来的压力，因为这种压力可能成为听力康复的障碍。我们提供了各种自我评估问卷，可作为进一步讨论的过渡，以帮助患者解决听力损失的压力以及可能伴随听力损失而来的脆弱感和日益孤独的感受。100多年前，Freud将这种支持称为"谈话疗法"，因为他观察到倾诉问题能够使问题更容易管理和解决。他不知道如何解释它，但最近的研究表明，当患者谈论他们的困难时，大脑中的神经元会重新组织它们的连接，以改善大脑对信息和情感的处理、整合和理解（Vaughan，1998）。我们作为"倾听者"的角色在临床上是极具有效性的。

我们可能会接触到各种范围内的疾病，包括平衡失调、耳鸣和听觉过敏，以及一系列并发的身体和认知障碍，这些会对我们所提供的治疗产生影响。到现在，读者已经看到了在我们与患者和其家庭打交道时的普遍原则和方法，它们是针对人，而不是针对他们所患的疾病本身。

讨论问题

1.描述自我认知是如何发展的，并说说当患者被告知有听力问题时，他的自我形象是如何可能会受到挑战的。

2.患者有哪些方式间接表示他们对助听器外观的顾虑？

3.患者用哪些方式显示听力问题所带来的生活压力？

4.你会怎么向患者和其家人解释"保持警惕"和"找时间休息"作为面对困难的方法？

5.在哪些方面，听力学家给不同听障患者的建议是相似的？

学习活动

8.1　应对"助听器效应"

当患者表示关心"我戴助听器会是什么样"的时候，听力师常用的策略是提出以下问题："哪个更明显——助听器还是听不见？"这个练习将要求您考虑这种策略的有效性。

　　•角色扮演。与学习伙伴一起，扮演以下场景：请学习伙伴扮演一个不情愿或抗拒的患者，提出上述问题，然后让学习伙伴回答："助听器更明显。"听力学家应该如何回应？尽可能想出更多的回应。

　　•转换角色。这次患者的回答是："我知道你希望我说听力损失，但对我来说那没什么意义。"听力学家应该如何回应？

　　•再次转换角色。这次患者的回答是："听不见更明显。"听力学家应该如何回应？

评估

当您扮演患者时，被给予这两种选择的感觉如何？

当您扮演听力学家时，鉴于三种不同的回答，请描述您的回应的性质。它们是否：

　　•承认了患者对自我形象和不断变化的自我认知的担忧？

　　•支持长期的整合与成长目标（正如2.1节中讨论的悲伤的阶段)？

　　•减少了患者的压力？

　　•帮助患者谈论对使用助听器的情感反应？

　　•对患者的担忧表示了同情？

附录 8.1　Denver 自我评估量表（Quantified Denver Scale）

1.我的家人对我的听力损失感到恼火。

　　极度不同意　1　2　3　4　5　非常同意

2.我的家人有时会把我排除在谈话或讨论之外。

　　极度不同意　1　2　3　4　5　非常同意

3.有时我的家人会为我做决定，因为我很难跟上他们的谈话和讨论。

　　极度不同意　1　2　3　4　5　非常同意

4.当我要求他们重复所说的话时，我的家人会很生气，因为我没有听到他们说的话。

　　极度不同意　1　2　3　4　5　非常同意

5.我不是一个"外向"的人，因为我有听力损失。

　　极度不同意　1　2　3　4　5　非常同意

6.与没有听力问题时相比，我现在对许多事情的兴趣减少了。

　　极度不同意　1　2　3　4　5　非常同意

7.其他人没有意识到当我听不见或听不懂时，我会感到多么沮丧。

　　极度不同意　1　2　3　4　5　非常同意

8.人们有时会因为我的听力损失而避开我。

　　极度不同意　1　2　3　4　5　非常同意

9.因为我的听力损失，我不是一个冷静的人。

　　极度不同意　1　2　3　4　5　非常同意

10.因为我的听力损失，我倾向于对生活持消极态度。

极度不同意　1　2　3　4　5　非常同意

11.我不像开始失去听力之前那样喜欢社交。

极度不同意　1　2　3　4　5　非常同意

12.因为我有听力障碍,我不喜欢和朋友一起出行。

极度不同意　1　2　3　4　5　非常同意

13.因为我听力有障碍,我犹豫要不要结识新朋友。

极度不同意　1　2　3　4　5　非常同意

14.我不像我开始失去听力之前那样喜欢我的工作。

极度不同意　1　2　3　4　5　非常同意

15.其他人不明白经历听力损失是什么感觉。

极度不同意　1　2　3　4　5　非常同意

16.因为我很难理解别人对我说的话,所以我有时会错误地回答问题。

极度不同意　1　2　3　4　5　非常同意

17.在与人沟通时,我无法感到放松。

极度不同意　1　2　3　4　5　非常同意

18.在大多数社交情况下,我感到不舒适。

极度不同意　1　2　3　4　5　非常同意

19.在嘈杂的房间里,我会因为无法与他人进行交流而不愿意尝试沟通。

极度不同意　1　2　3　4　5　非常同意

20.我不愿意在人群中发言。

极度不同意　1　2　3　4　5　非常同意

21.总的来说，我不觉得听人说话很放松。

极度不同意　1　2　3　4　5　非常同意

22.由于听力困难，许多沟通情景对我来说都是威胁。

极度不同意　1　2　3　4　5　非常同意

23.在和别人说话时，我很少关注别人的面部表情。

极度不同意　1　2　3　4　5　非常同意

24.如果我听不懂他人第一次的谈话内容，我会犹豫是否要让他们重复一遍。

极度不同意　1　2　3　4　5　非常同意

25.因为我很难理解别人对我说的话，所以我有时会发表不适合该对话的评论。

极度不同意　1　2　3　4　5　非常同意

资料来源：Schow & Nerbonne，（1980）。由康复听力学会（Academy of Rehabilitative Audiology）特别提供。

附录 8.2　Alpiner–Meline听力康复筛查量表（Alpiner–Meline Aural Rehabilitation Screening Scale：AMAR）

说明：

　　Alpiner–Meline听力康复筛查量表（AMAR）是通过识别三个方面与听力损失相关的问题来找到可能从听力康复中受益的成年人。这三个方面是：自我评估，视觉能力和听觉能力。

1.每个子测试都应在安静的房间里以面试的形式进行，并独立评分。

2.第一部分中的自我评估有九个问题，你需要根据你在这些方面的经验来选择"总是"、"通常"、"有时"、"偶尔"和"从不"中的一个选项。大多数情况下，你会选择"总是"、"通常"或"有时"，表示存在问题。选择"总是"表示遇到的问题最大。唯一的特例在第五个问题，"从不"表示遇到的问题最大。因此在第五个问题中，选择"从不"、"偶尔"或"有时"，表示存在问题。总体来说，根据你的回答，我们可以得出一个范围在0到9之间的问题数量，用来评估你的情况。

3.在第二部分的视觉能力测试中，句子会以面对面的方式呈现，距离大约是1～1.5米，讲话速度会适中或稍慢，并且没有声音。你需要口头回答，如果你能正确理解句子的意思或内容，会用被圈上的加号来表示正确。如果你没能理解句子，会用圈上的减号来表示回答错误。这样我们可以评估你的视觉能力。

4.在第三部分（听觉能力测试）中，会出现六个CVC或CV的词汇，你需要在两个词中选择一个并画圈。这些词汇会以现场发音的形式在一个安静的房间内呈现，距离大约是1.5米。为了避免视觉线索，测试员会将一张卡片放在嘴前10厘米左右的位置进行遮挡。如果你选择的答案不正确，就会在减号上画圈，表示回答错误。

5. AMAR 分数是第一部分的问题总数加上第二部分和第三部分的错误数。完成 AMAR

的测评、打分和结果解读大约需要15分钟的时间。

6.评分（根据现行标准）：

00 ~ 10 = 无需听力康复

11 ~ 13 = 可能需要

14 ~ 20 = 绝对需求

姓名：_____　日期：_____

出生日期：_____　年龄：_____

助听器状态（画圈选择）：无/单耳验配/双耳验配

助听器使用年数：_____

职业：_____

听力学家：_____

第一部分：听力障碍的自我评估

A = 总是 U = 通常 S = 有时 R = 偶尔 N = 从不

1.我觉得由于听力损失，我和周围的事情与世隔绝。　　　　A　U　S　R　N

2.当我无法理解对话时，我感到非常沮丧。　　　　　　　A　U　S　R　N

3.我的听力损失影响了我的生活。　　　　　　　　　　　A　U　S　R　N

4.由于我的听力损失，我倾向于避开别人。　　　　　　　A　U　S　R　N

5.人们一般都能容忍我的听力损失。　　　　　　　　　　A　U　S　R　N

6.我的听力损失影响了我与配偶的关系。　　　　　　　　A　U　S　R　N

7.我试图向同事隐瞒我的听力损失。　　　　　　　　　　A　U　S　R　N

8.我的听力损失干扰了工作表现。　　　　　　　　　　　A　U　S　R　N

9.由于听力损失，我在工作中感到压力更大。　　　　　　A　U　S　R　N

第一部分的问题数量 _____

第二部分：视觉能力

1.早上好。   ＋ －

2.你多大年纪了？   ＋ －

3.我住在（居住省）。   ＋ －

4.我只有一块钱。   ＋ －

5.门口有一个人。   ＋ －

第二部分的问题数量＿＿＿＿＿＿

第三部分：听觉能力

1.FEW   CHEW   ＋ －

2.FIT   KIT   ＋ －

3.THIN   FIN   ＋ －

4.THUMB   SUM   ＋ －

5.TIE   THIGH   ＋ －

6.KICK   TICK   ＋ －

第三部分的问题数量＿＿＿＿＿＿

资料来源：Alpiner，Meline，& Cotton（1991）。由康复听力学会特别提供。

附录 8.3a　成人听力障碍筛查量表（Hearing Handicap Inventory for Adults–Screener：HHIA–S）

说明：

　　该量表的目的是确定听力损失可能给您带来的问题。对于每个问题，请回答"会"、"有时"或"不会"。如果您因为听力问题而避免某种情况，请不要跳过相应的问题。如果您使用助听器，请根据没有佩戴助听器时的听力情况作答。

E1. 当您初次遇见他人时，听力问题是否会让您感到尴尬？

　　（　　）会　（　　）有时　（　　）不会

E2. 当您和家人交流时，您会由于听力问题而感到沮丧吗？

　　（　　）会　（　　）有时　（　　）不会

S3. 听力问题会让您与同事或客户沟通理解有困难吗？

　　（　　）会　（　　）有时　（　　）不会

E4. 您会觉得听力问题给您带来很大障碍吗？

　　（　　）会　（　　）有时　（　　）不会

S5. 当您走亲访友时，听力问题是否会给这些活动造成困难？

　　（　　）会　（　　）有时　（　　）不会

S6. 听力问题会让您看电影或戏剧表演时感到困难吗？

　　（　　）会　（　　）有时　（　　）不会

E7. 听力问题是否会导致您和家人发生争吵？

　　（　　）会　（　　）有时　（　　）不会

S8. 听力问题是否会使您看电视或听收音机产生困难？

　　（　　）会　（　　）有时　（　　）不会

E9. 您是否觉得听力方面的困难会限制或阻碍您的个人生活或社会交往？

　　（　　）会　（　　）有时　（　　）不会

S10.当您和亲友在餐馆就餐时，听力问题是否会给您带来困难？

（　　）会　（　　）有时　（　　）不会

回答"会"得4分；"有时"得2分；"不会"得0分。E代表情绪子量表中的一项，S代表情境子量表中的一项。

得分：

(E) _____ (S) _____ 总计 _____

资料来源：Newman，Weinstein，Jacobson，& Hug（1990）。经许可转载。

附录 8.3b　成人听力障碍与沟通伙伴筛查量表（Hearing Handicap Inventory for Adults–Communication Partner–Screener）

说明：

本筛查量表主要针对沟通伙伴。对于每个问题，请回答"会"、"有时"或"不会"。如果您因为听力问题而避免某种情况，请不要跳过相应的问题。

E1.当初次遇见他人时，听力问题是否会让您的沟通伙伴感到尴尬？

（　　）会　（　　）有时　（　　）不会

E2.当和家人交流时，您的沟通伙伴会由于听力问题而感到沮丧吗？

（　　）会　（　　）有时　（　　）不会

S3.听力问题会让您的沟通伙伴与同事或客户沟通理解有困难吗？

（　　）会　（　　）有时　（　　）不会

E4.您的沟通伙伴会觉得听力问题给他/她带来很大障碍吗？

（　　）会　（　　）有时　（　　）不会

S5.当走亲访友时，听力问题是否会给您的沟通伙伴造成困难？

（　　）会　（　　）有时　（　　）不会

S6.听力问题会让您的沟通伙伴在看电影或戏剧表演时感到困难吗？

（　　）会　（　　）有时　（　　）不会

E7.听力问题是否会导致您的沟通伙伴和家人发生争吵？

（　　）会　（　　）有时　（　　）不会

S8.听力问题是否会使您的沟通伙伴在看电视或听收音机时产生困难？

（　　）会　（　　）有时　（　　）不会

E9.您是否觉得听力方面的困难会限制或阻碍您的沟通伙伴的个人生活或社会交往？

（　　）会　（　　）有时　（　　）不会

S10.在和亲友一起就餐时，听力问题是否会给您的沟通伙伴带来困难？

（　　）会　（　　）有时　（　　）不会

回答"会"得4分；"有时"得2分；"不会"得0分。E代表情绪子量表中的一项，S代表情境子量表中的一项。

得分：

(E) _____ (S) _____ 总计 _____

资料来源：Newman，Weinstein，et al.（1990）。经许可转载。

附录 8.4a　老年人听力障碍筛查量表（Hearing Handicap Inventory for the Elderly–Screener：HHIE–S）

说明：

　　该量表的目的是确定听力损失可能给您带来的问题。对于每个问题，请回答"会"、"有时"或"不会"。如果您因为听力问题而避免某种情况，请不要跳过相应的问题。如果您使用助听器，请根据没有佩戴助听器时的听力情况作答。

E1. 当您初次遇见他人时，听力问题是否会让您感到尴尬？

　　（　　）会　　（　　）有时　　（　　）不会

E2. 当您和家人交流时，您会由于听力问题而感到沮丧吗？

　　（　　）会　　（　　）有时　　（　　）不会

S3. 当有人低声与您交谈时，您是否会有听力问题？

　　（　　）会　　（　　）有时　　（　　）不会

E4. 您会觉得听力方面的问题给您带来很大障碍吗？

　　（　　）会　　（　　）有时　　（　　）不会

S5. 当您走亲访友时，听力问题是否会给这些活动造成困难？

　　（　　）会　　（　　）有时　　（　　）不会

S6. 听力问题是否会导致您减少参加各类活动？

　　（　　）会　　（　　）有时　　（　　）不会

E7. 听力问题是否会导致您和家人发生争吵？

　　（　　）会　　（　　）有时　　（　　）不会

S8. 听力问题是否会使您看电视或听收音机产生困难？

　　（　　）会　　（　　）有时　　（　　）不会

E9. 您是否觉得听力方面的困难会限制或阻碍您的个人生活或社会交往？

　　（　　）会　　（　　）有时　　（　　）不会

S10. 当您和亲友在餐馆就餐时，听力问题是否会给您带来困难？

　　（　　）会　　（　　）有时　　（　　）不会

回答"会"得4分；"有时"得2分；"不会"得0分。E代表情绪子量表中的一项，S代表情境子量表中的一项。

得分：

(E) _____ (S) _____ 总计 _____

资料来源：Newman & Weinstein（1988）。经许可转载。

附录 8.4b　老年人听力障碍与沟通伙伴筛查量表（Hearing Handicap Inventory for the Elderly–Communication Partner–Screener）

说明：

　　此筛选旨在与通信合作伙伴一起使用。您应该为每个问题回答"会"、"有时"或"不会"。如果患者因听力问题而避免这种情况，请不要跳过问题。

E1. 当初次遇见他人时，听力问题是否会让您的沟通伙伴感到尴尬？

　　（　　）会　（　　）有时　（　　）不会

E2. 当和家人交流时，您的沟通伙伴会由于听力问题而感到沮丧吗？

　　（　　）会　（　　）有时　（　　）不会

S3. 当有人低声说话时，您的沟通伙伴是否会有听力问题？

　　（　　）会　（　　）有时　（　　）不会

E4. 您的沟通伙伴会觉得听力问题给他/她带来很大障碍吗？

　　（　　）会　（　　）有时　（　　）不会

S5. 当走亲访友时，听力问题是否会给您的沟通伙伴造成困难？

　　（　　）会　（　　）有时　（　　）不会

S6. 听力问题是否会导致您的沟通伴侣减少参加各类活动？

　　（　　）会　（　　）有时　（　　）不会

E7. 听力问题是否会导致您的沟通伙伴和家人发生争吵？

　　（　　）会　（　　）有时　（　　）不会

S8. 听力问题是否会使您的沟通伙伴在看电视或听收音机时产生困难？

　　（　　）会　（　　）有时　（　　）不会

E9. 您是否觉得听力方面的困难会限制或阻碍了您的沟通伙伴的个人生活或社会交往？

　　（　　）会　（　　）有时　（　　）不会

S10. 在和亲友一起就餐时，听力问题是否会给您的沟通伙伴带来困难？

　　（　　）会　（　　）有时　（　　）不会

回答"会"得4分;"有时"得2分;"不会"得0分。E代表情绪子量表中的一项，S代表情境子量表中的一项。

得分：

(E) _____ (S) _____ 总计 _____

资料来源：Newman，Weinstein等人（1988）。经许可转载。

附录8.5　听力障碍的影响——家属问卷（The Hearing Impairment–Impact—Significant Other Profile）

说明：

CS＝沟通策略；R&E＝关系和情感；SI＝社会影响评分：是的＝5分；有时＝2.5分；不＝0分。20至39分表示轻度第三方障碍，40至59分表示中度第三方障碍，60分或以上表示与听力损失相关的重度第三方障碍。

1.CS 你是否感觉因为他/她的听力问题，你总是需要大声说话？

　　　　是的　　　有时　　　不

2.CS 当你和他/她说话时，你必须确保他/她在看着你吗？

　　　　是的　　　有时　　　不

3.R&E 当你试图与他/她交谈但她/他无法理解你时，你会感到恼火吗？

　　　　是的　　　有时　　　不

4.SI 你觉得他/她的听力损失阻碍了你的社交生活吗？

　　　　是的　　　有时　　　不

5.R&E 不得不一直重复你对他/她说的话会让你感到疲倦吗？

　　　　是的　　　有时　　　不

6.CS 当你和他或她交谈时，你是否必须确保他/她可以看到你的脸？

　　　　是的　　　有时　　　不

7.R&E 他/她的听力损失会让您感到沮丧吗？

　　　　是的　　　有时　　　不

8.SI 你和他/她是否因为他/她的听力损失而避免社交聚会活动？

　　　　是的　　　有时　　　不

9.R&E 你认为他/她的听力损失是否影响了你们之间的关系？

　　　　是的　　　有时　　　不

10.R&E 你是否觉得与他/她的交流因为他/她的听力问题而变得更加费力？

　　　　是的　　　有时　　　不

11.R&E 你是否因为他/她把电视调得太大声而感到恼火？

　　　　是的　　　有时　　　不

12.SI 你们是否因为他/她的听力损失而避免去餐馆？

　　　　是的　　　有时　　　不

13.R&E 你是否觉得你们之间的亲密交流受到了他/她的听力问题的负面影响？

　　　　是的　　　有时　　　不

14.R&E 他/她听力问题会让你感到生气吗？

　　　　是的　　　有时　　　不

15.CS 你是否因为他/她的听力损失而不得不重复你说的话？

　　　　是的　　　有时　　　不

16.R&E 他/她听力损失会导致你们两人吵架吗？

　　　　是的　　　有时　　　不

17.R&E 你是否因为他/她的听力损失导致你越来越少说话？

　　　　是的　　　有时　　　不

18.SI 你是否觉得由于他/她的听力问题而导致难以享受社交聚会活动？

　　　　是的　　　有时　　　不

19.CS 当你需要和他/她交谈时，你不得不起身去找他/她吗？

　　　　是的　　　有时　　　不

20.R&E 你认为他/她的听力损失在你们的关系中造成了紧张氛围吗？

　　　　是的　　　有时　　　不

资料来源：Preminger，Meeks（2012）。经许可转载。

附录 8.6　眩晕障碍量表（Dizziness Handicap Inventory：DHI）

说明：

这个量表的目的是帮助识别您因为头晕或不平衡而可能遇到的困难。请对每个问题回答"是"、"否"或"有时"。请仅针对您的头晕或不平衡来回答每个问题。

P1. 向上看会加重眩晕或平衡障碍吗？

（　）是　（　）有时　（　）否

E2. 您是否会因为眩晕或平衡障碍而感到失落？

（　）是　（　）有时　（　）否

F3. 是否会因为眩晕或平衡障碍而限制您的工作或休闲旅行？

（　）是　（　）有时　（　）否

P4. 在超市的货架道中行走会加重眩晕或平衡障碍吗？

（　）是　（　）有时　（　）否

F5. 是否会因为眩晕或平衡障碍，使您上下床有困难？

（　）是　（　）有时　（　）否

F6. 是否会因为眩晕或平衡障碍限制了您的社交活动，比如出去晚餐、看电影、跳舞或聚会？

（　）是　（　）有时　（　）否

F7. 是否会因为眩晕或平衡障碍使您阅读有困难？

（　）是　（　）有时　（　）否

P8. 进行剧烈活动时，比如运动、跳舞；或者做家务，比如扫除，放置物品会加眩晕或平衡障碍吗？

（　）是　（　）有时　（　）否

E9. 是否会因为眩晕或平衡障碍，使您害怕在没有人陪伴时独自在家？

（　）是　（　）有时　（　）否

E10. 是否会因为眩晕或平衡障碍，使您在他人面前感到局促不安？

（　　）是　（　　）有时　（　　）否

P11. 做快速的头部运动是否会加重眩晕或平衡障碍？

（　　）是　（　　）有时　（　　）否

F12. 是否会因为眩晕或平衡障碍，而使您恐高？

（　　）是　（　　）有时　（　　）否

P13. 在床上翻身会加重眩晕或平衡障碍吗？

（　　）是　（　　）有时　（　　）否

F14. 是否会因为眩晕或平衡障碍，而使您做较重的家务或体力劳动时感到有困难？

（　　）是　（　　）有时　（　　）否

E15. 是否会因为眩晕或平衡障碍，而使您害怕别人误认为您是喝醉了？

（　　）是　（　　）有时　（　　）否

F16. 是否会因为眩晕或平衡障碍，使您无法独立完成工作？

（　　）是　（　　）有时　（　　）否

P17. 在人行道上行走会加重眩晕或平衡障碍吗？

（　　）是　（　　）有时　（　　）否

E18. 是否会因为眩晕或平衡障碍，而使您很难集中精力？

（　　）是　（　　）有时　（　　）否

F19. 是否会因为眩晕或平衡障碍，使您夜间在房子里行走有困难？

（　　）是　（　　）有时　（　　）否

E20. 是否会因为眩晕或平衡障碍，而害怕独自在家？

（　　）是　（　　）有时　（　　）否

E21. 是否会因为眩晕或平衡障碍，而感到自己有残疾？

（　　）是　（　　）有时　（　　）否

E22. 是否会因为眩晕或平衡障碍给您与家人或朋友的关系带来压力？

（　　）是　（　　）有时　（　　）否

E23. 会因为眩晕或平衡障碍而感到沮丧吗？

（　　）是　（　　）有时　（　　）否

F24. 眩晕或平衡障碍，是否已经影响到了您的工作或家庭责任？

（　　）是　（　　）有时　（　　）否

P25. 弯腰会加重眩晕或平衡障碍吗？

（　　）是　（　　）有时　（　　）否

*回答"是"得4分；"有时"得2分；"否"得0分。

得分：功能（Function）_____　障碍（Problem）_____　情绪（Emotion）_____

资料来源：Jacobson & Newman（1990）。经许可转载。

附录8.7 耳鸣致残量表（Tinnitus Handicap Inventory：THI）

说明：

这个量表是为了识别您因为耳鸣所可能经历的困难。请对每个问题回答"是"、"否"或"有时"。请仅针对您的耳鸣问题来回答每个问题。

1F. 因为你的耳鸣，你很难集中注意力吗？

（　　）是　（　　）有时　（　　）否

2F. 耳鸣的声音使你很难听清别人讲话吗？

（　　）是　（　　）有时　（　　）否

3E. 耳鸣使你生气吗？

（　　）是　（　　）有时　（　　）否

4F. 耳鸣使你困惑（烦恼）吗？

（　　）是　（　　）有时　（　　）否

5C. 耳鸣使你有绝望的感觉吗？

（　　）是　（　　）有时　（　　）否

6E. 你总是抱怨耳鸣吗？

（　　）是　（　　）有时　（　　）否

7F. 耳鸣使你晚上入睡困难吗？

（　　）是　（　　）有时　（　　）否

8C. 你有不能摆脱耳鸣的感觉吗？

（　　）是　（　　）有时　（　　）否

9F. 耳鸣干扰你的社交活动吗（如外出用餐或看电有影，打牌，朋友聚会)？

（　　）是　（　　）有时　（　　）否

10E. 耳鸣使你沮丧吗？

（　　）是　（　　）有时　（　　）否

11C. 你认为耳鸣是种可怕的疾病吗？

（　　）是　（　　）有时　（　　）否

12F. 耳鸣使你很难享受生活吗？

（　　）是　（　　）有时　（　　）否

13F. 耳鸣干扰你的工作和家务吗？

（　　）是　（　　）有时　（　　）否

14F. 耳鸣让你容易发脾气吗？

（　　）是　（　　）有时　（　　）否

15F. 耳鸣使你阅读出现困难吗（静下心做事吗）？

（　　）是　（　　）有时　（　　）否

16E. 耳鸣使你心烦意乱吗？

（　　）是　（　　）有时　（　　）否

17E. 耳鸣使你和朋友或家人的关系紧张吗？

（　　）是　（　　）有时　（　　）否

18F. 注意力从耳鸣转移到其他事情有困难吗？

（　　）是　（　　）有时　（　　）否

19C. 你感到不能控制你的耳鸣吗？

（　　）是　（　　）有时　（　　）否

20F. 耳鸣使你经常感到疲惫吗？

（　　）是　（　　）有时　（　　）否

21E. 耳鸣使你情绪低落吗（做事情提不起兴趣）？

（　　）是　（　　）有时　（　　）否

22E. 耳鸣使你焦虑不安吗？

（　　）是　（　　）有时　（　　）否

23C. 你有拿耳鸣没办法的感觉吗？

（　　）是　（　　）有时　（　　）否

24F. 有压力时耳鸣会加重吗？（如考试）

（　　）是　（　　）有时　（　　）否

25E. 耳鸣使你没有安全感吗？（不稳定，无保障）

（　　）是　（　　）有时　（　　）否

*回答"是"得4分;"有时"得2分;"否"得0分。

F 表示功能(Function)子量表上的一个项目;E 表示情感(Emotion)子量表上的一个项目;而 C 表示灾难性反应(Catastrophic response)子量表上的一个项目。

得分:F _____ E _____ C _____

资料来源:Newman,Jacobson,& Spitzer(1996)。经许可转载。

附录8.8 耳鸣的常识及其管理

耳鸣：概述

如果您受到耳内或头部的噪音困扰，即耳鸣，那么您不是唯一饱受此困扰的人。耳和头部的噪音可能是听力康复专业人员最常见的来自患者的抱怨。整体人口中有17%的人明显受到耳鸣困扰，而在65岁以上的人群中，高达30%的人报告说他们有耳鸣。

偶尔的耳鸣，特别是在非常安静的环境中，是很正常的，即使在没有任何耳科疾病或听力障碍的情况下，90%到95%的人群也会报告这种情况。对于某些人来说，当耳鸣的强度超过正常的环境声音，侵入他们的意识时，它就成为一个困扰。

"耳鸣"这个词来源于拉丁文"tinnire"，意为"叮当声"。但是，经历耳鸣的患者可能会将声音描述为铃声、咆哮、嘶嘶声、哨声、啁啾声、沙沙声、点击声、嗡嗡声或其他类似的词或描述。尽管大多数有耳鸣的人报告说他们的耳鸣是持续的，但其他人则报告说它是间歇的、波动的或随脉搏跳动的。耳鸣可能被感知为高音调或低音调、噪声带或这些声音的组合。

耳鸣的感知响度可能足够强烈，以至于使人非常难受。耳鸣本身可能导致或被加重，导致睡眠困难、疲劳、放松困难、减少的集中能力，以及压力、抑郁和烦躁的增加。这些因素存在的程度通常远远超出了基于传统测量的耳鸣响度的预期。很明显，耳鸣的负面效应不仅仅来自其声音强度。

对于那些有耳鸣的人来说，好消息是通常可以采取一些措施来提供帮助减缓耳鸣症状。

基础病理生理学

为了了解耳鸣的病理生理学，首先需要了解耳朵本身的工作原理。耳朵包括的不仅仅是我们头两侧可见的皮肤和软骨附属物。简要地说，外耳从耳廓（俗称为"耳朵"）延伸，沿耳道到达鼓膜或耳膜。耳廓的主要目的是收集声波并将其引导入耳道。耳廓越大，这一操作就越有效。这就是为什么当我们听力有问题时，我们可能会在耳朵后面捂上手。这样我们可以收集更多的声波。

鼓膜是外耳和中耳之间的分界。中耳是一个小的充满空气的腔体，包含听觉骨（耳骨）。这些骨头用于将声音能量从振动的鼓膜传递到耳蜗。

耳蜗是内耳负责听力的部分，大多数耳鸣的起源都在耳蜗内。在这个充满液体的、蜗牛形状的骨囊中，振动的耳骨的机械能转化为电机械能，通过触发显微感应的"毛细胞"来实现。这些毛细胞，因其外观而得名，向大脑发送神经脉冲进行声音的破译。[顺便说一句，内耳的另一个独立工作部分附着在耳蜗上（称为半规管）负责平衡和加速的感知。]

大多数理论认为耳鸣的起源在毛细胞中。我们对耳鸣的真正原因并不确定；实际上，所有耳鸣患者中这种幻觉噪音存在的罪魁祸首可能有多个诱因。导致耳鸣的因素可以包括多种解剖部位，包括耳蜗、听神经和中枢听觉神经系统，并通过对声音本身的心理反应来加强。鉴于没有单一公认的耳鸣诱发机制模型，开发针对这一问题的特定治疗方法可能会很困难。

大多数专家认为，耳鸣声音的起源来自听神经的感觉受体。这些感觉受体被称为毛细胞，因为它们在放大下的外观类似纤维毛。如果你可以想象海滩上的一只海螺壳（形状与人耳中的耳蜗相似，耳蜗内有负责听觉的器官），毛细胞位置就在贯穿螺旋外壳的架子上，你就可以明白毛细胞的数量有多少。有三排称为外毛细胞的毛细胞（因为它们位于螺旋形状的耳蜗的外侧）和一排内毛细胞。

所有的神经都有一个随机的基线活动。你手指尖的神经受体不断地"触发"并向大脑发送脉冲。这些随机触发被过滤掉，因为它们没有意义，所以大脑不会注意它们。只有当我们摸某物时，神经才会按照更有规律的顺序触发。大脑关注的是有规律的神经冲动，并赋予它们意义。

我们内耳的耳蜗中的毛细胞也会随机触发。只有当它们被声波的模式触发时，神经触发的顺序中才会出现一种特殊模式，使大脑对其予以关注。大脑将毛细胞的随机神经活动的变化解释为耳鸣。

这是怎么发生的呢？大约有3500个内毛细胞，这些内毛细胞负责听觉；外毛细胞负责微调，以便我们听得准确。外毛细胞比内毛细胞多得多，数量大约为12000个。这些细胞在某个范围内，会增强收到的微弱声音，使其更加清晰，并且它们会减弱（削弱）高强度声音，使其更加舒适。外毛细胞更容易受到病毒感染、高强度噪音和可能对耳朵有毒的药物的损害。听力测试结果中未显示听力下降之前，我们的耳朵可能已经持续承受了外毛细胞30%的伤害，却未在结果中表现出来。然而，这种损害可以改变通常被大脑识别为静默毛细胞的随机神经活动。现在，这种随机触发，在没有实际声音的情况下，被大脑"听到"。因此，耳鸣这一词的真正意义上并不是一个声音。相反，耳鸣是内耳的神经受体的正常随机触发机制的改变。虽然耳蜗内的异常可能是耳鸣的来源，但大脑中的中枢听觉处理和与情绪反应有关的结构，对于耳鸣的出现和持续性的困扰都有影响。

对某些人来说，耳鸣并不是有意识地听到的。毛细胞正常随机触发的变化被"听到"只是因为它们是新奇的或者是未曾见过的。新奇的声音刚开始总是会被听到，但当它们失去新奇性时，它们就不会进入我们有意识的听觉范围内。电脑风扇的噪音就是一个例子。当你的电脑是新的，你可能会意识到这种声音。但当你习惯它后，它就从你的有意识的听觉中消失了。当然，它还在那里——如果你想起它，你现在可能就会听到它。但否则，它不会被我们有意识地听到。

大多数人听到的耳鸣在其新奇性消失后失去有意识的可听性。当一个人不再对声音赋予任何意义或重要性时，这种现象就会发生。如果我们将耳鸣的声音标记为负面的（例如，突发性听力损失的迹象、可能加剧并压倒我们的声音、疾病恶化的迹象，如肿瘤等），那么情绪反应就与声音发生联系。一旦发生这种情况，我们会越来越意识到这个声音，否则它本该被从我们的意识中过滤掉。所以，简单地说，患有耳鸣却不受困扰的人和因耳鸣受苦的患者之间的主要区别就是他们对耳鸣的负面情绪体验。对其中一些人来说，耳鸣可能会变得非常困扰。

好消息是许多耳鸣患者是可以得到帮助的，后面我们会在"帮助我！我该怎么办？"部分进行讨论。

耳鸣的原因

耳鸣不是一种疾病，而是另一个潜在问题的症状表现。据估计，90%的没有任何耳科疾病或现病史的人偶尔会经历耳鸣。短暂的耳鸣（通常不超过几分钟）偶尔在一只或两只耳朵中出现是正常的。但当耳鸣长时间不断地出现在意识中时，就成为了一个问题。

研究已经证明，大多数人通常伴有耳鸣，但他们完全不知道它是他们的生活中的一部分。对于很多人来说，如果他们被放在一个隔音室里，在完全安静的情况下并按指示去刻意聆听，耳鸣就会出现。在正常环境中，即使有最微弱的环境噪音，这些人也不会意识到耳鸣的存在。

当人类听觉系统的任何部分出现病变时，耳鸣可能作为伴随症状出现。这通常是因为发生病变的系统降低了个体的听觉敏感度，使之前未被觉察的耳鸣变得可以听见。

可能导致耳鸣症状的病理可能包括：

·外耳疾病，如耵聍栓塞、耳道异物、外耳道炎或鼓膜穿孔

·中耳疾病，如中耳炎、中耳听骨链的硬化（耳硬化症）或断裂、血管异常、神经肌肉抽搐、中耳胆脂瘤

·内耳疾病，如梅尼埃病、药物性聋、听力丧失、循环衰竭、头部创伤或内耳神经炎

·中枢神经系统疾病，如血管畸形、肿瘤、梅毒、癫痫或脑震荡

·其他疾病，如贫血、颈动脉粥样硬化、心脏杂音或过敏反应

导致耳鸣症状的大多数病理都会导致只有耳鸣患者自己能听到的耳鸣（主观性耳鸣），但某些带有血管或神经肌肉起源的耳鸣声音可能对其他人微弱可闻（客观性耳鸣）。

通常来说，耳鸣并不是任何明显的疾病的症状，而是听觉神经受体变化的一个标志，正如在"耳鸣的基础病理生理学"的部分中所讨论的。只有在将潜在的医学病理作为耳鸣的前兆排除之后，才应该进行耳鸣本身的治疗。一般来说，如果发现了需要注意的疾病，针对那种疾病的治疗会有利于耳鸣的缓解。

耳鸣的治疗方法

多年来，人们尝试了各种方法来对抗耳鸣。除了一些局部麻醉药外，由于其副作用，没有药物可以有效地缓解耳鸣。对某些患者有一些缓解作用的其他治疗方法，包括掩蔽、手术、电刺激、生物反馈、针灸、颞下颌关节治疗和各种药物。其中一些治疗方法（尤其是生物反馈和针灸）虽然对耳鸣本身没有直接益处，但在减轻压力方面可能是有用的，因此它们在任何耳鸣管理计划中都是有价值的辅助治疗方法。

消极辅导：很遗憾地说，这是最常见的耳鸣管理方法之一，因为给耳鸣患者的信息往往是没有根据且不真实的。典型的消极辅导是这样说的："耳鸣是没办法治疗的，你只能学会和它共存。"如果你接受了这样的建议，请放心，确实有办法大大减轻你的耳鸣。

药物治疗：尚未找到特定和可靠的耳鸣缓解药物。在针对耳鸣的任何药物治疗中，都必须考虑到可能的副作用、对药物的耐受、依赖性和随后的戒断反应。

手术：如果可手术矫正的耳科疾病是耳鸣的起源，那么治疗疾病的手术可能会缓解耳鸣。没有单独针对耳鸣的手术。

生物反馈：生物反馈和催眠疗法可以通过减少应激和压力来帮助减少耳鸣。尽管这些技术单独使用的成功率各不相同，但它们在与其他治疗方法结合使用时可能具有很大的价值。

针灸：尚未证明针灸可以直接缓解耳鸣。然而，作为一种减轻压力和焦虑的治疗方法，它可能作为其他治疗方法的一个辅助手段是对患者有帮助的。

掩蔽：尽管对耳鸣的掩蔽并不是真正的掩蔽，而是压制耳鸣，但它已经被证明对某些患者有益。掩蔽器试图用外部声音来掩盖个人对耳鸣的感知，使其与耳鸣竞争听觉系统的感知。掩蔽可以通过使用头戴式噪音发生器或各种声音的商业录音（通常是海浪声、轻微的雨声或瀑布声）来尝试。实际上可能发生的抑制效果所带来的潜在好处，可能会因这些声音所引发的越发放松感而得到加强。

助听器：许多耳鸣患者都有一定程度的合并性听力损失。有时，听力丧失并不足以造成交流困难，但其程度足以减少环境声音对耳鸣感知的抑制效应。通过使用助听器放大，许多耳鸣患者发现在使用助听器的时间内耳鸣得到了缓解。助听器可能是最常见的耳鸣缓解的治疗方法，被听力学家们在一线临床常规使用。

耳鸣习服疗法：耳鸣习服疗法（TRT）涉及好几次咨询看诊、使用外部声音和使用发声设备。它涉及对大脑的潜意识部分进行再训练，忽略耳鸣的声音，并帮助患者达到不再意识到耳鸣或不被耳鸣打扰的阶段。TRT没有副作用。习服疗法可能需要长达12至24个月才能完成；但是，对于那些仔细遵循康复计划的人，应该在半年内看到改善。

耳鸣管理家庭作业：你现在就可以开始做的事情！

当你试图缓解耳鸣的困扰时，有一些事情你可以做，也有一些事情你不应该做。正如"帮助我！我该怎么办？"中所讨论的，你应该进行医学检查，以排除可能的耳鸣诱因。目前，以下建议可能会有所帮助：

- 避免暴露于剧烈噪声中。有充分的证据表明，高强度的噪声往往是耳鸣的原因，也是当前耳鸣的恶化因素。如果你不能避免剧烈噪音，用降噪耳塞或耳罩保护你的听力。这些保护设备可以通过你的听力学家处获得，也可以在很多五金店的工具区找到。

- 咖啡因（来自咖啡、软饮料、巧克力、茶）和尼古丁可能会使许多人的耳鸣加剧。尽量减少摄取这些刺激物。请记住，如果你吸烟，戒烟可能会增加你的压力水平，这将增加你对耳鸣的恼火，直到尼古丁完全从你的身体中消失。

- 通过每日锻炼和减少盐摄入来改善你的血液循环。如果你过去没有锻炼，请在进行剧烈的体育活动之前咨询医生。

- 压力会加重耳鸣。尽可能避免给你的生活带来压力的事情。学习放松技巧，并在感到有压力时使用它们。

- 疲劳可能会增加耳鸣的感知和恼火。确保你得到了足够的休息。

- 避免完全的安静。背景中的一些声音减少了你的耳鸣在安静环境中的突兀感。就像在明亮的房间里的蜡烛不像在黑暗中那样耀眼，当你避免完全安静的环境时，你的耳鸣会显得更柔和、少一些烦恼。

- 不要时刻关注你的耳鸣。将你的耳鸣放在你的思想中，会产生更大的烦恼，这反过来又会增加你对耳鸣的感知，于是又会使它在你的意识中升到更高的状态。你必须努力打破这个恶性循环。这不容易，但是我们可以做到。尽量不要去想你的耳鸣。如果有人问你关于你的耳鸣，回答并转移话题，不要和别人谈论它。努力把其他的想法放在你的脑海里。就像你可以选择不去"听"你电脑的风扇声或另一个房间里的电视声，你也可以选择不去"听"你的耳鸣。这不容易，但经过实践，你会发现你对它的关注会越来越少。

- 学会积极的思考方式。不要想："为什么是我遭受耳鸣的困扰？"相反，想："我正在为我的耳鸣做一些积极的改变。它会得到改善！"

"帮助我！我该怎么办？"

为了缓解耳鸣，首先并且最关键的一步是确定耳鸣症状不是由任何病例机制导致的。一个好的发起点是去看你的医生。很多医学疾病可能是耳鸣的根本原因，包括高血压、高胆固醇、甲状腺异常、贫血、糖尿病以及各类处方和非处方药物。与医生的咨询应该目的在于排除或处理这些可能导致耳鸣的医学因素。

在与医生咨询后，如果没有为你的耳鸣找到直接原因，你应该安排听力和耳科检查，以确定是否存在任何特定的耳科疾病。如果听力检查后没有发现除去听力损失（如在"基础病理生理学"一节所讨论的毛细胞层面）之外的其他耳科疾病，听力学家可能会进行一个针对耳鸣的会谈，以确定你的耳鸣的特点及其对你生活方式的影响。此时，听力学家可以给出适当的建议来管理你的耳鸣。

资料来源：Clark Audiology，LLC. 经许可转载。

附录 8.9　听觉过敏的处理

听觉过敏是一个相对罕见，但非常真实的症状，患者对大声的正常忍受程度已经消失。这导致大多数人觉得可以忍受的大声在日常生活中对患者产生及其负面的影响。听觉过敏的严重程度有所不同，从在嘈杂的社交场合有轻微的不适（在这种场合，其他所有人都没有不适感）到日常生活中的许多正常声音引起的重大或深度的不适。

和耳鸣一样，没有公认的致病机制来解释为什么有些人会对声音的忍受度突然下降。通常，人们认为听觉过敏与大脑调节声音的能力下降有关，这通过听觉神经的输出部分来实现（输出神经系统是神经系统的一部分，它从中枢神经系统传输信号回到感觉器官）。听觉过敏也可能与大脑处理所感知的声音的方式有关，或者是这两者的结合。

以下两点建议是管理听觉过敏的关键，它们可以帮助您的听力学家为您设计康复方案或治疗计划。请记住，对大声音的脱敏可能需要时间。请遵循您的听力学家的建议，并在治疗过程中保持耐心。

逐步避免逃避噪声。随着时间的推移，你可能逐渐形成了某种避免声音的策略，现在需要逐步摒弃这些策略。如果你使用听力保护设备（如耳塞或耳罩）来减少烦人或难以忍受的声音，请与你的听力学家合作，制定一个逐渐摆脱这种听力保护的计划。请记住，就像身体上很少暴露在阳光下的皮肤变得更加敏感并更容易晒伤一样，经常"被保护"的耳朵随着时间的推移会变得更加敏感和容易受到干扰。

逐渐增加噪声暴露。您的听力学家可能会为您提供特定的声音发生器。从低强度开始使用这些设备，并按照听力学家的计划逐渐增加强度。同样，你也可以逐渐增加刺激性环境声的强度（或逐渐靠近声源）。治疗中使用的声音不应该让你感到不适，尽管有时它们可能会让你觉得不愉快。

从这两个基本原则开始，遵循你的听力学家的治疗计划，以在听觉过敏管理中获得最大的成功。

附录 8.10　应对特定噪音恐惧症

虽然罕见，但特定噪音恐惧症是一种非常真实的疾病，它会给生活带来压力，如果不被理解，还可能影响与他人的关系。特定噪音恐惧症的特点是对某种声音有强烈的反应，这种声音可能对个体有特定的模式和/或意义。反应可能与声音的物理特性（例如，响度）无关。如果声音与之前的负面经历有关，那么患有特定噪音恐惧症的人可能会有心理情绪上的反应。

引发负面反应的声音（触发声音）通常是柔和的声音。如果触发声音是中等到响亮的声音，那么声音本身的强度不是令人讨厌的因素。这些触发声音通常是由另一个人或动物产生的，可能包括口腔或进食声、重复声如键盘打字、搅拌包装纸、打响指、吹口哨等。声音可能在由某一个人产生时作为触发条件，但可能在由另一个人产生时不起作用。

触发声音可能看起来侵入性强、令人恶心或粗鲁，从而产生愤怒、压力、焦虑甚至暴怒的感觉。它们可能引起身体上的反应，包括呼吸困难，肌肉紧张度增加，血压、心率或体温升高，或其他身体上的反应。对触发声音的反应可以增加痛苦，导致人们对生活质量的整体评价下降。

患有特定噪音恐惧症的个体可以制定应对策略，帮助最大限度地减少该症发作。应对策略可能包括：

• 给触发声音做记录，记录患者反应，触发的时间，在触发前、中、后的感受，是什么加剧了它，以及是什么减轻了患者反应的严重程度

• 尽可能避免已知的触发情境

• 用环境声音（音乐、广播、电视）来屏蔽触发声音

• 戴上耳机（甚至在家庭晚餐时也可以）

• 模仿声音（首先与产生触发声音的人讨论）

• 与产生触发声音的人共同进食

• 在没有恢复时避免与产生触发声音的人接触

• 与他人讨论特定噪音恐惧症及其触发因素

附录 8.11　听障成人阅读参考书单

Assistive Devices: Doorways to Independence by Cynthia Compton. Washington, DC: Gallaudet University Press.

Communication Rules for Hard of Hearing People (videotape) by Sam Trychin. Washington, DC: Gallaudet University Press.

Communication Rules for Hard of Hearing People（manual） by Sam Trychin and Marjorie Boone. Washington, DC: Gallaudet University Press.

Coping with Hearing Loss and Hearing Aids by Debra A. Shimon. San Diego: Singular Publishing Group.

The Hearing Aid Handbook: User's Guide for Adults by Donna Wayner. Washington, DC: Gallaudet University Press.

Hearing Loss and Hearing Aids: A Bridge to Healing by Richard Carmen. Sedona, AZ: Auricle Ink Publishers

Now What? Steps toward Ensuring Improved Communication with Hearing Aids by John Greer Clark. Clark Audiology, LLC

附录 8.12 听觉辅助装置需求度评估表

此清单旨在帮助您识别可能需要额外帮助的领域。尽管助听器可以大大减少听力损失的影响，但可能会出现助听器无法为您提供所需帮助的情况。正是为了这些情况，人们开发了额外的听力辅助技术。为了帮助您确定自己的需求，请完成以下清单。

说明：通过下面的量表找到对您来说感到困难的声音和情境。如果您使用助听器，同样请完成此清单，表示即使使用助听器您仍然存在的困难。

在完成此量表时，请考虑您听到指定的声音或在指定的情境中听到声音的困难的频率。在括号内，使用"N"（从不）、"S"（有时）、"O"（经常）或"A"（总是）来表示您遇到困难的频率。

| | N - 从不 | | S - 有时 | O - 经常 | A - 总是 |

家庭	工作	其他	
（　）	（　）		听到我的电话铃声
（　）	（　）		听清电话里的通话
（　）			听到我的闹钟
（　）	（　）		听到有人在门口
（　）			听清电视、音响或收音机的声音
（　）	（　）		听到烟雾探测器或火灾报警器的声音
（　）	（　）	（　）	听清一对一的谈话声
（　）	（　）	（　）	小组中听人说话（<6人）
（　）	（　）	（　）	大型团体中听人说话（>5人）
	（　）	（　）	在会议中聆听一名主要发言人的声音
		（　）	在礼拜场所听人说话
		（　）	在驾驶或乘车时听清人说话
		（　）	在汽车里听到转向灯的声音

第九章

提高助听器接受度的
咨询考虑因素

*Counseling Considerations for
Improved Hearing Aid Uptake*

　　William Sapphire是一位经验丰富的听力学家，他以能够与患者建立融洽医患关系为傲。他的老患者一般都会亲切地叫他"Bill博士"，他完成测试后可以很从容地与患者进行相关交流。Russell先生是一位68岁的退休高管，曾在为富人提供私人航空班车服务的公司工作，他当天很早就打电话进行预约，由于当天有人取消了预约，因此Bill博士能够很快安排他的第一次看诊。

　　经过简单的病史问诊，没有发现任何异常情况，Russell先生的外耳道也很干净。测试结果显示，他有双耳对称的轻度至中度缓降型感音神经性听力损失，在安静环境下轻微提高音量即可有良好的言语识别能力，而噪声下的言语识别能力也只是轻微下降。Bill博士对于自己能够相当直接地解释测试结果感到很满意。无论患者的教育水平如何，他都会注意避免使用专业术语，适当地以有利于理解信息的速度进行讲解，并时刻关注患者的理解程度。在就诊期间，Russell先生在对话停顿时会点点头，并提出了几个很好的问题，似乎对这些结果很感兴趣。然而，当Bill博士总结说："鉴于您听力损失的性质，其实您挺适合配戴助听器的。我给您介绍一下目前最适合您的一些新技术吧。"随着讲解继续进行，Bill博士感觉到这位患者慢慢失去了兴趣。

成功的助听器销售和验配离不开患者对听力学家的信任以及患者的内在意愿，如果双方没有建立信任，就很难激发患者的内在动机和意愿。本章是在前面几章内容的基础上，尤其是第八章关于成人咨询的延伸。信任不仅仅建立在融洽的医患关系上，也与表1.1中列出的以人为本服务的要素密切相关。患者对任何听力干预方案的接受度和坚持无疑与医患信任相关，但不可忽略的是，它也与患者采取行动实现目标的内在动机和意愿高度相关。如果我们更多地关注患者内在动机和意愿时，助听器验配的咨询过程通常会更顺利，也可以避免看诊中患者有时出现强烈抵触的情况。

学习目标

读完本章后，读者应该能够：

- 描述初诊患者的意愿度分级。
- 描述外在和内在激励因素的相对价值。
- 通过意愿度、信心和自我效能的评估引导患者做出改变。
- 与患者一起分析采取行动的优缺点，提高患者对康复方案的接受度。
- 描述在咨询中融入患者沟通伙伴对助听器接受度产生的积极影响。
- 概述成功的以人为本助听器配验咨询流程。

9.1　常见的患者犹豫和意愿度低下

　　听力学家都非常了解患者在需要做出改变和决定采取行动时所面临的挑战。当我们与这些拒绝康复的患者沟通时，所面临的困惑虽然显而易见，但与家属的沮丧相比，却微不足道。当家属看到他们所爱的亲人未能充分理解听力损失的影响，并选择继续维持听力下降和紧张关系的现况时，心情会更加沉重。

　　犹豫，是指对渴望的事物或目标同时感到吸引和厌恶，这是生活中的正常现象。虽然大多数患者来到我们面前时已意识到他们的听力损失对生活的影响，但有些患者并没有这个意识。听力学家应该反思一下，要求这些犹豫和意愿度低下的患者配合康复方案的感受，正如第8.1节中所讨论的那样，这意味着要求一个曾经拥有正常听力的人走出自己的舒适区，重新定义并接受自己往后成为听障者的自我形象，这对于患者来说其实是很困难的，这些还没准备好的患者可能会给听力学家带来巨大的挑战和失望。这些患者通常在就诊后，并不会承诺采取相应行动，即便这些行动也是他们家人非常希望看到的。

9.2　通过以人为本的沟通获得患者信任

Theodore Roosevelt 曾经说过："在他们知道你关心他们之前，人们不在乎你知道什么。"因此，我们关注患者需求，倾听他们的故事，并给予真正的倾听和理解是至关重要的，这为患者的投入和目标实现奠定了基础（Clark，2008）。在本章开头的案例中，Bill博士与Russell先生的咨询中出了什么问题？问题就在于Bill博士像许多临床人员一样，没有积极探索患者现有的障碍对其生活产生的影响。

信任是通过我们的医患关系来建立的。听力学家经常从技术的角度与患者互动并提供服务（Montano，2011；图9.1a），虽然提供适当的技术是听力干预服务的重要因素，但仅有技术是远远不够的。为了全面降低听障的影响，听力学家需要提供完善的听力学服务，正如Hawkins（1990）所言，与听力行业中的技术进步相比，我们提供的咨询和康复服务对于患者最终是否能取得成功更为重要。当我们采取以人为本的方法来提供服务时，患者会更愿意接受我们提供的建议，彼此的信任度也会提高（见图9.1b）（Thom & Paulson，2004）。

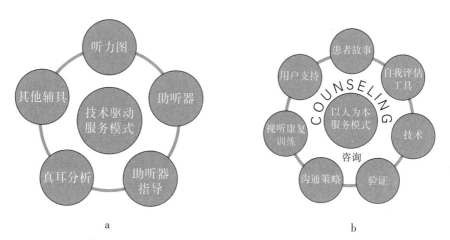

图9.1　两种不同服务模式的示意图

a.技术驱动的服务模式；b.以人为本的服务模式

经许可修改自Montano（2011）。

听力学家和其他临床人员一样都必须面对一个问题，即患者的负面情绪和行为会对康复方案有不利影响。我们经常会看到患者处于长期否认、抗拒改变、对诊断结果和建议持怀疑态度，或者对他们应该采取的行动犹豫不决（Clark，1999）。也许我们会认为这些患者缺乏动力，而实际上所有这些情绪和行为都是不想要做出改变的正常反应。Rogers（1951）建议我们必须完全接纳患者以及他们在个人生命旅程中所处的阶段。我们不仅必须接纳患者的现状，而且还必须通过积极的倾听，展示接纳和理解。

在提供帮助时，帮助者必须满足被帮助者的各种心理需求。正如第3.3.2节和其他地方所描述，人们需要感受到无条件的积极接纳，以及感觉到自己被重视和尊重。我们认真倾听患者的故事，积极地与他们接触，就是为了满足患者的这些心理需求。如果我们仅仅根据客观的病历记录和听力测量结果来提出康复建议，我们其实并没有为患者提供思考和表达他们的需求和关切点的机会，我们也没有给自己机会去认真倾听患者心声，从而表达出我们对患者的兴趣。

为了实现以人为本的服务模式，我们必须让患者讲述他们的故事并去关注这些故事。正如第5.4节所讨论的，使用自我评估工具帮助患者更深入地了解其听力损失的影响，对一些患者来说是至关重要的。同样，利用自我评估工具来展示结果，对于患者在康复过程中持续前进也是非常重要的。

听力学有多种自我评估工具，可以帮助患者积极探索和讨论听力损失的心理社会影响（其中几个工具在第八章末尾作为附录介绍，其他工具则出现在本章末尾）。然而，尽管长期以来部分专家一直提倡使用这些工具作为最佳实践标准，但它们在日常中的应用似乎极为有限（见图9.2）。这样做所带来的后果是患者的心理社会问题很少在听力康复中得到解决，患者的沟通伙伴，甚至是患者本人，在康复方案规划中的角色经常被削弱（Grenness et al.，2015）。

	Pietrzyk（2009）*	Clark，Huff and Earl，2017
从不使用	31%	27%
<25%的时间使用	33%	30%
>75%的时间使用	9%	15%

图9.2　听力学家让患者就诊前使用自我评估工具的情况

* Pietrzyk（2009）的数据是来自硕士和博士听力学家回答结果的平均值。

> **重点提醒**
>
> 　　提供以人为本的服务并不总是意味着要花费更多的临床时间。从听力学的角度来看，我们确实需要直接询问患者如何看待听力损失对其生活可能产生的影响，并更好地调整我们的康复方案以满足患者所表达的需求和关切。然而，临床谈话时间的分析结果显示，听力学家与患者说话时间的比例明显不对等，听力学家在谈话中占据主导地位，占据了大部分说话时间（Grenness et al.，2015）。

　　尽管我们可以根据患者的听力状况预测他们可能遇到的一些困难，但我们往往会错误估计患者遇到的困难，或者未能意识到患者生活中实际所面临的困难。如果没有认真地倾听，我们就无法与患者建立必要的信任，也无法有效地推动还没有准备好接受康复干预的患者采取行动。信任的建立在很大程度上取决于我们如何有效地倾听患者的故事，而自我评估工具是激发患者表达自己故事的最佳工具之一。

9.3　以人为本的助听器验配咨询方法与流程

　　在医疗领域早已明确的一个事实是，如果患者没有动力就不会做出改变。在处理药物滥用、饮食失调、戒烟、锻炼以及任何与健康有关的问题时都是如此（Tønnesen，2012）。听力学家们也早已认识到，患者的内在动机和意愿是接受听力康复建议的关键。

听力学家经常费尽心思希望可以提高患者的意愿。我们可能会通过分享成功案例来减轻患者的抵触情绪，这些案例中的患者曾经也质疑过自己是否需要助听器，但使用助听器后均感觉良好。我们可能会利用制造商的营销策略，比如采用名人代言来支持产品的使用。或者，我们甚至可能会采用传统的销售策略，在购买助听器时提供限时折扣或返现。当然，我们也会经常根据我们对听力情况的了解，与患者讨论听力图和其他问题对言语识别的影响，从而降低患者对我们建议的抵触。就像开篇案例中的Bill博士一样，讨论往往集中在听力学家对听力损失影响的看法上，而忽视了患者对听力损失影响的真实感受。

我们应该采取教练而不是说服者的方式来尝试提高患者的意愿度，需要为患者提供支持性的环境来帮助患者找到可接受的解决方案。当我们试图在患者还没有准备好做出改变时去说服他们，他们自然的反应就是抵抗，会想要证明我们是错的，并且更坚持自己的立场（Luterman，2017）。在这种情况下，我们实际上是在争夺对听力问题的控制权。

成功的干预依赖于我们是否能够帮助患者找到他们愿意面对"听力现状"的内在动机。日常生活中习惯于居家的老年人可能没有意识到需要改变，因为他们面临的沟通挑战较少，他们与不同沟通对象以及在各种聆听环境中的互动较少。在职的成年人往往对解决听力问题有较高的积极性，并且通过展示潜在的好处，可以进一步提高他们的积极性。同样的情况也适用于部分老年人身上，他们虽然已经退休，但他们平常依然活跃于各种场合，并对自己的听力有很高的要求。至少在西方文化背景下，成年人对个人自主性和独立性的高度重视是最强大的有利因素。即便如此，对于许多人来说，他们可能缺乏按照我们的建议采取行动的动力。几乎大多数听力学家都经历过，患者接受验配助听器都只是为了满足家人的意愿而非自己的意愿。

有些患者来就诊时，并没有充分意识到自己生活中所出现的沟通困难。我们可能会发现这些患者心里有自己的时间安排，觉得必要的时候才去准备进行下一步行动。我们可能和患者的家人一样会感到困惑，患者似乎没有像其他人那样意识到如此明显的沟通困难和做出行动的紧迫性。

如前所述，听力学家一般都没有很好地利用自我评估工具来促进医患沟通，而这些工具其实能够帮助揭示听力损失的影响，对于听力学家和患者来说都是有用的，这些工具可以在干预前后使用，以记录干预的效果，它们也可以作为激发内在动机的一种方法（见图9.3）。

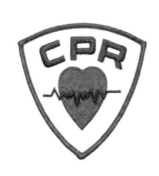

图9.3　利用自我评估问卷及CPR法进行听力咨询

当进度似乎无法推进时，可以通过探讨自我评估的结果来重启助听器咨询。讨论过程可以审视受听力损失影响的场景（Circumstance，C），询问听力损失可能引起的困扰或痛苦（Pain，P），并指出在这些情况下获得改善所带来的回报（Reward，R）。请参见以下案例，了解这类讨论的实例。

回顾本章开篇的案例，我们可能意识到Bill博士未能将他的建议与Russell先生所观察到的沟通困难关联起来。Russell先生对咨询的接受程度可以通过各种方式表现出来，包括他的身体姿势上的变化（比如Russell先生可能会靠在椅子上，双手交叉在胸前或减少眼神接触）或直接地表态（我今天只是想知道我有哪些选择）。鉴于Russell先生还未对自身听力损失的影响进行充分的探讨，他态度的转变对Bill博士来说可能是首次意识到患者仍处于未准备进行下一步行动的阶段。如果先前已完成自我评估，Bill博士可以利用这个工具作为激发内在动机的跳板，通过图9.3中概述的"CPR"来挽回之前不太成功的咨询。

Bill博士：在我们探讨助听器带来的效果之前，我想问您几个和先前填写的问卷相关的问题（参见附录9.1"患者沟通情况自我评估表"）。您提到您有时候与多人交流时遇到困难（C-场景）。在这种情况下，您有什么感受呢？您一般会怎么做呢？

Russell先生：我不知道。我只是觉得在这种情况下并不太轻松。

Bill博士：那您会怎么做呢？

Russell先生：你问我怎么做是什么意思？如果可以的话，我可能会尽量避免与多人交流。（沉默地停顿，Bill博士持续等待。）我知道我错过了一些内容。……然后尝试假装听懂，你懂吗？

Bill博士：您有时会蒙混过去，是吗？有没有被揭穿过？

Russell先生：（苦笑）是的。可能多得我都数不过来。有时候还是挺尴尬的（P-痛苦）。

Bill博士：我猜确实挺尴尬的。如果我们可以一起来探索解决方案，可以让您与多人交流更顺畅，让您不会那么频繁地误解对话，避免一些尴尬的时刻，您觉得是件好事吗？（R-回报）。

重点提醒

当患者不愿意尝试配戴助听器时，听力学家的职责就是帮助患者认识到听力损失未经干预所带来的负面影响，并帮助他们表达自己需要改变的理由。正如我们日常的生活经验所示，源自内在动机的行动要比其他人试图灌输给我们的动力更持久，并能带来更大的成功。从外在动力转向建立患者的内在动机，听力学家需要作为教练的角色来帮助患者前进，包括：（1）引导患者去思考听力损失的影响；（2）帮助患者探索自身意愿和接受程度从而在生活中可以做出积极改变；（3）邀请患者评估采取行动或不采取行动对于听力康复的利弊。

有许多方法可以引导他人自我反思，从而激发内驱力。哥本哈根Bispebjerg大学医院的世界卫生组织合作中心的医生Hanne Tønnesen，在处理患者的各种健康问题时，会使用激励访谈法来帮助患者在生活中作出有力的改变。

她还通过与国际听力学家团队合作，在Ida研究所举办的一系列研讨会上将激励工具带到了听力学行业，包括线条工具、盒子工具和圆圈工具（The line, The Box and The Circle）。通过Ida研究所的推广普及并提供工具的使用规范，使得全球的听力学家都能从中获益，并且这些工具已经汉化并得到有效使用（冯，2021）。听力学家成功激发患者的内驱力的必要性，已在多篇听力学文献中进行探讨（Beck & Harvey，2009；Beck，Harvey，& Schum，2007；Clark，2010；Clark，Maatman，& Gailey，2012；Clark & Weiser，2014；Ferguson，Maidment，Russell，Gregory & Nicholson，2016；Harvey，2003）。

9.3.1 患者的意愿度分级和所处阶段：圆圈工具

通过倾听患者的故事，推动患者讨论自我评估问卷的结果，可以深入了解患者是否准备好面对听力干预所需的改变。改变，尤其是自我改变，对许多人来说是一项艰巨的挑战，然而，我们每天要求患者的正是这种艰巨的自我改变任务。有些患者来到听力学家面前时，已经准备好作出生活上必要的改变，但许多人并没有心理准备。大约25年前，Goldstein和Stephens（1981）提出了患者在听力损失管理过程中可能经历的四个意愿度阶段（见图9.4）。与第5.1节中描述的五个"寻求帮助"阶段相似，听力学家需要了解患者对获得助听器的渴望程度。在Goldstein和Stephens意愿度分级中，阶段I代表患者是积极接受干预的，他们对康复持积极态度，并愿意与听力学家合作。在临床实践中，如果我们像开篇案例中的Bill博士一样，在没有充分听取患者故事的情况下，就假设患者已经准备好接受改变，那么我们针对听力干预的讨论很可能会失败。我们对于患者意愿度的看法往往会受到我们对听力损失影响的了解、眼前的测试结果以及我们对听力损失如何影响患者的假设而有所曲解。

- 阶段Ⅰ—对干预措施持积极态度；已准备好做出改变
- 阶段Ⅱ—态度积极但伴随复杂因素
- 阶段Ⅲ—态度消极但有做出改变的意愿
- 阶段Ⅳ—公然拒绝

图9.4　Goldstein和Stephens（1981）提出的意愿度分级

在Goldstein和Stephens的分级中，处于阶段Ⅱ即态度积极并伴随复杂因素的患者，他们也是对听力干预持积极态度，但伴随着一些复杂的情况（例如：听力损失类型难以验配助听器，或伴随其他复杂的疾病）。那些处于阶段Ⅲ，即持消极态度但有意愿做出改变的患者，虽然对听力干预的想法持否定态度，但他们在过程中表现出愿意合作的意愿。所幸，处于阶段Ⅲ的人和阶段Ⅳ的人，在听力门诊中占少数。对于后面两类患者，积极让患者参与助听器咨询过程是最有效的方式。

咨询过程中患者处于哪个康复阶段可以用"圆圈工具"来描述（图9.5），这个"圆圈工具"是Ida研究所倡导的激励工具之一。它不仅可以帮助临床人员更好地观察患者处于哪个康复阶段，还可以帮助确定患者在态度或行为上是否需要做出改变（图9.5）。尚未准备好做出改善听力的患者（即Goldstein和Stephens的意愿度分级中处于最后两个类别的患者），处于前意向期或意向期。在前意向期，他们可能并没有意识到问题的存在，只是在别人的劝说下才来接受评估。而在意向期，他们可能意识到存在沟通问题，但不完全同意问题的根源（比如指出其他人讲话声音太小）。那些处于前意向期、意向期，以及准备期的患者，都需要进一步的信息来帮助他们往前进。听力学家的任务就是要有效地倾听，并以清晰和简洁的方式提供信息。

在进行患者教育之前，我们应该询问患者和陪同的沟通伙伴对我们所讲述的信息是否有任何疑问，或者他们心中是否有任何其他问题。患者的疑问可能涉及听力损失的进展、遗传问题、助听器的费用、单侧或双侧验配，或其他各种可能性。在这些问题未解决之前，我们无法让他们关注我们想要告知的细节。正如第十一章所讨论的，如果我们在患者情绪高涨（比如刚确认听力损失时）或心中疑问尚未得到解决时，患者可能无法完整地接收及理解听力学家所提供的各种信息和建议。

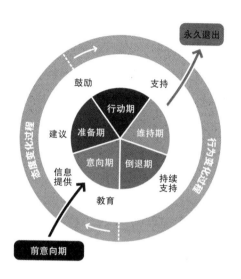

图9.5 圆圈工具展示听障患者经历的意愿度阶段

患者在意向期和准备期需要对于接受听力干预有态度的改变。患者在行动和维持期需要对当前的行为进行改变。

资料来源：改编自 Prochaska 和 DiClemente（1984）。

许多患者来见听力学家时，已经准备好要做出改善听力的改变。在这个时候，我们能提供的最大帮助是鼓励他们体验做出改变的好处。完成助听器验配后，我们应该谨慎进行后续随访，确保患者能持续佩戴助听器以及执行相关的康复建议，并且不会再倒退回到原来的状态，浪费了他们自身的努力。

患者在不想改变的时候，有情绪和相应行为表现是正常的。我们通常在第一次会诊时就能了解到患者对于接受听力干预的意愿度，但有时候我们在提出建议之前仍未意识到患者真实的意愿度，正如本章开篇案例中Bill博士所经历的那样。如前所述，当患者意愿度较低时，尝试利用外部激励因素，如有说服力的论据、名人代言、第三方故事和价格上的优惠减免，往往不能产生我们想要的效果，也无法激发患者想要作出积极改变的内驱力。那些处于图 9.5 所示的意向期和准备期，或 Goldstein 和 Stephens 所述的意愿度阶段Ⅲ和Ⅳ，或处于图 5.1 所述的前四个寻求帮助阶段中的患者，均需要我们引导他们反思自己对改善听力的态度和做出改变的必要性。

促进行为改变的因素包括内在因素，如患者对听力损失以及听力损失对其生活影响的看法，以及外在的社会和文化因素。改变外在因素比改变个人内在的态度和信念更困难，因此，进行康复干预时，专注于内在因素会更为有效（Sanders，Frederick，Silverman，Nielsen，Laplante-Lévesque，2017）。听力学家可以参考健康行为变化的跨理论模式（Transtheoretical Model，TTM），引导患者进行建设性反思（Prochaska & Velicer，1997）。交流过程中，听力学家可以要求患者对做出改变的重要程度进行评级（使用线条工具）并探讨成功或轻松地做出改变的方法。如果患者认为做出改变的重要性不高，可以指导其进行优缺点（使用盒子工具）分析练习，以此激发患者做出改变的内在动机。如果患者认为做出改变是重要的，但不容易实现，甚至不可能实现时，可以通过认知咨询方法（见第 3.3.3 节）引导患者看到实际的可能性。

9.3.2 评估和直观呈现患者的意愿度和信心：线条工具

在任何态度和行为调整的过程中，心理准备的状态常常被忽视，但显然，如果一个人没有准备好面对改变带来的挑战，就不会做出任何改变（Dryden & Feltham，1992）。Erdman（2000）提醒我们，"患者能够以热情、乐观和积极的态度接受听力干预建议的前提条件是要做好准备"。莎士比亚的《哈姆雷特》（第五幕第四场）更加简洁地表达了这一点："准备好了就是一切！"鉴于这些建议，我们需要避免犯下没有去确认及检查患者意愿度的这种错误。

客观检查可以为患者的意愿度提供一些线索。例如，Roth，Lankford，Meinke，和 Long（2001）认为，听觉指数（Audibility Index，AI）大于 50% 的患者使用辅听设备的动力可能较 AI 小于 50% 的患者低。同样，Espmark，Rosenhall，Erlandsson，和 Steen（2002）发现，听力损失低于 40 dB HL 的老年男性（70 至 90 岁）很少报告有听力问题。这并不意味着这类患者不能从听力干预中受益，事实上，他们是可以受益的，但正如 Kricos（2000b）所指出的，个人性格因素可能对我们的干预成果产生更大的影响。鉴于这些方式的不确定性，更有成效的方式是通过确定患者对于做出改变的重要性评级来直接评估患者的意愿度。

当我们察觉到患者的抵触时，往往不是提供更多信息的时候。正如听力学家期望患者做出改变一样，我们也需要尝试改变自己的临床实践方式，以获得更大的成功。与其按照过往那样提供测试结果和听力损失影响的相关信息，或利用其他外在激励因素来提高干预接受度，不如考虑向不愿意接受干预的患者作出以下提问：

> 您似乎不太愿意在现阶段考虑接受听力干预。我发现这是对我这些建议相当普遍的一种反应。您能告诉我是什么让您感到抵触吗？

患者可能以沉默来回应这样的问题，而在临床对话中，在一段短暂的沉默期后，听力学家往往能得到一些有用的信息。正如第 4.3.1 节所讨论的那样，在临床环节更多地使用沉默的做法，在听力学中已得到广泛支持。

那么，我们如何确定患者已经准备好改善他们的听力状况了呢？线条工具可以提供一个简便有效的视觉"温度计"，该方法可用于评估患者认为做出改变的重要程度（图9.6，冯，2021）。这线条工具可以帮助我们在临床对话中有焦点，并提供机会去探索患者在生活中可以选择的方向（见图9.7，第3a部分）。在听力学实践中，结合自我评估工具进行讨论会更加有效。

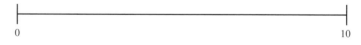

0　　　　　　　　　　　　　　　　　　　　　　　10

图9.6　线条工具

使用刻度线可以帮助患者直观地评价他们对"做出改变的重要性"的认识或实现这种改变的信心（自我效能，在第9.3.3节中讨论）。分数可从0至10分，0分代表"不重要"或"完全没有做出改变的信心"，10分代表"非常重要"或"充满立刻做出改变的信心"。

听力学家：我们回顾一下您之前填写的问卷［参考自我评估"成人听力障碍筛查量表"（附录8.3a）或"老年人听力障碍筛查量表"（附录8.4a）］，您提到您和家人交流的时候，会因为您听错了他们说的话而感到沮丧。其他人可能都将问题归咎于您的听力，但您认为更多是因为别人和您交流的方式导致的。我理解得对吗？

患者：是的。就像我说的，有时候，我妻子在厨房，而我在另一个房间里看电视，她在这种情况下就开始和我说话，或者她有时也会一边低头看冰箱一边和我说话。这样的说话方式，就算是别人都很难听得清楚。

听力学家：理解，这确实很困难。我们之前讨论过您的听力测试结果，您确实有一些听力损失。但我同意，您遇到的挫折似乎不仅仅源于您的听力损失。我们一起来看看这个量表（展示线条工具）。考虑到您在家里遇到的挫折，对您和其他人来说，改善沟通有多重要？0分（指向零刻度）表示改善沟通对您、您的妻子和其他家庭成员来说并不重要，目前所遇到的挫折情况还好。10分（指向十刻度）表示改善家庭状况对您和其他人来说非常重要。您可以拿着这支笔在线上标记一下，您认为做出改变有多重要？

▶ 如患者与听力学家之间还不太熟悉，要求患者在刻度线上做标记可能会有些尴尬，但患者在这一点上的积极参与已经被证明能够加强干预效果。

成功使用这种"重要性评级"线条工具的关键在于较早地发现患者在生活上遇到的问题，比如因患者与家庭成员减少沟通而带来的负面影响。通过探讨自我评估量表上的问题，有助于增强患者对改善听力的重要性的认知。如果在这些讨论中有重要的沟通伙伴在场，这种方法的效果会更好，因为如果需要，有些问题可以让患者的重要沟通伙伴来回答：

Russell 太太，您的丈夫认为改善听力损失带来的问题并不是非常重要。如果这些问题能够有所缓解，对你们的生活意味着什么呢？

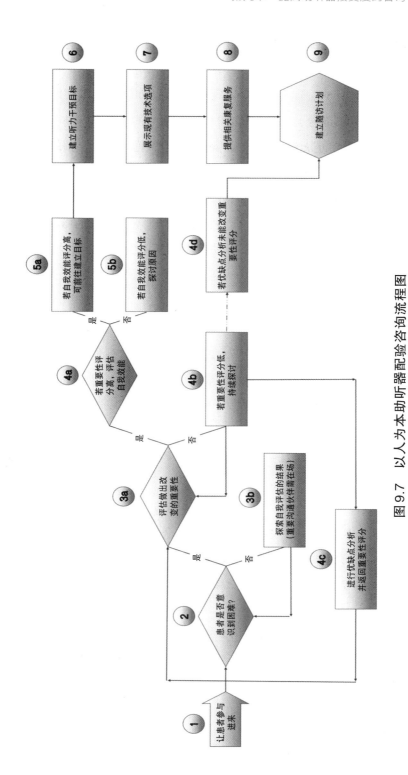

图 9.7　以人为本助听器配验咨询流程图

如果听力学家能准确识别出患者所面临的问题，患者的改善听力重要性评级通常会更高（即7分或以上）。如果评级低于7分，听力学家可以询问患者："我可以做些什么，或者有没有需要我解答的问题，可以帮助你提高评分？"（图9.7，第4b部分）。询问后，可以加上适当的沉默，协助引出需要解决的问题，这些问题是无法通过利用外部激励因素推动听力干预的沟通方式来呈现的。直接询问上述的问题可以有效地找到患者心中的犹豫和矛盾，为以后节省不少宝贵的临床时间。如果患者没有具体的想法或问题，不需要进一步做自我效能评估，而是应该开始更详细地探讨听力损失的影响（图9.7，第4c部分），通过使用盒子工具来帮助患者权衡听力干预的优缺点（见图9.8）。我们将在第9.3.4节中详细探讨这部分内容。

9.3.3 评估患者的自我效能

当患者认为做出改变的重要性（意愿度）很低时，他们显然还没有准备好继续往前进。此时，没有必要评估患者的自我效能，可等到患者进一步探讨做出改变的优缺点之后再进行评估（可参考第9.3.4节的盒子工具）。在介绍优缺点分析之前，让我们先看一下重要性评级高的情景。在这种情况下，听力学家可以直接评估患者的自我效能，即询问患者对自己能够做出改变的能力有多大的信心（图9.7，4a部分）。

让我们再看一下另一个刻度线条。您认为您有多大可能可以遵循我的建议，其中可能包括配戴助听器，从而改善您的生活？0分代表完全不可能，10分代表非常可能。您能帮我在这条线上标记一下吗？

对于自我效能评估的回应开始引导患者反思做出改变过程中会涉及的困难。如果患者在自我效能评估的自评分数也很高，这表示患者已经准备好向前迈进［图9.5中圆圈工具的行动期（另见图9.7，第5a部分）］，患者不需要再通过盒子工具来探讨做出改变的优缺点。值得注意的是，问这两个问题（"做出改变的重要性有多大？"和"您对自己能够做出改变的信心有多大?") 所需的临床时间很少，却可以明确地引导我们进行成功的医患沟通。如果重要性评级很高，但自我效能评级很低（图9.7，第5b部分），适当的跟进问题可能是：

您认为您在这方面的信心如此低的原因是什么？

由此产生的讨论可能会揭示患者对技术使用的恐惧，配戴助听器会被他人看到的担忧，以前面对困难任务的失败经历，或者其他尚未表达的顾虑。在这一点上，听力学家的第一步只是需要承认这些顾虑：

我们讨论这些需要做出的改变，如配戴助听器，确实会令人畏惧。

承认他人的顾虑并不意味着我们一定相信这些顾虑是有效的，也不意味着我们同意这些顾虑。这种承认是为了简单表示我们对患者心理状态的认可，我们理解要求患者做出改变并不总是容易的。同样重要的一个问题是，从自我效能评估的反面来看，可以询问：

为什么您在这个评估上给自己打3分而不是0分？

对这个问题的反思可以帮助患者认识到他们在应对生活中的挑战时确实拥有的一些内在力量。最后，应该通过第3.3.3节中介绍的认知咨询方法来探索患者的自我效能的担忧的有效性。

9.3.4 患者采取行动的优缺点比较：盒子工具

许多决策背后都会存在利弊/优缺点需要我们来权衡。每个生活决策几乎都需要评估优缺点（Kelly & Thibaut，1978）。例如：

- 我的工作很枯燥（缺点），但工资是可以接受的，而且没有强制性的加班，所以我有很多时间可以陪伴家人（优点）。

• 这个房子对我们的家庭来说太小了（缺点），但它不需要大规模的装修，而且有扩展的空间（优点）。

• 吸烟让我放松（优点），但它越来越贵，而且我可以感觉到它在影响我的健康（缺点）。

处于圆圈工具的行动期（或 Goldstein 和 Stephens 阶段 Ⅰ 和 Ⅱ，或最后的求助阶段）的患者已经准备好接受听力干预，并且已经考虑过使用助听器的"缺点"。这些缺点包括经济支出，也包括配戴助听器可能带来的社会偏见（即所谓的"助听器效应"，在第8.1.2节中有描述），以及辅听设备未能完全恢复听力的局限性。处于行动期的患者权衡了这些缺点和优点（比如改善与家人的沟通、提高工作表现、减少社交场合的压力），并认为优点大于缺点。对于已经准备好为改善听力做出改变的患者来说，无须探讨干预的优缺点。相反，在这个准备期，患者可以与听力学家一起开始设定他们希望通过干预过程而实现的目标（图9.7，第6部分）。一些工具，如患者导向的听觉改善分级问卷（Client-Oriented Scale of Improvement，COSI；请参见附录9.3），可以为听力学家帮助患者设定目标和探讨干预的合理期望提供有效的方法。

相比之下，那些处在圆圈工具早期阶段的患者（或 Goldstein 和 Stephens 阶段 Ⅲ 或 Ⅳ，或前四个寻求帮助的阶段）通常尚未思考为了改善听力做出改变的优缺点。听力学家可以通过针对性的对话帮助患者获得必要的认知，结构化地分析改善听力的优缺点（图9.7，第4c部分）。这种分析的好处正如 Reik（1948）所观察到的："我们从别人那里学到的任何东西，都不如我们自己亲自发现的那么深刻。"换句话说，依托于我们自己的洞察而做出的改变是更有意义的，而这些自我洞察可以在他人的帮助下获得。

盒子工具（图9.8）是激励访谈过程中的另一个视觉直观化工具，可以帮助患者在有结构的框架中分析采取行动或保持现状的优缺点。这个盒子工具主要适用于那些认为做出改变的重要性低（意愿度低）的患者（Janis &

Mann，1977），对话可以如下进行：

> 从您的重要性评分来看，您似乎认为做出改变并不重要。但从我们之前的讨论来看（通常是通过使用自我评估量表首次发现的），似乎某种形式的改变可能会有帮助。这个盒子工具是一个框架，可以帮助我们梳理采取行动的优缺点。看着这个方框，告诉我，如果您不采取任何行动来改善您的听力问题，您认为保持现状的优点是什么？

听力学家可以引导患者将注意力放在图9.8的左上方框，探讨患者对保持现状的优点的看法。在这个节点，听力学家等待患者的引导是很重要的。听力学家和其他大多数医护人员一样，习惯于引导对话，然而如前所述，患者的动力来自于自己的内心。由患者主动填写这个方框时，往往能激发更大的动力。听力学家需注意，患者在这个方框中填写的内容很可能是患者真正关心的问题，它们可能是保持现状的舒适感、知道自己无需学习新事物的安全感，或者因不购买助听设备而节省的金钱。

1）不采取行动保持现状的优点是什么？	2）不采取行动保持现状的缺点是什么？
3）采取行动的潜在缺点是什么？	4）采取行动的潜在优点是什么？

图9.8　盒子工具

可用于指导患者探索保持现状与采取行动的优缺点（冯，2021）。

在反思维持现状的优点之后，注意力可转向不采取行动保持现状的缺点（右上方框）。在此再次强调，应给予患者足够时间来思考这些缺点，而不是由听力学家暗示自己对缺点的看法。调查显示，在听力咨询中，患者的沟通伙伴往往没有积极参与进来（例如，Clark，Huff，& Earl，2017；Stika，Ross，& Cuevas，2002），但让双方都参与到这个练习的好处是显而易见的。患者在该方框中填上的内容可能包括：因听力损失而引起的争吵、在家中发生误解时持续的挫败感、退出社交活动、无法听到孙辈说话或任何与听力损失相关的后果。如果需要，患者先填写自我评估量表可帮助他们反思盒子工具的相关内容。盒子工具的最后两个方框与前两个方框中的内容相对应。完成这个盒子工具后，可以迅速向所有参与者展示不采取行动的缺点和采取行动的优点，而大多数情况下患者会倾向于采取行动。

9.3.5 患者权衡助听器优缺点后的意愿度改变

在完成盒子工具后，需要将采取行动的决定权交到患者手中。如果患者无法积极参与听力干预流程，如助听器验配，我们可能会面临干预失败和助听器退回的风险。如果已评估患者意愿度并已完成全面的优缺点分析，以下陈述也许为患者采取行动提供最后的推动力：

> 嗯，我完全理解您和很多人一样，不太愿意验配助听器。我能理解，不过通过这个优缺点分析和您之前告诉我的困难和挫折，似乎使用助听器是满足您需求的最佳方法。您觉得呢？现在您会如何重新评估自己采取改变的重要性？（回到图9.7，第3a部分。）

一般重新评估做出改变的重要性可以看出患者对听力损失影响的认知发生了明显变化。这些之前重要性评分较低的患者并没有进行自我效能评估，而是直接引导至盒子工具的优缺点分析。而此时若重要性评分提高，听力学家可以按照情况，安排进行自我效能评估（图9.7，第5a部分）。

9.4　推荐助听技术和产品的方法

有些患者可能还没有准备好接受自己的听力损失并采取行动去改善听力

的困难。这些患者可能会在听力学家的劝说或其家人的坚持下订购助听器，虽然其中一些患者成为了成功的助听器用户，但这种做法存在失败的风险。这些患者通常会在30至60天试戴期内退回助听器，或者虽然保留了助听器但不怎么佩戴。当出现这种情况时，我们就辜负了患者和患者的家人。我们也辜负了自己，并对我们的服务产生了负面影响，导致目前大众对助听器和听力服务有更多负面的印象。

如果我们按照本章中描述以人为本助听器配验咨询流程，倾听患者的看法，探讨了患者可能有的恐惧和担忧；也从患者的角度了解了他们沟通困难的情况，让患者积极参与，建立必要的内在动力来采取行动，这样我们可以更有准备来提供技术方案。

还记得Bill博士在开篇案例中对Russell先生说的话吗？"鉴于您听力损失的性质，其实您挺适合配戴助听器的。我给您介绍一下目前最适合您的一些新技术吧"，Bill博士可能会继续说："您可能会被这些小小的助听器的内部技术震撼到。它们的麦克风实际上记录了房间里的噪声水平，如果噪音太大，助听器会自动抑制您身后的干扰声，让您更容易理解对话内容。"

如果Russell先生目前的生活很少会出现在较嘈杂的地方，他会怎么想呢？Russell先生实际未明说的最大担忧是，他5岁的孙子似乎与他更疏远了，因为孩子感受到爷爷听不懂他说话时的沮丧，但在讨论中未有提及这担忧的机会。

▶ 在什么时候，Russell先生会因为觉得没有讨论到他的需求和担忧而不再听取Bill博士的意见？如果听力学家在未考虑Russell先生的需求的情况下介绍最高水平的技术，Russell先生又会在什么时候会认为听力学家只是想要向他"推销"最贵的助听器呢？

助听器的技术特点必须与患者所提及的需求相关联，同时，在一开始就应该提供各个技术水平的选项。听力学家必须一开始就承认，尽管最高级别的技术可能最适合患者，但其他级别的技术也能提供实质性的好处。如果刚开始只提供最高级别的技术选项，而患者表示价格超出了其能承受的范围时，患者可能会认为听力学家后续的推荐都是自打嘴巴。工具如"助听器性能选择指导工具"（*Characteristics of Amplification Tool*，COAT；附录9.4）可以让听力学家提前了解患者可能接受的技术和价格。这个工具还包括重要性和自我效能的评级，以及验配助听器前期望值的粗略估计。可以将COAT放在就诊前的资料包中发给患者，也可以要求患者在第一次助听器咨询就诊时在候诊处完成。

如果通过真诚的探索过程建立了信任，听力学家就能够了解患者的需求和顾虑，并通过对做出改变的重要性进行评级来确认患者的意愿度，那么展示技术选择的过程将会更加自然流畅。在进行助听器技术讨论过程中，讨论听觉辅助装置（见第8.6节和附录8.12），它可能让患者现在或将来受益，并讨论有效的沟通策略（第12.4节），否则整个讨论是不完整的（图9.7，步骤8）。

9.5　应该常规评估患者的意愿度吗？

如果没有清楚了解患者对听力损失影响的看法（通过使用自我评估工具）和探讨患者对改善听力的意愿度，我们很容易对患者的意愿度作出错误的假设，并在患者尚未准备好的时候就推荐患者配戴助听器。这样做的结果可能会像Bill博士在本章开篇时所经历的那样，患者会有抵触情绪，或者当我们已开始进行助听器的相关讨论、订购助听器、完成验配、验证（如：真耳分析）和指导后，却发现助听器在随访时被退回，从而浪费了大量临床时间。有些患者在没有内在意愿的情况下验配了助听器，最终虽然保留了助听器，但实际上并没有使用，这种情况在一些地方的发生率大概是助听器验配数量的四分之一，实在让人担忧（Gopinath et al., 2011）。

由于探讨意愿度所需的时间很短，而且能够减少浪费后续的临床时间，建议将此步骤作为常规流程进行。以下是对Russell先生进行听力评估后，Bill

博士与他进行的对话示例。

　　Bill博士：可以跟我说一下，您希望我详细解释所有测试结果，还是想知道我总体的看法？

　　Russell先生：暂时先来个概述吧。现在的结果是什么？

　　Bill博士：好的。在您之前填写的问卷中，您指出了一些"有时候"会出现的困难，比如有时候难以听清别人说话，有时候因为被误解感到沮丧或者有时候因为听错或没听到而发生争吵（来自听力障碍筛查量表）等，这些情况与测试结果显示的听力损失程度是相符的。您两只耳朵的听力损失程度都差不多，和把耳朵堵住时听声差不多。我相信是我的话也会遇到和您类似的困难和沮丧。我现在问个简单的问题，从0到10分，0分代表完全不重要，10分代表非常重要，您觉得减少这些挫折感、争吵和误解对您和您的家人来说有多重要？

　　Russell先生：减少挫折感之类的重要性？我可能会给它相当高的分数。但我认为这些问题不全是因为我的听力的问题，很多时候是因为大家说话的方式导致的。

　　Bill博士：我完全同意这一点，我也希望可以邀请您的妻子参与进来，讨论一下她能做些什么来解决这些问题。但我想您也会认同的是，有些问题确实与您的听力问题相关，我们不能完全把解决问题的责任推给她。

　　Russell先生：嗯嗯，不会的。但我不太确定是不是已经准备好要配戴助听器。

　　Bill博士：嗯，根据您的反馈，我想我可以猜到您对我接下来的问题会怎么回答，但还是让我问一下吧。在同样的0到10分的线上，您对于按照我的建议来改善您的听力，其中包括需要配戴助听器来让您的沟通更顺畅，您现在有多么大的信心？

　　Russell先生：我知道你会问到这个，也许是5分吧。

　　Bill博士：您能告诉我您对配戴助听器的担忧是什么吗？

▶ 这种对话不会花费很长的时间，但有助于确保如果采取行动，Russell 先生会参与其中。Bill博士理解并接受他的患者的犹豫，并开展在认知咨询的基础上的探索。

重点提醒

很多时候，我们提出的建议并没有充分解决听力损失带给患者的负面影响。通过使用自我评估工具积极探索患者的顾虑，然后探讨患者认为改善听力而做出改变的重要性以及对做出改变的信心，可以激发患者内在的动力/意愿，推动患者采纳建议并向前迈进。

9.5.1 如何应对难于改变意愿度的患者？

如果认为还没有准备好做出改变的患者来到门诊都能成功采取行动，那就太天真了。显然，最具挑战性的患者是那些否认自己有任何听力问题的人。然而，通过本章概述的咨询过程，听力学家可以直接帮助这些患者通过探讨听力损失对个人的影响，并对做出改变的重要性进行评级和讨论，来挑战自己的观点。对于那些否认有听力问题的患者来说，呈现以下内容可能是非常有价值的：（1）引导患者审视为了改善已确定的沟通困难而采取行动的优缺点；（2）探讨患者认为自身做出所需改变的能力；（3）讨论妨碍这种能力的因素。

我们必须记住，那些还没有准备好采取行动的患者往往只是因为家庭劝说才来就诊。我们必须充分意识到，如果试图说服患者去做他不愿意做的事情，患者的立场可能会变得更加强硬，所以我们只能协助患者去找到他们自己内在的驱动力。

如果已执行本章所概述的激发内在动机的方法后，患者面临主要的挑战仍然是对自己有听力问题的否认，我们应尝试解决这个问题。如果意识到患者的否认是一种自然的防御机制，我们的目标是让患者没有防御的理由。可考虑作出以下保持中立和支持性的陈述：

> Russell 先生，您之前说您的听力没有任何问题，只是为了平息家人的抱怨而来的。现在确实发现了您自己有听力损失，可能您会感到沮丧。有时候确实需要一些时间来消化这些信息。

给到患者的信息是："显然，这对您来说很困难，我也理解这一点。我在对此作出回应，并愿意听从您的意愿"。这时候不会对患者提出任何要求，也不会对患者施加压力，要求他们必须向前迈进或做出决定。该信息只是承认"这就是我们现在所处的状态"。我们无法预测患者接下来会说什么和做什么，尽管后续发生的事情有无限的可能性，但我们希望尽可能把事态对医患关系的伤害降到最小，例如：

- "好了，谢天谢地，这事结束了！我现在得走了。"如果患者匆忙离开，至少是处于如释重负而非愤怒的状态，最后一刻态度是正面的，而非对立的。

- "我还是不相信这一切，我的家人就是太苛刻了。"患者离开时至少对听力学家没有怨恨，这可能让患者以后在某一刻会主动考虑回来。

- "我的配偶会说'我早就告诉你了'。我会好好考虑一下。"如果患者心事重重地离开，至少心里不会有"咄咄逼人的听力学家"的印象。

患者这些离开的方式都至少是"保持心中的大门敞开"，在准备好的时候有可能会再回到门诊。由于听力学家没有向患者提出任何要求，这增强了医患关系中所需的信任。虽然患者在初次见面时并没有采取行动，但他们通常已经从意向期过渡到准备期了（图9.5）。

当激发内在动机的方法无法让患者接受听力干预时，听力学家必须接受这样一个事实，自己可能无法对患者的立场产生影响。如果我们保持以人为本的服务理念，我们应该接受帮助别人也是有其局限性的，同时需承认患者自身对自己的行为也有一定的责任。

在推动通过激发内在意愿来改善听力的理念时，我们必须审视自己是会否认为自己能给患者带来最适当的帮助，而期望他们顺从，还是身为帮助者来支持患者面对听力干预中的挑战（English，2002）。如果我们期望每位患者都能顺从我们的建议，我们会不断经历挫折，因为我们忽略了成人患者在愿意解决问题之前，需要先接受或"承认"他们的听力问题。从这个角度来看，听力问题与生活中的许多其他挑战相似。

尽管我们尽了最大努力，患者还没有准备好接受我们的建议，可以进一步提供一些辅助性的信息，来引导患者思考所提供的信息和日常所经历的沟通困难。比如可以指导患者写"听力日记"（见以下"重点提醒"方框），再安排一到两个月后进行随访，也许会有帮助。鼓励患者参加听力康复班（如第13.3节所述）也是有帮助的，因为它可以让意愿不高的患者接触到那些已经成功采纳听力建议的同伴，当中对康复感到满意的用户可能会同意成为其他仍存疑虑或问题的患者的资源。这些满意用户对助听设备的认可，以及认为做出改变的付出是"值得的"，可能会帮助其他患者做出明智的决定。当然，我们应该建议那些延迟干预的患者每年定期回来进行检查，或者当他们发现听力有任何变化的时候返回。

所有这些方法都有其适用之处，但它们也都存在同样的缺点。如果我们在初诊期间未能解决患者意愿度的问题，我们就面临着他们可能几个月甚至几年都不会再回来的风险。当患者最终决定向前迈进时，他们可能是因为被其他机构的营销活动所吸引而采取行动。而在采取行动之前，这些患者和他们的家人一直要面对未进行听力干预所带来的沟通困难。因此，在发现未能提高患者意愿度时，上述方法（听力日记、康复班等）应该作为"备用计划"。

此外，当激发内在动机的方法未能提升患者意愿度并且他们选择离开时，明智的听力学家应该建立一套系统来与这个仍然需要听力帮助的患者保持联系。听力学家可以从48小时内拨打随访电话开始，从而了解患者是否有其他问题需要解决。当然，患者就诊结束时，听力学家至少应提供助听技术和沟通策略的相关信息（见第8.7节和第12.4节），提供一些为听障者准备的参考书单也可能会有益处（见附录8.11）。

重点提醒

　　可以使用听力日记来帮助患者反思听力损失对日常生活的影响。可以指导患者在每天结束时思考以下三个问题：

　　（1）今天我是否因为担心听不清而拒绝参加某些活动？

　　（2）在这一天中，是否有过因为自己听不清而感到沮丧或失望的时刻？

　　（3）在这一天中，是否有过别人因为我听不清而感到沮丧的时刻？

总　结

　　有些前来进行助听器咨询的患者尚未完全意识到他们需要听力帮助，而另一些患者可能意识到他们需要帮助，但他们不确定"现在"是否是正确的时机，因此他们仍在收集各种可行方案。这两类患者都处于圆圈工具中的早期意向期和准备期。本章所介绍的激发内在动机和提升意愿度的咨询方法最适用于那些尚未完全意识到听力损失对他们生活的影响，或者对采取行动持有顾虑或恐惧的人。通过这些咨询方法，可指导听力学家与患者和其沟通伙伴共同探索并激发患者改善听力的动机和意愿，引导他们向前迈进。

　　内在动机是人们接受听力干预建议的关键，当动机是发自内心的时候，它的效果是最强大且最持久的。外在激励因素，如第三方故事、名人产品代言或限时性的优惠等形式，永远无法取代内在动机和意愿。同样，详细讨论患者的听力图结果和言语识别效果所带来的影响，并不能与患者亲自探索听力损失的影响后所建立的动机和意愿相提并论。推动这种探索的最佳方法之一是通过评估患者对于做出改变的重要性的看法，以及能做出相应改变和行动的信心，在必要时可以进行维持现状及采取行动的优缺点分析。

希望本章传达了我们的首要目标，即介绍"融入咨询"的以人为本听力康复服务。对于许多患者来说，遵循听力康复建议需要行为和态度上的改变。在激发内在动机和意愿的过程中（1）我们采用自我评估工具来帮助我们了解患者对日常听力困难的看法；（2）让患者评估自己为改善听力而做出改变的重要性以及采取相应行动的信心；（3）必要时，引导患者对采取行动的优缺点进行权衡，从而帮助他们做出决策。

讨论问题

1.Goldstein 和 Stephens 提出的四个意愿度分级是什么，它们与第5.1节中提出的五个"寻求帮助"阶段有什么关联？

2.说明你如何采用自我评估工具来建立患者愿意采取行动改善听力的内在动机。

3.你认为与患者建立信任的主要先决条件是什么？为什么？

4.在咨询过程的哪个阶段，评估患者采取行动的意愿度是合适的？你什么时候会探讨患者对于自己能够成功遵循建议的信心？

5.你会如何与患者进行优缺点分析？你何时会使用沉默或第4.3.1节中讨论的"等待回应"来促进这种分析？

6.在咨询过程中，你会在哪个阶段讨论助听器的技术特点？你会如何展示这些功能，从而让患者觉得是有意义的？

学习活动

9.1 体验新的咨询方法

我们都喜欢在舒适区里。你可能已经按照自己的方法与患者进行了多年的交流。如果你是一名学生，可能已经接受过与本章所述方法不同的教导。正如我们的患者可能不愿意在生活中做出改善听力的改变一样，听力学家也可能不愿意跳出舒适区，尝试新的咨询方法。如果本章所介绍激发内在动机的咨询方法对你来说是新的，你可以考虑先在自己身上尝试，以获得初步经验。首先，问自己："对我来说，帮助我的患者找到遵循我的建议的内在动机及意愿有多重要？"其次，问自己："我对自己能够在临床实践中做出改变并获得成效的信心有多大？"这些改变可能包括让沟通伙伴更多地参与，更有效地使用自我评估工具来了解患者对自己所提供的建议的接受程度，以及使用重要性评级和盒子工具来建立患者做出改变的内在动机及意愿。

附录9.1　患者沟通情况自我评估表

请在以下问题中选择适当的数字，范围从1到5。每个问题只需圈出一个数字。如果您佩戴助听器，请根据您在没有佩戴助听器时的交流方式填写此问卷。

各种交流情景

1. 在与另一个人交流的情况下，您是否遇到沟通困难？（例如：在家里、工作、社交场合，与服务员、商店店员、配偶、老板等交谈时）

1）几乎没有　2）偶尔　3）大约一半的时间　4）经常　5）几乎总是如此

2. 在与几个人的小组进行交流的情况下，您是否遇到沟通困难？（例如：与朋友、家人、同事一起，开会、闲聊、吃饭、打牌等场合）

1）几乎没有　2）偶尔　3）大约一半的时间　4）经常　5）几乎总是如此

3. 在听别人对一大群人讲话时，您是否遇到沟通困难？（例如：在教堂、大型会议、俱乐部、授课讲座等场合）

1）几乎没有　2）偶尔　3）大约一半的时间　4）经常　5）几乎总是如此

4. 在参与各种娱乐活动时，您是否遇到沟通困难？（例如：电影、电视、广播、戏剧、酒吧、音乐演出等）

1）几乎没有　2）偶尔　3）大约一半的时间　4）经常　5）几乎总是如此

5. 处于不利于聆听的环境中时，您是否遇到沟通困难？（例如：在嘈杂的聚会上，有背景音乐的地方，乘坐汽车或公交车时，当有人低声说话或从房间远处说话时等）

1）几乎没有　2）偶尔　3）大约一半的时间　4）经常　5）几乎总是如此

6. 在使用或听取各种通信设备时，您是否遇到沟通困难？（例如：电话、电话铃声、门铃、公共广播系统、警告信号、警报等）

1）几乎没有　2）偶尔　3）大约一半的时间　4）经常　5）几乎总是如此

沟通方面的感受

7. 您是否觉得您的听力困难限制或影响了您的个人或社交生活？

1）几乎没有　2）偶尔　3）大约一半的时间　4）经常　5）几乎总是如此

8.是否有任何与听力相关的问题或困难使您感到懊恼？

1）几乎没有　2）偶尔　3）大约一半的时间　4）经常　5）几乎总是如此

其他人的态度

9.其他人是否会提醒您有听力问题？

1）几乎没有　2）偶尔　3）大约一半的时间　4）经常　5）几乎总是如此

10.其他人是否因为您的听力问题而将您排除在对话之外或变得烦躁？

1）几乎没有　2）偶尔　3）大约一半的时间　4）经常　5）几乎总是如此

原始得分 ＿＿＿ × 2 = ＿＿＿ – 20 = ＿＿＿ × 1.25 = ＿＿＿%

资料来源：Schow & Nerbonne（1982）。原英文经许可使用。

附录9.2　患者家属沟通情况评估表

　　请在以下问题中选择适当的数字，范围从1到5。每个问题只需圈出一个数字。如果患者佩戴助听器，请根据患者在不佩戴助听器时的交流方式来填写此问卷。

各种交流情景

1.他/她在与另一个人交谈的情况下，是否遇到沟通困难？（例如：在家里、工作、社交场合，与服务员、商店店员、配偶、老板等交谈时）

1）几乎没有　2）偶尔　3）大约一半的时间　4）经常　5）几乎总是如此

2.他/她在与几个人的小组进行交谈的情况下，是否遇到沟通困难？（例如：与朋友、家人、同事一起，开会、闲聊、吃饭、打牌等场合）

1）几乎没有　2）偶尔　3）大约一半的时间　4）经常　5）几乎总是如此

3.他/她在听别人对一大群人讲话时，是否遇到交流困难？（例如：在教堂、大型会议、

俱乐部、授课讲座上等场合）

    1）几乎没有 2）偶尔 3）大约一半的时间 4）经常 5）几乎总是如此

    4. 他/她在参加各种娱乐活动时，是否遇到沟通困难？（例如：电影、电视、广播、戏剧、酒吧、音乐演出等）

    1）几乎没有 2）偶尔 3）大约一半的时间 4）经常 5）几乎总是如此

    5. 当你们处于不利于聆听的环境中时，他/她是否遇到沟通困难？（例如：在嘈杂的聚会上，有背景音乐的地方，乘坐汽车或公交车时，当有人低声说话或从房间远处说话时等）

    1）几乎没有 2）偶尔 3）大约一半的时间 4）经常 5）几乎总是如此

    6. 他/她在使用或听取各种通讯设备时，是否遇到沟通困难？（例如：电话、电话铃声、门铃、公共广播系统、警告信号、警报等）

    1）几乎没有 2）偶尔 3）大约一半的时间 4）经常 5）几乎总是如此

沟通方面的感受

    7. 您是否觉得他/她的听力困难限制或影响了他/她的个人或社交生活？

    1）几乎没有 2）偶尔 3）大约一半的时间 4）经常 5）几乎总是如此

    8. 是否有任何与听力相关的问题或困难，明显使他/她感到懊恼？

    1）几乎没有 2）偶尔 3）大约一半的时间 4）经常 5）几乎总是

其他人的态度

    9. 您或其他人是否会提醒他/她有听力问题？

    1）几乎没有 2）偶尔 3）大约一半的时间 4）经常 5）几乎总是如此

    10. 其他人是否会因为他/她的听力问题而将他/她排除在对话之外或变得烦躁？

    1）几乎没有 2）偶尔 3）大约一半的时间 4）经常 5）几乎总是如此

原始得分 ____ × 2 = ____ − 20 = ____ × 1.25 = ____%

资料来源：Schow & Nerbonne（1982）。经许可。

附录9.3 患者导向的听觉改善分级问卷（COSI）

由澳大利亚国家声学实验室提供。英文版本可在以下网站查询：https://www.nal.gov.au/ nal_products/cosi/

澳大利亚国家声学实验室

患者导向的听觉改善分级问卷COSI

National Acoustic Laboratories
A division of Australian Hearing

姓名：_____ 性别：_____
年龄：_____ 学历：_____ 职业：_____
日期：_____ 1.需求建立
2.效果评定

请提出5个最需要解决的问题并将这5个问题按照重要程度排列

针对这些问题的改善程度

助听后听觉能力改善的情况
10% 25% 50% 75% 95%

	更差	没有什么不同	有一点帮助	比较好	非常好		分类		几乎没有	偶尔	一半时间	大部分时间	几乎总是
☐													
☐													
☐													
☐													
☐													

分类：
1.在安静环境和1到2人说话　　　5.听电视或收音机声音　　　9.听门铃或敲门声　　　13.感觉自己不被重视
2.在噪声环境和1到2人说话　　　6.同熟悉的人打电话　　　10.听汽车声　　　14.感觉自己很烦闷或易怒
3.在安静环境和多人说话　　　7.同陌生人打电话　　　11.增加社会交流　　　15.在教堂或会议时聆听
4.在噪声环境和多人说话　　　8.在其他房间听电话铃声　　　12.感觉自己很尴尬或愚蠢　　　16.其他

附录9.4 助听器性能选择指导工具（COAT）

姓名：_____　　日期：_____

档案编号：_____　　听力学家：_____

　　我们的目标是最大限度地提高您的听觉能力，以便您能更轻松地与他人交流。为了实现这个目标，我们需要了解您的沟通需求、个人偏好和期望。通过更好地了解您的需求，我们可以利用我们的专业知识来推荐最适合您的助听器。通过共同努力，我们将为您找到最佳的解决方案。

请回答以下问题。请尽可能诚实和精确地回答。谢谢。

1.请列出您最希望听得更好的前三种情景。请尽可能具体描述。

_____

_____

_____

2.改善听力对您来说有多重要？请在下面的线上标记一个X。

不太重要 ------------------------------- 非常重要

3.您有多大的意愿去配戴和使用助听器？请在下面的线上相应位置标记一个X。

不太愿意 ------------------------------- 非常愿意

4.您认为助听器能够如何改善您的听力？请在下面的线上相应位置标记一个X。

我期望它们：

不会提供任何改善 ------------------------ 提供显著的改善

5.关于助听器，您最重要的考虑因素是什么？请按照以下因素进行排序，1为最重要，4为最不重要。如果该项目对您来说完全不重要，请在该项上打上X。

___ 助听器的大小和其他人看不到助听器的可能性

___ 改善听觉和言语理解能力

___ 改善在嘈杂环境中的言语理解能力（例如：餐厅、派对）

___ 助听器的费用

6.您更喜欢哪种助听器？（请勾选一项）

___ 完全自动的助听器，您无需进行任何调整

___ 允许您根据需要调节音量和更改程序的助听器

___ 没有偏好

7.您是否使用蓝牙手机？ 是 否

如果是这样，您是否希望将您的蓝牙手机连接到您的助听器上？ 是 否

8. 还有一些设备可以帮助您在听电话，听电视，和/或可以使用小型无线麦克风时来更好地听到声音，特别是在有背景噪声的情况下。您是否愿意使用这些任何一种设备？

是 可能 否

9.您对自己能够成功使用助听器有多大信心？请在下面的线上相应位置标记一个X。

不是很有信心------------------------------ 非常有信心

10. 助听器的价格范围很广。价格取决于多种因素，包括电路的复杂程度、包含的功能数量以及大小/款式等。一般来说，最低级别的设备提供最基本的功能，随着功能的增加，价格也会上涨。

请在下面的线上标记X，表明您偏好的技术水平。注意：这些信息对您的听力学家来说是一个讨论的重点，不代表您一定要选择所标示的级别。

基本------------------------------------- 顶配

下面的价格是两（2）个助听器的大致费用。您的听力学家将在这次面诊中向您提供确切的费用。

基本数字助听器：	¥xxxx
基本增强型助听器：	¥xxxx
中级数字助听器：	¥xxxx
高级数字助听器：	¥xxxx

　　谢谢您耐心回答这些问题。您的回答将有助于我们为您提供最佳的听力服务。

资料来源：Sandridge & Newman（2006）[2012年修订]。原英文经许可重印。

第十章

老年听力咨询的
考虑因素

Counseling Considerations for the
Older Population

Patterson 太太，一位87岁的多病老人，和她的儿媳一起来到听力中心。五年前她的丈夫去世时，她的儿子和儿媳很孝顺地让她和他们同住，但Patterson太太一直觉得自己给他们带来负担。听力学家在看诊时很快意识到，他们家庭之间的沟通困难对儿子儿媳的困扰要大于对Patterson太太的困扰，因为Patterson太太似乎对自己有点放弃了。

当谈到佩戴助听器的可能性时，Patterson太太低头轻声说："五年前，我先生Harold去世的时候，我就应该和他一起走的。我想我只是忘了跟他走。"听力学家在短暂的停顿后轻柔地回应道："我们帮您改善听力之后，您会感觉好一些的。"

许多听力学家都经历过这种尴尬时刻：老年患者对自己是否应该继续活下去失去信心。面对像Patterson太太这样的表述，我们通常会感到困惑，不知道如何回应。就像这个例子里，我们可能会用安慰的回应来缓解尴尬，尽管这并非最佳方法。第八章关于成年患者咨询的方法，对老年患者同样适用。然而，老年人生活环境的变化给老年听力康复带来了新的挑战，因此我们有必要进行更多的讨论。本章介绍了老年听力咨询的考虑因素，以帮助我们更好地理解老年听障患者，并找到最有效的方法让他们和其子女共同参与到听力康复过程中。

学习目标

阅读本章后，读者应该能够：

- 描述衰老各方面（生理、心理、社会）的改变。
- 描述带有老人的家庭成员所承受的压力。
- 根据老年患者的各种功能衰退，调整临床接待方法，以更好地满足他们的需求。

我们在5.6.1和5.6.2节讨论了听力学家需要时常注意的一个问题，即我们的回应与患者的表达不匹配。当我们仅回应患者言词的表面意思，或者是敷衍几句，而没有深入探究并发现隐藏在患者心底的情绪时，沟通错位就发生了。本章开头的案例展示了听力学家与Patterson太太之间一个常见的沟通错位，当Patterson太太质疑自己为何还活着时，听力学家未能发现她的心理感受，更没有帮助她面对这种负面情绪。

听力学家可以更直接更好地回应Patterson太太，如："老年生活发生了这么多变化，而且越来越困难，你一定很难受。"这句话表达了Patterson太太当下的内在感受，让她感觉到自己被倾听了，她的痛苦被看见了。此时我们还不知道Patterson太太是否会接受听力康复方案和助听器，即使她接受这些，又是否会康复成功；但我们知道，当她感受到听力学家对她的支持，并会和她共同面对时，她成功的概率会更高。那么，Patterson太太的老年生活中发生了哪些变化导致她说那番话呢？本章将提高我们对老龄化相关因素的认知，帮助我们理解像Patterson太太这样的老年患者的生活。

10.1　衰老各方面功能的改变

与衰老有关的各方面问题不能一概而论，影响85岁老人的因素也可能影响到65岁的老人；相反，80多岁老人的健康状况和生活方式可能比一些60多岁的老人更好。显然，本章介绍的老龄化疾病和功能改变也可能发生在一些更年轻的人身上，或者有些老人根本没有这些改变。理解这一点后，我们再来看衰老过程对老年听障患者产生的影响。在衡量衰老过程对每个个体的影响时，我们还必须考虑实际年龄和生理年龄之间的差异，因为我们发现衰老带来的影响也有很大的个体差异。

老年患者通常指85岁及以上的人群（美国数据）。近年来，老年人群数目的增加，对听力学服务的需求量有直接影响。听力学家非常了解衰老的生理变化，尤其是其听觉系统的改变。因此，这里只简要介绍。希望了解更多细节的读者可以参考其他资料（McCarthy & Sapp，1993；Moody，2010；Weinstein，2013）。听力学家需要全面了解衰老过程中老人的生理和心理变化及需求，以便为老年患者提供更个性化和有效的听力康复方案。

10.1.1 听觉功能的改变

老人听觉生理的变化发生在从外耳到听觉皮质的听觉系统各个层次，这些变化表现出很大的个体差异。耳蜗内的变化可能主要与动脉硬化引起的全身性缺氧有关，导致听觉敏感度降低和耳蜗接收信号的失真。耳蜗处理能力与中枢听觉处理能力的下降又共同导致听觉下降，特别在背景噪声大的环境或处理语速较快的言语信号时。在社交场合，对言语的理解力下降会给患者带来更多的压力和焦虑。同时，老年人伴有认知和注意力障碍，这些加在一起会导致老年患者就诊时难以理解我们提供的信息，因此听力学家在接待老年患者时要特别注意。

10.1.2 视觉功能的改变

与年龄相关的感觉和神经肌肉的变化可能会导致老年患者的视觉功能改变。眼提肌的萎缩可能降低人向上注视的能力，眼提肌的功能是让听力学家比较容易与患者保持眼神接触，这也有利于以人为本的沟通互动。随着年龄增长，瞳孔变小，眼底视网膜接收到的光线减少，这要求听力中心要有明亮的照明。老人视觉调节能力和细节辨别能力下降，适应黑暗的能力减弱，对眩光敏感度增加，颜色辨别能力下降，这些都导致瞳孔调节光线的能力减弱。听力学家接待老年患者时要把这些因素全部纳入考量，特别要注意听力中心使用的相关指导手册，确保老人在中心或在家都可以看清手册的内容。

随着老人眼睛老化，晶状体弹性降低使得近距离物体聚焦变得越来越困难。因此听力中心内明亮的照明及大屏幕可以帮助听力学家更好地让患者看到相关信息。晶状体黄变可能使颜色看起来暗淡，某些颜色之间的区别变得不那么明显；衰老过程中的晶状体黄变可能导致白内障和视野整体模糊；因青光眼引起眼内压力增加可能会损伤视神经纤维，导致视野中出现盲点；由眼睛黄斑区组织退化引起的黄斑变性也会在视野中央产生盲点，这些都可能导致严重的后果，使患者看不到助听器的小部件。

10.1.3 皮肤和触觉的改变

老人耳朵皮肤和软骨弹性的减少使耳塞配戴变得更加困难，为了进行必要的助听器使用培训，听力中心必须增加接诊时间，并提高医患双方的耐心。老人的触觉敏感度从50岁开始减弱，进一步影响助听器配戴和操作的便利性，导致患者产生更多的挫败感，同时会降低自我效能感。

同时，老人的疼痛阈值增加与触觉敏感度下降同步发生，加上老人胶原蛋白变化导致皮肤愈合变慢，这就需要确保老人掌握佩戴助听器的技巧，以避免耳朵皮肤磨损后无法佩戴助听器。

重点提醒

在进行助听器使用指导时，听力学家应对患者的努力给予积极的关注和无条件的正向认可（见第3.3.2节）。这并不仅仅是简单的鼓励，如："你做得很好。"患者知道自己某件事做得不好，而同样的事情年轻时做会容易得多，现在却花费了大量的时间。这时听力学家可以指出这个困难，并称赞患者在不断坚持的过程中表现出的品质："这对许多人来说可能是一个非常困难的任务，但你一直在坚持。"

10.1.4 运动功能和前庭功能的改变

精神运动能力与由大脑中枢调控的一系列复杂行为有关，这些行为从感觉事件开始，以运动任务结束。考虑到神经传导速度受到年龄影响的程度较小，精神运动表现的减弱通常是由于任务各组成部分的中枢处理速度变慢引起的。精神运动能力降低以及在老年患者中观察到的更谨慎的反应（McCarthy & Sapp，1993）提示他们需要额外的评估时间和精力来掌握新的运动行为。

我们在第8.8.1节中讨论了平衡失调的患者以及咨询时要考虑的因素。65

岁以上的成年人中超过30%有平衡问题，而且这个比例随着年龄的增长而增加。平衡问题是老年人就医最常见的原因之一，也是导致摔倒的主要原因。老人经常因为对摔倒的恐惧而减少活动进而导致进一步的功能下降，即使不做前庭康复的听力学家也有责任提醒患者采取安全措施防止摔倒。

10.1.5 认知和记忆的改变

认知能力的下降可能对记忆产生很大的影响，记忆的下降阻碍老年患者对听力康复的参与。许多患者对接收到的健康信息记不住，很快就忘记了其中的40%到80%，大约一半被记住的信息还可能被错误地回忆，但这与年龄无关（Kessels，2003），而与信息量呈负相关（McGuire，1996）。对于70岁以上的患者，信息回忆的能力也会降低（Anderson，Dodman，Kopelman，Fleming，1979）。这提示我们为老年患者提供信息时要特别留意。

10.1.6 医学水平的改变和药物的使用

现代医学水平的改变使人的寿命比前几代要长得多，延长的生命常常伴有并发症。听力学家在给出听力康复方案时要考虑老年患者并发症的情况，同时考虑患者的意愿。了解患者完整的用药史对听力学家很有帮助，因为患者在看诊时的表现可能是一些常见的药物导致的（见表10.1）。老年患者的生理变化可能会显著影响药物的吸收和分布。由于记忆问题、视力问题或患者自己的决定，老年患者可能没有准确遵循剂量说明，从而使病情恶化。常见的临床错误是将患者的注意力不集中或行为认知变化归因于衰老，而对当前药物和剂量的考虑很少。

重点提醒

老年患者服药的影响以及是否遵循剂量服药可能是听力学家最容易忽视的因素之一。我们建议听力学家要求患者提供正在使用的药物清单，并熟悉可能的副作用。

表10.1 处方药的潜在副作用

药物类别	可能影响临床互动的副作用
降压药	抑郁、意识模糊、镇静、疲劳、精神运动表现下降
镇痛药	抑郁、意识模糊、幻觉、镇静、戒断
抗组胺药	焦虑、意识模糊、镇静
心血管病药	意识模糊、疲劳、易怒
降胆固醇他汀类药物	记忆力减退、学习困难
皮质类固醇	抑郁症、浓度降低、易怒
低血糖药	焦虑、混乱、易怒、嗜睡
免疫抑制剂	注意力下降工作记忆力下降
泻药	意识模糊、易怒、退缩

10.1.7 生活方式的改变

听力下降后老年患者来到听力中心，他们同时背负着衰老的沉重负担。除了日益增多的生理变化外，老年人还发现他们的周围环境也在变化，并在缩小的社交范围内应对各种生活挑战。

生活中不断出现的变故会导致老年人产生更大的压力和更容易患病的倾向，他们也希望在这方面得到帮助和理解，就像寻求听力帮助一样。通常我们以为老年人缺乏适应力，当理解了他们要面对并适应如此多的生活变故时，我们也许就不会这么说了（Moody，2010）。听力学家需要看到老年患者的适应能力，并利用这种能力让他们适应助听器。为了进一步帮助患者，听力学家应该改变对老年患者的固有态度和接待方式（见图10.1）。

听觉

- 在个人助听设备不可用时，通过非个人放大器确保清晰的声音接收。
- 避免视觉和听觉干扰。
- 使用"清晰的话语"。

精神运动

- 观察反应是否延迟而非完全没有反应。
- 给予更充裕的练习时间。
- 要有耐心。

触觉和疼痛

- 避免使用小配件，因为这些可能不容易被感知或操作。
- 注意可能由于不合适的装置而导致的不适，因为直到皮肤损伤更加严重之前，疼痛可能不会被感知或报告。

视觉

- 坐在与老年患者平视的位置。
- 确保充足的照明。
- 避免明显的明暗变化（从光线充足的咨询室到光线昏暗的展位）。
- 印刷材料应为大字体和对比度良好的颜色。
- 注意细节辨别力减少，并尽可能使用桌面放大镜。
- 询问视力状况和最后一次眼科检查的日期，并相应地转诊。
- 熟悉不可矫正视力障碍的后果。

尊严

- 避免使用针对老年人的不友好词汇。
- 通过熟练的聆听技巧展示关心和理解。
- 直接和老年人交谈，而不是陪同人员。
- 如果必须与陪同人员交流，请先征得患者的同意。

图 10.1　更好接待老年听障患者的方法

10.1.8 衰老过程的累积效应

老年患者经历的许多变化往往是超出控制范围的，这些变化可能对生活产生累积的影响。听力丧失可能只是他们许多变化中的一项，他们还可能面临住所、行动能力、交通和社交等方面的变化，失去亲人和朋友可能进一步导致孤独和压力。所有这些变化都可能对老年人的身心健康产生重大影响，使他们更容易生病，整体生活质量下降。然而，值得注意的是，老年人往往比我们想象的更有适应能力，许多人能够随着时间的推移适应这些变化。

10.2　自我认知与衰老

我们生活在一个崇尚年轻的社会，对于老年人来说，这个社会似乎在越来越快地运转着。老年患者有时可能会感觉自己被当今的技术革新落下了。同时社会媒体充斥着对年轻和外在形象的崇拜，这种文化也渗透到老年患者中。

> Donaldson夫人抵达听力中心时显得老态龙钟，她推着助行车，缓慢地沿着走廊走到咨询室，她亲切地称助行车为她的"马"。她以前从未戴过助听器，但意识到她的听力"最近有点变差"，准备开始使用助听器。当听力学家提到助听器的款式时，她迅速打断说："我想要一个看不见的小型助听器。"听力学家后来评论说，Donaldson夫人是一位"倔强的小姐，准备为了维持年轻的假象而奋斗"。

我们在第6.2节中讨论了自我认知的概念，在第8.1节中再次讨论了这个话题，表明了听力损失会改变患者的自我认知。至少表面上看，Donaldson夫人不想让自己看起来太老，也不想让助行器那么显眼。听力学家可以这样提问，"你认为别人会如何看待您使用助听器？"或"对您来说，使用助听器意味着什么？"如果没有这种对话，且听力学家的建议与患者的内在想法发生冲突或与她的愿望不符的话，Donaldson夫人很可能不愿接受。我们可以运用第

3.3节中讨论过的Rogers以人为本的咨询素养，了解他们在听力康复旅程中所处的阶段，然后和她一起讨论关于助听器的任何想法。

10.3 压力与衰老

我们在第8.4节中讨论了听力损失如何给患者带来压力。除了与听力损失本身相关的生理和环境因素带来的压力，以及自我认知改变带来的心理问题，患者还可能经历衰老本身带来的压力，这种压力有时可能严重到难以忍受的程度。

在听力中心我们只看到庞大的老年听障群体的一小部分，其中许多患者因听力受损而变得孤立并因沟通障碍而痛苦。在我们看到的老年患者中，听力损失通常只是他们必须应对的多种慢性疾病之一（Weinstein，2013），而听力损失本身已被证明会加重其他疾病（Bess et al.，1989）。经常接触罹患各种疾病的患者，可能会导致对老化过程的负面偏见，从而引发"年龄歧视"的负面观点。也有很多老年人能够适应老化过程并对自己的生活感到满意（照片10.1）。

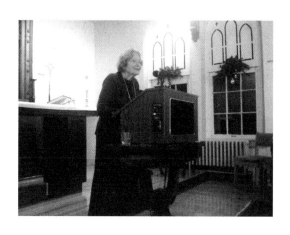

照片10.1 虽然老年患者在应对生活变化时面临困难，但许多老年人仍积极参与社交活动，很好地适应了各个阶段的生活

老年患者的情绪健康很大程度上取决于他们是否掌握了图10.2中列出的五个R。当老年听障患者出现沟通障碍来就诊时，我们需要仔细考虑这五个

方面是否受到影响。

老年患者的生活和健康相关的压力会产生协同作用，听力损失会让压力水平更高，而治疗听力损失可以显著增强应对压力的能力。

为了让老年患者接受并适应放大设备，听力学家单方面的工作和支持是远远不够的。与家人、邻居和朋友顺畅交流所建立的社交支持网络有助于增强他们的整体健康。改善老年患者与外部社交支持网络之间的沟通，能够进一步减轻他们的生活压力，从而提高生活质量。显然，老年患者社交沟通维持得越好，其幸福度也越高。

回顾（Review）：回顾过去的目标、角色、价值观和关系，以建立生命意义和接受死亡。

和解（Reconciliation）：审视自己和他人的缺点，希望能够原谅和释放未解决的伤害和愤怒。缺乏和解会培养出内疚、抑郁和愤怒。

连接（Relevance）：维持心理健康的关键，通过持续的有意义的活动来实现。个人和社会的决定，使得参与家庭和社区的聚会变得不情愿或不能参与，导致孤立和抑郁。未经干预的听障患者特别容易失去和其他人、事的连接。

尊重（Respect）：渴望有意义的关系和认可自己的价值。听力损失干预是维持自己和他人对自己价值的尊重的主要方式。

释放（Release）：强调对身体锻炼和亲密关系的需求以及情感表达的机会。

图10.2　老年人保持情绪健康的五R

资料来源：Birren & Renner（1979）in Hubbard（1991）

相对于过度关注那些无法解决的问题，不如对那些可以改变的老年化问题采取措施。（Dunkle&Kart，1991）。听力学家的责任之一是帮助老年患者意识到，听力损失是可以康复的，并且通过这种改变，其他压力可以变得更加可控。提高这方面的认知，可以使用第9.3节中讨论的激励工具。

10.3.1 老年患者照顾者的压力

很多老年患者的子女本身就有各种生活压力。当老年患者无法独立生活，越来越依赖家人进行交通、购物等时，他们的衰老压力开始向下传递到子女身上。随着健康状况的进一步恶化，老年人需要越来越多的日常生活协助，家庭成员必须提供援助。

当配偶不方便时，家庭成员可能会成为父母的主要照顾者。这会对照顾者自己的生活、情绪和自由造成越来越大的负担，导致照顾者压力加剧（Hudson，2013）。当父母与子女同住时压力更大。照顾者也可能会因为社交减少而感到孤独，这只会加剧他们的压力。

Richman夫人来听力中心进行助听器的清洗和检查，听力学家把她的助听器从耳朵中取出时，她的女儿低声自语道："我觉得没有人知道我照顾妈妈时的日子是怎样的。"听力学家暂停了一下，将Richman夫人的助听器连接到分析仪上，回应道，"我可以想象照顾你母亲的日子一定非常有压力。你是如何应对的呢？"

▶ 由于听力学家感受到患者女儿话语背后的情绪和压力，并给予了同理的回应，这让这位女儿感到被关怀，随后听力学家又引导她探讨了帮助患者的其他方式。除了直接帮助患者改善沟通，我们还需要提供更多力所能及的协助。对于想要独立生活但严重依赖他人的老年人来说，建议他们使用家政服务。Richman夫人的女儿和听力学家之间的交流提供了一个契机，使得听力学家可以给予更多很有用的建议。

虽然有人认为关注老年患者照顾者的压力超出了听力学家的专业职责。但是，我们应该意识到，子女在陪伴老年患者接受、维护和正常使用助听器的过程中，背负着各种压力。

> **重点提醒**
>
> 　　临床上我们常说：医生要治疗的不仅仅是患者的耳朵。如果我们真正关心病人的整体健康，我们需要考虑患者社交和家庭方面的影响。听力学家询问老年患者主要照顾者的生活如何被影响的，这样可以有机会提供更多的建议和指导。

10.4　老年患者伴随的交流障碍

　　听力学家经常会遇到老年患者或患者的交流伙伴伴随其他类型的交流障碍，如：发声障碍、语言障碍或认知障碍。这些对老年患者的听力康复带来更大的困难，这些并发症存在的概率随着患者年龄的增长而增加。虽然听力学家并不负责沟通障碍的并发症的治疗，但仍然可以采取措施帮助这些患者减轻交流上的困难。感兴趣的读者可以在各种言语病理学的研究生教材中找到更多信息（Davis，2014；Owens & Farinelli，2019；Stemple，Roy，& Klaben，2014）。

10.5　老年患者不愿接受听力康复时

　　目前医学发展到超出患者愿望维持患者生命的阶段，以患者为中心的伦理学日益受到重视。一些老年患者拒绝康复，本章开头的案例并不罕见。Patterson太太说"我想我忘了去死"可以解释为她相信自己已经没有用处了，不再想接受康复。听力学家要考虑老年患者对康复的期望以及他们对康复方案的接受度，当患者最终不接受康复方案时，专业人士应该积极尊重老年患者的感受，并接受患者拒绝康复的权利。这时听力学家应该提供改善沟通和各种援助的建议，以帮助整个家庭应对生活变化所带来的压力。

总 结

老年患者通常指85岁及以上的人群。在这个人群中，实际年龄和生理年龄之间常常存在差异，导致老年人的各方面能力出现广泛的个体差异。除了听力下降外，老年患者还常常伴随视觉、触觉、运动模式等方面的功能下降，同时也经常面临不想要的生活方式的改变。除了因听力损失而导致的沟通障碍外，这一人群还可能出现其他沟通障碍。这些生活变化，以及个人整体健康状况的变化，都可能给个体和照顾者带来压力。听力学家应该意识到老年人可能出现的各种变化，以及这些变化可能对老年人产生的影响。

讨论问题

1.老年患者在变老过程中经常伴随着生活压力的增加，这种情绪可能传染给子女，原因何在？

2.听力下降是随着年龄增长而发生的生理变化之一，老年人还有哪些主要的生理变化？听力学家需要做出哪些调整以确保听力康复的成功？

学习活动

在你的听力中心，如何更好地接待老年听障者？

第十一章

有效患者教育的
原则和考虑因素

Patient Education

Robbins博士在给一位中年职业女性进行助听器使用指导，当她按照流程逐项进行介绍时，她注意到患者皱起了眉头。Robbins博士讲解的过程非常细致，想确保对助听器的所有使用细节都进行详细的介绍，包括如何调整合理期望值、逐渐适应新的声音，以及助听器保养、清洁和故障排查等。她刚刚讨论完如何使用磁感线圈（telecoil）进行电话通话，接着准备介绍保修和丢失政策时，她注意到患者脸上的表情变化。当问及是否有任何问题时，患者直接问道："这些内容有点多，不是吗？老年患者怎么消化得了这么多内容？"

助听器使用指导只是听力学家向患者提供的众多"信息"之一。在每次看诊中，我们都需要向患者传达各种信息，包括：测试结果、耳朵结构、噪声和药物的影响、遗传学和综合征、沟通策略或辅助听觉技术等。听力学家通过大学教育、临床经验和持续的专业进修掌握了大量的知识，其中很多知识需要有效地传递给患者及其沟通伙伴、父母和家属。然而，正如Robbins博士的患者所指出的，我们在日常工作中传递的信息量很容易让患者感到不知所措。

如第三章中所探讨的，咨询可分为三个方面：个人调整咨询、心理治疗和内容咨询/患者教育。心理治疗显然超出了听力学家的职责范围，而如本书所述，个人调整咨询使听力学家能够更深入地了解患者的需求和核心关注点，与患者在个人的层面建立良好的医患关系。患者教育与个人调整咨询在成功的患者互动中发挥关键作用，而大多数的听力咨询其实已包括了患者教育和信息提供，听力学家可通过应用一些简单而有效的患者教育原则，来增强患者对信息的理解和记忆。

学习目标

读完本章后，读者应该能够：

- 描述妨碍有效信息传递的"陷阱"。
- 区分在临床中常见的单向讲解信息的方式与"有效的患者教育"所需的互动方式。
- 探讨信息"拆分"方法对于增强信息记忆的作用。
- 描述有效的患者教育"流程图"，并解释信息记忆、知识传播和知识践行、心理准备度和自我效能的挑战。
- 探讨需要传达的信息中有哪些部分可以延缓至后续随访。

11.1　患者对信息的接收、理解和保留

　　听力学服务中内容咨询/患者教育是不可或缺的一部分，特别是听力学学生会感觉他们已经掌握了大量需要传达给患者和家属的信息。在3.2.1节中，我们讨论了内容咨询的陷阱，如果不小心的话，我们可能会给患者提供不合时宜的信息，这些信息无法从根源解决患者提问背后的动机或情绪。或者我们可能没有意识到，如果信息接收者的注意力更多集中在未表达出来的问题上，他们是无法接收和记住临床人员当时所提供的患者教育内容。然而，即使患者在情感上已准备好接收信息，并且我们通过解答他们的核心疑问已赢得他们所有的注意力，我们仍可能因为无效的做法而失去他们的关注。

　　成年患者和儿童患者的父母所能记住的信息量并不像大多数临床人员认为的那样多。Kessels（2003）在调查患者对健康信息的记忆时发现，医护人员提供的信息中有40%～80%往往会立即被患者遗忘，而被记住的信息中有近一半通常是错误的。一般情况下，记住所有细节的能力会随着向患者提供的信息量的增加而下降（McGuire，1996）。

　　这些发现对于听力学家的影响甚大，尤其许多听力学家的主要服务对象是老年患者。Anderson，Dodman，Kopelman，和Fleming（1979）发现，70岁以上患者对信息的记忆能力更差，并且他们记住的信息中有48%存在错误。

Martin，Krueger，和Bernstein（1990）针对听力学信息的记忆程度进行调查，也发现患者能记住信息的情况甚差，其中一个原因可能是我们的口头（和书面）指导往往与患者的知识文化水平不匹配（Nair & Cienkowski，2010）。

研究表明，患者对书面补充材料的理解能力可能会因为他们的识字水平和阅读水平不匹配而受到影响（Shieh & Hosei，2008）。考虑到信息传递过程会存在不足，Pichora-Fuller和Singh（2006）建议对目前的听力康复方式进行改进。虽然这些研究主要关注老年人在助听器使用指导过程中的信息传递问题，但实际上，有关医疗信息吸收能力的研究表明，所有年龄段的患者教育，从诊断到治疗的所有信息均需要采取更有效的方法来提高信息的吸收情况。

Reese和Hnath-Chisolm（2005）针对助听器使用的指导，指出有几个关键因素可能会影响信息的传递。这些因素包括提供的信息量、信息的组织方式、书面和视觉信息的使用以及临床人员提供服务的方式。

Kessels（2003）指出，通常情况下，只有14%的口头医疗信息能被患者记住，而使用视觉辅助工具时，患者能记住80%以上的信息。经证实，除了在信息传递过程中使用视觉辅助工具外，后续在家里观看补充视频也可以增加信息的记忆（Locaputo-Donnelon & Clark，2011）。这些结果表明，在向患者传递医疗信息时，不应仅仅依靠口头表达，不同的人有不同的学习风格（见图11.1），因此尽可能采用多种方法来传达信息是很重要的。

听觉学习

- 在医患交流中，信息以听觉形式呈现占主导地位。

视觉学习

- 使用图表和可视化模型来补充听觉信息，可增强信息的吸收度。

体验学习

- 在孩子接受测试时，让家长绘制听力图。这将增强他们对听力测试的理解并帮助他们日后复述结果。
- 在展示各种设备（助听器或其他听觉辅助装置）时，允许家长或成年患者操作设备以增强学习效果。

场外学习

- 提供手册和开启字幕的指导视频供回家使用，以巩固在诊所中分享的内容。

线上学习

- 如果能将对患者有用的网站和/或视频汇编起来，许多患者会不胜感激。许多患者在就诊之前，已经进行了大量的线上研究，获得了有价值的信息，但也可能受到一些误导性信息的干扰。

图11.1　学习风格

　　Burrows夫人静静地坐着，听着听力学家向她讲解18个月大的儿子Michael刚刚完成的测试结果。尽管测试的时候，她和Michael一起坐在测试室里，声音停止时将Michael的注意力从扬声器上引开，并且观察到他只有在听力学家给出音量大的声音时才会转身，声音没那么响的时候就不会转身，但她仍然觉得整个过程有些不真实。她想："这怎么可能是真的？为什么Tom不请假陪我来呢？我该如何向他解释这一切？还有，听力学家怎么说？助听器？特殊学前班？"

　　听力学家继续告诉这位年轻的母亲接下来的几周和几个月需要做什

么，心里以为"她非常坚强"，因为 Burrows 夫人对听力学家的每项讲解都会点头，看起来已经理解并记住了所有内容。听力学家自言自语道："这个时候对家长挺艰难的。但遇到像她这样坚强的父母，让我所做的一切都变得有价值，可以看出我们会合作得很好，她看起来非常积极，已经准备好继续完成接下来需要做的评估和康复了。"

▶ 我们必须质疑这位年轻的母亲到底理解了多少，以及她是否完全同意所传达的内容。我们必须思考 Burrows 夫人在这个时间点上需要多少听力学相关的专业信息。

11.2　患者对信息的吸收和应用

信息吸收能力不佳的问题通常会因为临床人员自身的沟通方式不当而变得更加严重（见图11.2）。患者教育应提升到一个新的层面，让我们思考如何有效地帮助患者将信息应用到生活中（English，2011a）。我们的目标不仅是提供信息，还要帮助患者将这些信息作为改变的工具。

"有效的患者教育"这个观念相对较新。Falvo（2011）指出，虽然"许多人认为患者教育是信息传递的过程……但真正的目标是让患者学习，不仅仅是给患者提供信息，还要帮助他们将信息应用到日常生活中"。我们需要重新定义这个过程，从信息传递的单向讲解转变至以改变为焦点的互动对话。

"有效的患者教育"对许多听力学家来说可能是新概念。我们如何找到正确的方向呢？为了让患者更多地理解和记住我们分享的信息，听力学家可以效仿其他医护人员的经验，并借鉴神经科学和认知心理学领域的经验（Suter & Suter，2008）。

- 在患者情绪激动时提供信息

- 使用患者不理解的词语

- 解释的细节超出患者的记忆范围

- 传达与患者问题无关的信息

- 没有询问是否理解相关信息

- 提供信息而不帮助患者将其应用于他们的生活中

图11.2 常见阻碍有效患者教育的陷阱

重点提醒

在随访中，患者经常无法回忆起之前所讨论的内容，或者错误地转述之前给予的信息。患者能否更全面和准确地记起信息，很大程度上取决于临床人员提供信息的方式。

11.3 患者教育的有效方法

正如第3.2节所讨论的，听力服务中传达信息的行为通常被称为内容咨询。为了与现代医学文献保持一致，这里使用了患者教育（patient education）这一术语（Redman，2007；Suter & Suter，2008）。有效这个词是特意加上去的，强调要有效提高患者的康复效果。这里的流程图所采用的原则是从经典的患者教育材料中提取出来的，第一步先从知识传播开始（见图11.3）。

11.3.1 有效传播知识的策略

听力学家有大量的诊断或康复知识需要传达，包括测试结果、解剖学、病因学、遗传学、建议和治疗方案等。然而，在有效的患者教育中，这些只是多个环节中的第一步。在传播信息的时候，我们不能假设患者理解我们的意思，或者会准确地记住我们所说的话，请看图11.3中知识传播的部分。

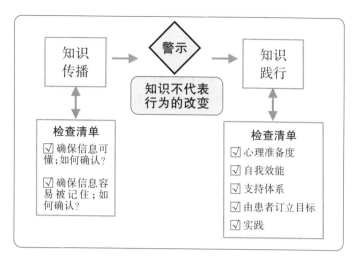

图11.3 有效的患者教育流程图

患者教育并不仅限于**"知识传播"**，因为仅仅拥有知识并不能帮助患者做出改变。我们的最终的目标是让患者学习，即患者不仅得到信息，还能将知识应用到日常生活中。这个流程图为我们提供了几个核心点，可作听力学家开展患者教育的参考。

资料来源：English（2011b）。

患者是否理解我们的讲解？除了关注专业术语的问题，我们还必须记住患者可能感到不安、恐惧、愤怒或震惊。当他们经历恐惧等各种情绪时，大脑边缘系统（尤其是杏仁核）会以释放激素的形式对当前的压力作出强烈的反应（"战斗或逃跑"）。此时信息完全无法进入负责处理新信息的额叶皮层，因此在强烈的情绪状态下，患者其实是无法吸收新信息的。换句话说，我们可能在与一个暂时无法学习的大脑进行交流。

在了解这一点后，当患者的情绪状态阻碍理解时，我们不应该去解释分贝和毛细胞之类的内容。测试患者理解能力最简单的方法是询问："你希望我进行详细解释，还是给总体的结论？"或者，"你更喜欢当面解释，还是书面材料，还是两者都需要？"之后可以问："为了确保我们在同一频道上，您能和我分享您对这个情况的理解吗？"

检查理解程度最有效的方法之一是"回授法"，也被称为"演示法"（Abrams et al.，2007；Tamura-Lis，2013）。听力学家在助听器使用指导过程中经常使用这种技巧：在向患者演示如何使用助听器、佩戴助听器、更换电池等操作后，听力学家通常会要求患者演示同样的动作。这种方法的明显优势在于可以立即确认患者理解和记住了什么，以及哪些方面还需要澄清和复习。此外，开口表达自己的想法和作出行动有助于将短期记忆转化成长期记忆。

在与患者沟通的过程中，有许多"回授"的机会很容易被忽视。还有哪些时候应该使用"回授"法？请看学习活动，进一步探讨这个概念。

患者会记得我们所说的话吗？ 即使额叶皮层正常运作，一个人能够记住的东西还是有限的。一项100年前有关记忆力的经典研究发现，大学生在30天内会忘记他们在课堂上学到的90%的知识，而且大部分是在几个小时内就忘记了（Ebbinghaus，1913）。Bok（2006）现代研究的meta分析也证实了记忆力的局限性。以下四种策略有助于我们突破局限提供合适的干预（可参考图11.4）。

第一，我们应该将需要传递的信息"拆分"成更容易消化的片段。工作记忆可以保存大约七个信息位，但Zull（2002）告诫我们：

> 我们在工作记忆中保存的东西越多，就越难以专注于最重要的内容……并且工作记忆不会随着成熟程度或经验的增加而扩展。如果信息是新的，那就是新的！我们总会对某些信息生疏，大家的工作记忆的局限性基本都是一样的。

记忆方面的专家建议将新信息限制在三到四项以内，这种策略被称为"组块"（chunking）。经证明，长期使用这种策略对记忆的保持和回忆非常有效。

第二，我们需要管理信息传递的速度。基于时间压力和之前可能接受过的培训，当我们与患者分享信息时，可能会倾向于使用"高压灌水式教育"的方式。这种方法有时候被半开玩笑地称为"听力学101：速成班"，坚信患者必须尽快掌握每一个可能的细节，包括听力图的每一个细节（English，2016）。但一次性提供所有信息的方法并不奏效，从每天与患者的互动中我们不难看出，患者经常会询问前期已讨论过的细节。我们可以评估如何分批提供信息，先确定"现在必须知道"或入门级的内容，再逐步添加更多中层和高层次的内容。

第三，我们必须经常回顾已经提供的信息。短期记忆能否转化为长期记忆取决于重复和复习（例如，前面描述的回授法）；否则，那些暂时被激发的神经细胞会重新恢复原状，就像什么都没发生一样（Medina，2008）。解决方案包括：提供易于阅读的手册，供患者带回家后进行复习（可参考第十章关于老年人群的手册制定）；列出具有相关视频演示的网站列表；以及在后续随访时加入回顾信息的部分。

第四，确认患者已经掌握了"必须了解"的要点，一个简单的测试方法是要求他们复述如何向沟通伙伴解释这些要点。将记忆转化成言语来表达会增强记忆，并且可以立即反馈患者对细节的理解是否正确。在学习过程中，倾听和讨论相结合的方式远比单纯聆听更有效，因为这种方式能够更积极地调动大脑的参与。

在仔细拆分、注意传递速度再加上频繁回顾后，在医学领域的标准做法通常是将相同的信息也以书面形式提供给患者。例如，患者在接受手术后，会获得清晰的书面指示，说明术后护理步骤（如：如何更换绷带、何时服药等）。由于研究表明患者对细节记忆不佳，这些材料有助于患者做好相关步骤。我们的听障患者在这方面与其他领域也是类似的，同样可能会被大量细节淹没，忘记我们对话的许多内容。最佳的患者教育实践应包括提供回家可阅读的说明以及采用清单或其他工具来强调具体细节。

在知识传播之后：警示！ 即使我们确认患者理解了我们的讲解并能记住当中的细节，我们依然不能期待他们遵循所有的细节去采取行动。正如流程图中警示提醒的那样："知识不代表行为的改变"。我们每天都能看到相关例子：人们明知抽烟有损害健康的风险，却仍继续抽烟；司机在得知驾驶过程中发短信导致致命事故后，依然在驾驶时发短信；患者虽然承认自己在社会被孤立，依然不愿意改善听力状况。改变意味着做出选择，但当有选择时，人类往往会选择惯性，即不采取行动（Thaler & Sunstein，2009）。鉴于选择"不采取行动"的倾向更高，我们需要刻意在患者教育上增加另一个步骤：知识践行。

- 信息拆分（一次3到4个细节）。
- 控制不同级别信息传达的速度（什么信息是入门级？什么是中级？）。
- 回顾信息，将工作记忆转化为长期记忆。
- 用清单或其他书面材料作为口头指示的补充。
- 提供信息时需匹配不同的学习风格。

图11.4 帮助信息记忆的策略

重点提醒

患者是否按我们提供的建议采取行动取决于他们的心理准备状态和实践的信心。由临床人员带领患者评估做出改变的心理准备度和自我效能，可以促进患者更好地跟从建议并提高成功率。

11.3.2 有效应用和践行知识的相关因素

知识践行这一步在有效的患者教育中旨在通过与患者合作，帮助患者在做出改变的过程中"帮到自己"。这一步涉及确定患者准备采取行动的心理状态，以及他们对于自己能够完成改变的信心。在第9.3节中进行了相关讨论，当中也包括进行优缺点分析来建立付诸行动的内在动机。以下方法是相互关联的，每个方法都是为了让患者成为改变过程中的"主人"。

心理准备度 还没准备好的时候，没有人会采取任何行动。探讨这个因素的一个简单方法是使用线条工具0～10分评级（图11.5）。0分表示"完全未准备好"，10分则表示"现在就准备好了"，当我们问患者："您准备好尝试使用助听器、使用沟通补救策略、为自己辩护的程度分别打多少分？"如果患者感到自信，认为自己处在一个安全的环境中，并且拥有社会支持体系时（下文提到），他们可能会给出较高的分数。如果他们给出的分数较低，我们可以问："是什么让你给出2分？有什么可以让您把分数提高到5或6分？"我们只有问了才能了解患者的想法，甚至患者可能在开始解释之前也不知道自己具体的想法。这些对话有助于营造之前提到的安全环境。

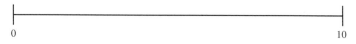

图11.5 线条工具

如在第9.3.2和9.3.3节中所讨论的，这个线条工具也可以用于评估患者教育方面的自我效能。要取得成功，患者必须相信他们有能力遵循我们的指示并实行我们的建议。我们可以通过问："在0到10分的范围内，你对实行这些建议有多大信心？"（或"……操作这些设备有多大信心？"或"……使用修复沟通策略有多大信心？"）来探讨他们的想法。如果分数较低，需要与患者一起进行探讨，找出并解决他们所感知的障碍。

自我效能 当面对改变时，患者会问自己一个问题："我能做到吗？"换句话说，"我是否相信自己能够掌控我所期望的结果？"自我效能并不取决于"是否聪明"，而是在于知道自己能够掌控自己的努力和坚持（Elliot & Dweck，2007）。听力学家通常不会将"信念"视为影响患者的因素，但研究表明，自我效能感和任务表现之间存在积极的关系（Redman，2007），而一个经过充分验证关于患者依从性的"健康信念模型"（The Health Belief Model）已被广泛用于理解患者决策与信念的关系（Becker，1974；Janz & Becker，1984）。

如果患者质疑自己管理助听器的能力（以此为例），我们可以帮助患者找到自信并确信："是的，我可以做到。"我们可以让他们回顾过去成功应对类似挑战的经历（提醒患者自己有正面的经历）。我们还可以询问他们对于当前话题已有的知识，并在此基础上进一步加深认知。我们提供的听力康复方案可以列出实施步骤（如：先在安静的餐厅使用助听器，然后在电影院使用等等），帮助患者了解自己做出了哪些改变，并庆祝每个"小成功"。

支持体系　社会支持的价值不容忽视（DiMatteo，2004；Singh，Lau，& Pichora-Fuller，2015；Taylor，2002）。无论患者如何定义社会支持，我们都应该想办法将重要沟通伙伴纳入他们的学习过程中。正如古老的谚语所说"三个臭皮匠，顶个诸葛亮"，沟通伙伴会理解并记住我们的指导和解释的要点，从而创建一个集体学习的环境，帮助患者记住更多相关信息。尽管有其他人的支持，听力学家还是需要继续为患者提供额外的材料，确保信息能被准确地记住。

由患者订立目标　当我们确认患者已经准备好接受建议，相信自己有能力做到，并且建立了支持体系来帮助自己度过这过程时，我们就可以专注于订立目标。有效的患者教育需要患者来确定要解决的问题和要实现的目标，而不是听力学家。这些目标代表了患者的内在动机和个人优势。当目标确定后，听力学家的角色是教授适当的解决问题的技巧，并帮助患者尝试应用这些技巧。

践行，践行，践行　当人们学习知识时，大脑的神经连接会发生变化。当人们践行所学习的内容时，这种被改变的神经连接更有可能被保留（Medina，2008）。单靠聆听（尤其是听力受损的情况下）是记住新信息最低效的方法之一；最近的神经学证据表明，当学习者更积极地参与学习过程中，他们会记住更多内容。与单纯聆听相比，"边做边学"会产生更多的神经活动和更多的突触连接，使大脑能更高效地回忆信息。

　　刻意的练习已被反复证明可以改善表现并提高自我效能（Colvin，2008）。无论学习目标是助听器操作，还是让助听器在嘈杂环境中听得更好，或是执行有效的修复沟通策略，都可以通过练习使未执行过的活动变得更容易，并且改善表现后，可以减少挫折感、尴尬和失望。

11.4　信息延缓

　　临床人员，包括听力学家在内，经常抱着可以一次讲完所有信息的假设来与患者沟通。为了进一步提高信息的记忆保留，听力学家应该考虑有哪些信息可以延迟到下一次随访的时候再传达。

　　无论是在评估期间，还是在后来的随访期间，信息过载都是一个常见问题，我们需要学会确定信息传递的优先次序，从而确保患者能理解和记住信息。例如，如图11.6所示，在助听器指导过程中，我们需要向患者传递大量的信息，可能会令人不知所措。Tirone和Stanford（1992）指出，新的助听器使用者在助听器指导过程中要接收61～135个"信息拆分"，有时甚至在不到一分钟的时间内要获取5个（Lesner，Thomas-Frank，& Klingler，2001）。可以考虑将图11.6中的一些信息留待后续随访再进行讨论。

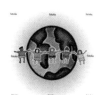

文化差异说明：使用翻译人员提供患者教育时，Falvo（2011）建议："临床人员不应忽视患者的存在，应避免只对翻译人员说话，好像患者不存在一样。临床人员应该面对着患者，进行直接的眼神接触，并直接与患者交流，而不是让翻译人员向患者传达信息。对于临床人员，有时候获得逐字逐句准确的翻译很重要，因为获取这种反馈可以让临床人员有机会澄清或强调任何不清楚或被误解的内容。"

助听器的零件和部件

- • √电池的安装和取出
- • √电池寿命和毒性
- • 助听器的佩戴和取出
- • 建议的佩戴时间表-适应期
- • 调整期望
- • √助听器的清洁和防潮
- • 助听器的夜间存放
- • √基本故障排查
- • √基本的助听器维护
- • √电话和其他设备的连接
- • √潜在的听觉辅助技术需求
- • √助听器保险、丢失和损坏政策，以及助听器借用计划
- • 建议的后续随访和监测

图11.6　助听器指导需讨论的项目*

*已勾选项目可以考虑延迟到后续随访进行讨论，避免在助听器验配/指导期间出现信息过载。

总　结

听力学家可能意识到自己在工作中作为临床人员、科学家和问题解决者的角色，然而，大部分听力学家可能还未意识到，自己也是教育者。由于教育是我们工作中的重要部分，我们当然有责任进行有效的患者教育。如今的医疗行业认为有效的患者教育需包括知识的传播和践行，后者意味着患者最终做出改变。

考虑到患者教育是推动患者改变的重要环节，我们分析了患者教育的基本原则。正如Redman（2007）所指出的，"在患者教育这方面，发展最迅速的领域是患者的自我管理，这也反映了不同的经济学和哲学思维"。患者教育

的方式将继续迭代更新，听力学家需继续学习这个独特领域的知识技能。

讨论问题

1.阻碍有效患者教育的陷阱有哪些，如何避免这些陷阱？

2.信息拆分和信息延缓如何能提高信息的记忆保留？

3.描述信息传播过程中评估患者心理准备程度和患者自我效能的有效方法。

4.根据有效的患者教育"流程图"，我们必须采取哪些步骤？

5.讨论如何依据不同学习风格有效地传递新信息。

学习活动

11.1　助听器使用指导方案

参考图11.1所概述的学习风格、图11.4中帮助信息记忆的策略以及图11.6中可以延后讨论的内容，设计一个助听器使用指导方案，并且考虑当中如何评估患者自身对于所传达信息的掌握程度。完成方案后，将其应用于两位患者，并反思与常规的助听器指导方案相比，这种方法的效果如何。在患者记录中记下任何被省略或未详细解释的信息，确保在随访过程中予以处理。

11.2　体验重复练习

重复第一个学习活动，设计传达诊断信息的方案。

11.3　理解不同领域的信息

邀请一位非听力学领域［例如，斯约格伦综合征（Sjogren's syndrome）、空气动力学、交响乐作曲等］具有专业知识的人解释该领域内的前沿问题。你理解了多少？24小时后你记住了多少？

11.4　掌握"回授法"

识别听力咨询过程中可以用回授法加强信息记忆的"患者教育时刻"（除了助听器使用指导之外），可以在网上搜索查看相关案例，然后进行练习。

第十二章

帮助患者
改善沟通的咨询

Counseling toward Better Communication

在过去的几周里，Travers 夫人因为她先生的听力问题感到越来越沮丧。两个月前，Travers 先生花了近6000美元购买了听力学家介绍的最顶级的数字助听器。听力学家解释了助听器如何在噪声环境中自动处理声音等功能，这些听起来非常棒，Travers 先生在办公室试戴时听力明显改善。但是，助听器并未达到Travers 夫人和她丈夫的期望，上周二午餐时 Travers 夫人对她的女儿这样说："情况确实有所改善，但我仍然需要多次重复说话。总的来说他的听力问题没有那么令人沮丧了，但对我们两人造成困扰的沟通问题依然存在。"

听力学家常常提醒患者，助听器不能把听力恢复到原来的正常水平。最开始时患者都似是而非地接受了助听器的好处和局限性，直到实际佩戴时才发现患者的期望常常超过他们体验到的益处，即使听力学家已经进行了合理的选配、最佳的调试和验证。那么，对于像Travers 先生这样，听力有所改善但沟通仍然存在困难的情况，我们还能做些什么呢？助听器验配是否就是听力学家可以提供的全部服务呢？

当然，专业验配助听器是听力康复方案中一个重要的起点，而且听力学家一定要验证助听器，以确保患者确实可以听到全部声音。然而，统计数据告诉我们，美国只有大约一半的听力学家会常规使用真耳测试（Real Ear Measurement，REM）来进行助听器的验证（Clark，Huff & Earl，2017），尽管二十年前真耳测试就已成为每一个助听器验配最佳实践指南的内容之一（Mueller，2014）。

听力学家已经进行了验证，Travers 先生在关键的高频范围内是可以听到言语声的。但由于助听器的局限性，Travers 先生仍然存在沟通困难。对于这样的患者，我们显然必须做出更多的努力。

本章的目的是让听力学家学习如何通过有效的患者教育，来帮助像Travers 夫妇这样的患者取得日常沟通的成功。虽然在小组康复中进行沟通训练有许多优点（参见第13.1节），但在小组咨询无法进行的情况下，我们还有很多工作可以做。

与开头 Travers 夫妇的案例形成对比，本章接下来将通过 Cooper 夫妇的案例说明听力学家在听力中心可帮患者进行的改善沟通指导。这个方法可以让 Cooper 先生从助听器的使用中获得更多益处，并对 Cooper 夫妇的生活产生积极的影响。学习过程中读者会了解哪些方法可以用于老年患者、青少年患者，甚至是听障儿童的父母。有些方法和信息对我们来说可能是常识，但对于听障患者却不是。

学习目标

阅读本章后，读者应该能够：

- 提高对患者合作必要性的认识，医患共同面对并解决患者仍然存在的沟通困难。
- 列出给听障患者改善沟通的建议，并描述如何有效地提供这些建议。
- 列出给听障患者沟通伙伴帮助听障患者提高沟通成功率的建议，并描述如何有效地提供这些建议。
- 指导沟通伙伴如何有效地使用清晰的语言说话。
- 指导听障患者使用改善沟通的实用技巧，来减少挫败感。
- 让患者参与讨论：如何有效地表达自己的沟通需求。
- 帮助患者和家属外出就餐时进行更有效的沟通交流。

12.1 改善沟通，而不仅仅是通过助听器改善听力

无论是儿童、青少年还是成年人，听力损失带来的沟通困难和生活不便并不单单影响听障患者，而是整个家庭，甚至有时候会带来严重的后果。正如国际知名康复听力学家 Mark Ross 博士所说，"如果家里有人听力受损，那整个家庭都需要面对听力问题"。

的确，没有人是一座孤岛，听力损失也是如此。家庭成员在多方面互相依赖，作为人类，每个人都渴望成为家庭内部的重要一员，并在家庭之外的更大的生活圈子中成为不可或缺的一部分。

1977年之前，在美国，听力学家出于盈利目的出售助听器被认为是不道德的。然而，反对这种禁令的论点指出，听力学家接受了综合的教育和培训，包括听力损失相关的基础学科和必要的听力康复知识，能帮助患者成功管理听力损失。我们自诩自己是听力专业人员，可以为患者和家庭提供持续的听力康复服务，并成功帮助他们改善听力和沟通。但是没过多久，听力学行业就接受了传统助听器销售商多年来所遵循的助听器销售模式。

美国助听器验配的调查显示，几乎所有助听器验配所需的看诊次数都在五次以内（见表12.1）。Skafte（2000）发现美国的助听器销售商也是如此。大多数听力学家都会同意，我们服务听障人士的真正目标不是为他们验配助听器，而是帮助他们有效地管理听力损失所带来的沟通困难和负面情绪。我们能在常规的看诊时间内实现这个目标吗？事实是，除非我们愿意对听力服务的侧重点做出重大转变，否则可能无法做到这一点。

表12.1　平均每次验配所需的看诊次数

2000 年		2017 年	
1 次看诊	5%	1 次看诊	2%
2 次看诊	18%	2 次看诊	13%
3~5 次看诊	77%	3~5 次看诊	83%
6 次及以上的看诊	4%	6 次及以上的看诊	1%

数据来自：Skafte（2000）；Clark，Huff，Earl（2017）。

遗憾的是，我们的服务没有让患者最大化地提升沟通能力。从这种意义上说，我们既辜负了患者，也辜负了我们的职业使命。

当我们采取行动确保理解患者和他们的家庭正在经历的困难时，我们就更能帮助他们找到有效的解决方案。本书其他章节已经说明了如何帮助患者分享他们的故事，以及在必要时如何引导患者更充分地认识到听力损失带来的负面影响。显然，选择和验配助听器依然是改善听力的主要组成部分。遗憾的是，我们不仅让这个部分成为我们工作的焦点，而且成为听力康复服务的全部。

患者经常带着对助听器的高期待进入听力中心——这往往是由于他们看到的广告宣传造成的。当我们的听力康复服务在验配助听器后就结束时，很容易给患者造成助听器是唯一的解决方案的假象。考虑到助听技术的局限性，外加受损的听觉系统，患者依然存在沟通困难是预料之中的，而我们给患者的印象是，我们提供的帮助似乎到头了。

众所周知，助听器并不能完全恢复正常的听力（见表12.2）。考虑到感音神经性听力损失患者的耳蜗畸变导致的影响，患者使用助听器后依然有残余的听觉缺陷，因此仍然存在沟通困难。如果我们要有效地解决患者的沟通困难，就需要将真正的康复服务带回助听器验配过程中。如果我们不能提供一种直接帮助患者改善沟通的康复方案，而仅仅是改善声音的可听性，能说我们在很好地为患者服务吗？

表12.2　给予标准助听器增益后的残余听力缺陷

听力损失分级 *	常规验配增益 **	残余听觉缺陷（dB HL）
16 至 25 轻微	4 到 10	12 到 15
26 至 40 轻度	10 到 20	16 到 20
41 至 55 中度	20 到 30	21 到 25
56 至 70 中重度	30 到 40	26 到 30
71 至 90 重度	40 到 50	31 到 45
91+ 极重度	46+	45 到 55

*听力损失分级（dB HL）是基于三个频率的纯音听阈测试结果的平均值，使用的是由 Clark（1981）修改后的 Goodman（1965）描述方法。**增益基于感音/神经性听力损失。传导性和混合性听力损失能够给予更多的增益并导致更少的残余听力损失。

研究表明，为了提供最佳的听力康复服务，听力学家必须采用以促进医患关系为中心的康复方案，清楚地记录其服务的客观和主观益处，并积极提供各种康复干预措施。然而，我们似乎接受了目前的标准服务模式，而这种模式并没有最佳服务所需的基本要素（Clark，Kricos，& Sweetow，2010；Kirkwood，2003；Mueller，2005；Mueller & Picou，2010；Palmer，2009；Stika，Ross，& Ceuvas，2002）。

研究进一步表明，当验配过程与康复训练相结合时，助听器退机率较低，临床效率提高，因为患者需要的回访次数更少，同时，患者对助听器的满意度更高（Abrahamson，2000；Northern & Beyer，1999；Sweetow & Palmer，2005）。所以，给患者验配助听器后就让患者离开的做法是不合适的。

尽管助听器市场的渗透率持续上升（大约30%），患者对助听器的满意度也在提高（Abrams & Kihm，2015），但是我们有理由相信，现有的听力康复服务模式并未完全满足患者的需求（Clark，Kricos，& Sweetow，2010）。美国老龄化委员会经常引用的一项调查显示，使用助听器可以减少家庭纠纷、愤怒、挫折、社会孤立，以及听力下降造成的其他负面影响（Kochkin & Rogin，2000）。然而，即使我们为患者验配了最先进的助听器，这项调查依旧表明，以上问题在不同程度上仍然存在。

Sweetow（2007）建议我们从常规的助听器效果评估转向更全面的患者沟通能力评估。正如本书所主张的，这种更全面的评估方法包括对听力损失负面影响的主观评估，了解患者对美观的需求、手部灵活性和认知状态，以及对患者在噪声下的听力和可接受噪声水平进行客观测量。这样可以帮助听力学家更深入地理解听力损失对患者的社交心理、教育、职业以及生活的影响，从而提供更符合个人需求的解决方案。

美国早期的成人听力康复包括提高语音信号的拾取和辨别能力的听觉训练和唇读技巧训练，这些康复训练仍然有用而且大部分已电脑程序化。文献表明，这些康复训练可以改善聆听技巧、增强沟通顺畅度，提升患者对于沟通环境的理解和认知，以更好地应对听力和沟通问题（Kricos & McCarthy，2007）。研究也表明，这些康复训练可以缩小助听器的实际收益和患者期望值

之间的差距（Sweetow & Sabes，2006）。各类研究持续证明了康复训练的好处
（Miller et al.，2004；Palmer，Nelson，& Lindley，1998；Stecker et al.，2006；
Sweetow & Palmer，2005），跨学科的研究也强调了儿童和成人的听觉神经通
路的可塑性（例如，Russo et al.，2004；Tremblay & Kraus，2002），这可以作
为听力康复导致成功案例的理论支持。尽管如此，大多数听力学家仍然没有
把康复训练列入助听器验配流程中。

患者期待我们使用最新的技术和最佳的实践指南来确保其有满意的康复
效果。当我们在验配助听器时，如果不能满足患者的这些期望，我们就有无
可推卸的责任。

每个家庭都是独一无二的，都会努力找回出现听力损失之前家庭中的那
种生活平衡。无论是通过听力康复小组咨询（参见第十三章），还是直接面对
听障者及其沟通伙伴，我们都必须意识到家庭中的多样性。我们应该做好准
备去挖掘自身，正如家庭成员也会去挖掘他们未知的一面一样。比如，他们
并不知道自己拥有的长处，以及一次又一次地被质疑的信念。如果我们不对
我们提供的听力服务做一些根本的改变，我们在听力康复中付出的努力可能
毫无意义（Clark，2010）。

12.2 从一开始就让沟通伙伴参与进来

如第8.3节所述，将患者的沟通伙伴融入听力康复过程可以促进患者采取
行动的意愿，并确保他们更加了解康复方案。在沟通出现问题的情景下，对
双方同时进行咨询通常能取得最好的效果。

Cooper太太和她的丈夫将在听力学家的指导下，完成改善沟通的自我
学习，本章接下来的部分会展示这个过程。

当Cooper太太打电话来预约时，问题就开始了，因为她可能需要的不
只是助听器。她习惯了自己单独看医生，所以不明白为什么她的丈夫需要
陪她来。她很惊讶前台问她谁会是她的陪同人员。前台解释说，"听力损

失带来的困扰并不只是听力问题本身，当和你谈话的对方有不良的说话习惯时，沟通问题就会变得更严重。比如有人说话太快，或者句尾声音变小，或者在离开房间时还在说话，或者在另一个房间和你对话，这些都可能成为问题。助听器肯定会帮助你，但如果你的沟通伙伴在你第一次就诊时陪你一起来，听力学家就能和你们一起讨论如何更全面地改善沟通，这样你的进步会更大"。

▶ 遗憾的是，虽然我们都知道如果有家人陪伴的话帮助会更大，但大部分有听力问题的人都是自己去看诊的。有一篇让人深思的文章（Singh et al., 2016）建议听力学家采用"以家庭为中心的康复"，让患者的家人也参与到就诊的过程中来。我们可以在第一次预约的时候就提醒他们，沟通问题并不只是患者的听力损失问题，有时候家里其他人的说话方式也会加重沟通问题。这样，前台就能更周全地安排了。

12.3　让患者认识到验配助听器后沟通训练的重要性

人们常常误认为现今的科技应该能完全解决沟通问题。由于现有听力康复行业的市场营销活动，这种认知看起来短期内不会有所改变。当给患者完成听力评估后推荐助听器时，听力学家一定要让患者和他的沟通伙伴认识到，只依赖助听器和相关技术是无法完全解决沟通问题的。虽然我们经常说成功的听力康复需要综合措施，但大部分情况下听障患者只进行了助听器的选择和验配这个环节。

Creswell博士3点钟刚刚结束了对Cooper夫人进行的助听器介绍，Cooper夫妇一同参与了此次看诊。之前Creswell博士已经与Cooper夫妇讨论了助听器的验配情况。她利用真耳测试对助听器的参数做了必要的调整，以确保患者可以听到所有的言语声。看诊结束时她对Cooper夫妇说："显然，你现在的听力提高了很多。但是我之前提过，你需要一些时间才能完全适应新的声音。而且，当你回来复查时，我们可能需要进一步的调整。我想再次强调你已经知道的一点：我无法让你的听力恢复到20年前的状态。正如我们之前讨论的，你在噪声环境下的问题比其他患者更加严重。不论患者听力损失的程度如何，我喜欢将助听器的验配比喻为往玻璃杯中倒入了一半的水。如果你很口渴，这对于你来说是很多的水；因为你有听力损失，验配助听器对你来说是很大的帮助，但那并不是一满杯的水，因为听力损失无法完全恢复。尽管我无法让你的听力完全恢复到正常，但如果我们一起合作，就可以把杯子的水装满到四分之三，这我需要你们两个和我一起努力。"

▶ Creswell博士的这番话其实是在为下一步的听力沟通训练打基础。她再次强调，仅靠助听器并不能解决所有的沟通问题，让这对夫妇积极参与到沟通训练中来。

在这个案例中，Creswell博士指出助听器验配后还需要Cooper先生和夫人的合作，一起努力来解决沟通问题。我们可以结合9.3节介绍的激励工具，例如，听力学家可以利用线条工具问："对于你们两人来说，尽可能恢复有效的沟通和社交有多重要？"然后问他们："你们对于自己能够实现这个目标有多少信心？"接着，可以通过盒子工具来了解他们做出改变的困难、维持现状的缺点以及接受这个挑战可能带来的优点。

听力学家通过真耳测试了解助听增益后，可以利用验配软件里的听力损失模拟器让患者听言语信号，这样可以进一步强调沟通训练（communication training）的必要性。在讨论佩戴助听器后仍然存在的沟通问题时，可以让患者了解康复小组活动；或者过渡到更个性化的康复训练方案，或者介绍可以在家中进行的电脑程序化的康复训练。

表12.2显示即使是轻度听力损失的人也可能从沟通训练中受益，并加强

助听器带来的益处。实际上，我们很难预测谁一定需要或不需要这项训练，我们的责任是为所有患者提供这种可能性。患者如果决定不进行，我们也必须尊重患者的个人决定。第13.2节中Taylor（2012）提供了一个非常有用的指南，用于识别哪些患者可能从沟通训练中获得最大的利益。

12.4 用PG-ST法指导患者改善沟通

附录12.1至12.4是患者可带回家的改善沟通指南。然而，为了有效地帮助患者和沟通伙伴改变多年来养成的不良沟通模式并建立更有效的模式，仅仅提供几张纸是远远不够的，听力学家必须改变对听力康复服务的根本认识。幸运的是，操作上所需的改变并不大，并不会干扰目前听力康复的方式。我们可以在提高服务和效果的同时，兼顾看诊的时间限制。

为了顾及大多数临床看诊的时间限制，听力学家可以使用专业指导下的自我学习（Professionally Guided Selftutorial，PG-ST）法来指导患者改善沟通，这可以在助听器验配过程中分三次完成（见表12.1）。第一次指导在患者确认购买助听器后进行，第二次指导在助听器验配结束时进行，第三次指导在验配后回访结束时进行。如果在首次看诊时验配了非定制助听器，则可能只有两次看诊机会：验配当天和验配后的回访。如果不安排第三次看诊，那么这个指导就需要相应地进行调整。所有的改善沟通指导都可以在五到七分钟以内完成。

PG-ST法的目的是让听力学家指导患者管理听力和改善沟通，而不仅仅是助听器的使用。由于Cooper先生和夫人早些时候提到的出行困难，而且他们家里没有电脑，所以Creswell博士决定使用PG-ST法。多年的经验告诉她，如果她花一点时间给患者列举一些他们生活中可能会遇到的问题，患者会更愿意接受这个方法。

"我会给你们一本小册子（Clark，2012）带回家阅读。"Creswell博士解释道。"小册子的第一部分讲述了如何适应新的助听器。大多数人很快就适应了助听器，你们可能不需要阅读这部分。但是如果你拿到助听器之后遇到任何困难，这部分内容加上助听器的进一步调试会很有帮助。"

"在你们下次看诊，我希望你们能阅读小册子的第三部分。我已经用便笺纸标记了。这部分列举了常见的一些沟通习惯和建议，听障患者和与其交谈的人形成的这些习惯可能会加重沟通困难。你们会发现这本小册子中所提及的一些建议并不陌生，其中一些你们可能已经在使用了，而有一些，你们可能知道但并没有使用，还有一些对你们来说可能是新的方法。"

"我给你们举两个例子，第一个是针对你的（转向Cooper先生）。假如我在家看新闻，我丈夫问我，'你五分钟后能好吗？'我通常会抬头问，'你说什么？'问题的关键是，我当时的注意力在新闻上。但是如果他说，'Robin，五分钟后你准备好出门了吗？'我基本都能听清楚。我一听到自己的名字Robin，就能立刻把注意力转向听他说话，而不是在他说到一半的时候才注意到他在说话。你可以培养这样的说话习惯，能大大减少需要重复说话的次数。"

"现在，（转向）Cooper太太，假设有人告诉你，'我下周要去波士顿看望我的儿子'，你如果没听清楚他的话，你会怎么回应呢？"

Cooper太太回答，"我想我可能会说'什么？'或者'啊？''你能再说一遍吗？'"

"对，大部分人都会这么说。问题在于我们通常只听漏了对话的一部分。当我们说'什么？'的时候，整个句子就会被重复一遍，然后我们可能还是会漏掉同样的部分。实际上，你应该说'你下周要去看谁？'或者'你说什么时候去看你的儿子？'或者'你说你要去哪个城市？'这样，对方的回答就只会包含你没听清的那部分，你在他们重复的时候就可能听得更清楚。"

"这本小册子第三部分的建议能帮助我们避免一些窘境，比如有人说了些什么，我们问'什么？'，他们重复一遍，我们还是没听清。如果我们再要求他们重复，他们可能就会说，'算了，没什么重要的。'然后我们就会觉得自己很笨。所以请拿着这本小册子，在下次来之前读一下第三部分，然后我们三个人在下次见面时会讨论其中的一些内容。"

▶ 利用PG-ST法指导患者改善沟通，说服患者和家属接受此方法并分配阅读任务的讨论不应超过五到七分钟。

虽然提供改善沟通指南或相关手册可以帮助患者，但如果没有听力学家的指导和与患者的共同讨论，患者很少能有效地利用手册上的建议，甚至完全忽略手册。第11.3.1节患者教育的关键组成部分之一就是信息拆分，Creswell博士对Cooper夫妇咨询时进行了信息拆分，建议只阅读手册的一部分，并通过现实生活中的例子，让Cooper夫妇了解到手册中的两项建议可以有效减少沟通困难。通常来说，详细描述沟通技巧比提供手册更有效（Clark，2012）。因此，当听力学家决定以小册子的方式给予沟通建议时，一定要进一步详细解释。

12.4.1 让他人知晓听力问题

很多听障患者不愿意让他人知道他们的听力障碍。如果患者使用助听器后仍然需要解决存在的残余沟通困难，就一定要面对这个重要的问题。患者不主动告知他们有听力损失，就难以表达出自己听声的需求，难于告诉别人哪些方法可以让他们更容易理解对话。

绝大多数的人在情况允许下都愿意提供帮助。听障患者需要知道，如果不告知自己的听力损失，让他人去猜测患者为什么没有听到或理解对话是不公平的。这会给他们自身带来不利，会加剧沟通交流的挫败感，对自己失去信心。也使他人在交谈中感到困惑，阻碍彼此的沟通，让双方都感到尴尬，最后导致沟通对话的效果大打折扣（参见图12.1）。

- 如果你隐瞒自己的听力损失，没有听到别人打招呼，或者没有回答问题，对方可能会认为你冷漠、粗鲁、孤独，或者有社交恐惧。

- 如果你隐瞒自己的听力损失，你可能会错误地回答问题，或者答非所问，对方可能认为你有什么不对了。

- 如果你告知对方自己有听力损失，对方知道你已经认识到问题并正在积极采取措施。

图12.1　隐瞒与告知他人听力损失的后果

12.4.2　大胆提出自己的沟通需求

有些人比较容易表达自己的需求或者坚持自己的权利，这对有些人可能不那么容易。如果餐厅的饭菜没有做好，有些人会毫不犹豫地把食物退回厨房，另一些人会将就吃了。就像我们在第四章中讨论的，每个人都有不同的社交风格，每种社交风格各有优缺点。即使社交风格内敛，大多数人通过练习也可以学会在某些事情上能表达自己的需求。如果听障患者在嘈杂的房间与人交谈，或者房间的灯光不利于看到说话者的脸，其理解谈话的能力会大大降低。听力学家可以鼓励被动的听障患者学会表达自己的沟通需求，并允许自己在这些情况下请求帮助。

以下是 Creswell 博士与患者提到社交风格和表达需求时的对话：

Cooper 夫人：我明白你在说什么。我想，我确实经常表达自己的需求，但有时就是不起作用。有些人就不在乎你，我能有什么办法？你不能一遍又一遍提醒他们说话时把脸朝着你，或者放慢语速，或者要求其他什么。得有一个度，对吧？

Creswell 博士：嗯，我想我们必须一分为二地看待这个。想一下：我们成年人都有自己维持了很多年的说话习惯，尽管有些说话习惯不是最好的，但对日常交流没有影响。你说的那些不在乎的人——也许他们只是很难记住要为你改变习惯，也许只有你有这样的需求，他们必须改变一直以来的说话习惯。这对他们不容易，所以很容易忘记。

Cooper夫人： 是的，这让我再次尴尬。当他们忘记时，我不好意思一直要求他们。

Creswell博士： 一位患者告诉我他是这样解决你现在面临的问题的，他说："我保证，当你忘了大声说话（或者说慢点，或者看着我说，或者其他类似的事情）的时候，我不会对你发火。前提是你能够保证，当我一遍又一遍地提醒你的时候，你也不会对我发火。"

他说人们听到这个会轻轻一笑，然后他就感觉他有权利不断表达自己的需求。他也理解他的需求不是总能被满足，这时他会原谅对方；同时，他也清楚地表明会坚持下去，而且他事先就让对方知晓并寻求对方的理解，他说这种方法挺有用的。也许你也可以试试看，可能对你也有帮助。

12.4.3　要求他人清晰地说话

研究表明，清晰的说话方式可以增强听障者的理解能力，当听声环境很困难时，这种方式更加有帮助（Uchanski，2005）。清晰的说话方式能够减慢信息的传递速度，为彼此沟通带来巨大的好处（Schum，1996）。人们可能会以为听障者的家属能够自然形成这种说话方式（参见图12.2和附录12.3），遗憾的是，形成清晰说话的习惯并非自然发生的，我们必须提醒患者及其家属，这需要有意识的努力才能形成习惯，家属可以给予时间和耐心，为了我们生命中最重要的人改变说话方式。

- 将语速降低到正常速度，让听障者"赶上"对话的进度。
- 在句子或关键词之间停顿。
- 保持语调的自然变化，并强调关键词。
- 不要犹豫，直接询问听障者你声音的大小是否合适，太大声实际上会失真。

图12.2　如何做到清晰地说话

Creswell博士一直使用PG-ST法指导Cooper夫妇改善沟通。助听器验配随访结束时，Cooper夫妇说他们完成了最后一个阅读作业，因此Creswell博士询问他们对清晰发音的技巧有何看法。

Cooper夫人：（对她的丈夫瞥了一眼，声音中带着一丝烦恼）他永远都记不住要使用那个清晰发音的技巧。而且，每次我提醒他做些改变，比如不要在另一个房间里说话，他都很反感。

Cooper先生：是的，你总是在我说话的时候打断我，想要纠正我。我以为你戴上助听器后就没有问题了。

Creswell博士：（笑）要是那样岂不太好了？助听器确实很有帮助，但如你们所知，助听器还不完美。我们可以这样看：至少你丈夫想和你沟通，有兴趣倾听。另一方面，Cooper夫人，我想你丈夫说话时总被打断他也不舒服。我们可以试试这样——当你的丈夫忘记清晰地说时，不要打断他，只需要轻轻地用食指点你的下巴，作为一个微弱的提示，表示你没听清楚。Cooper先生，这样会更好吗？

▶ 虽然Cooper夫人想通过打断丈夫说话以提醒他清晰表达，但这样会打乱正常对话的节奏，因此听力学家可建议患者使用简单的手势来做提示，如用食指点下巴来提示清晰地说话，用手掌向上的手势来提示大声一点，或用手掌向下的手势来提示减慢速度的说话方式。

虽然Creswell博士只对Cooper夫妇提供了简单的指导，但Cooper先生可以用清晰的说话方式交流，这样可以让Cooper夫人的理解能力提高11%到34%。如果Cooper先生参加清晰发音的课程进行训练，对方理解能力可提高42%（Caissie & Tranquilla，2010）。Caissie 和 Tranquilla 描述了一种清晰发音的指导方法，该方法使用了 Tye-Murray 和 Witt（1997）提出的沟通技巧训练三阶段：方法讲解，指导下的学习和生活场景的练习。

方法讲解从听力学家介绍清晰发音开始，在沟通伙伴在场的情况下，让患者找到一个发音易于理解的电视人物（新闻主播或脱口秀主持人等）和一个不太容易理解的说话者。然后，围绕这两个人的表达集中讨论导致发音清晰或不清晰的方法或因素。指导下的学习是指，在听力学家的指导和反馈下，沟通伙伴与听障患者一起练习清晰的发音。可以通过朗读短篇文章练习，例如：在段落中圈出关键词，标记出自然停顿的地方，并回答听力学家或听障患者的问题。最后阶段是鼓励患者每天在"生活场景"中练习清晰发音的技巧。

12.4.4　外出就餐的沟通技巧

很多人喜欢和朋友或家人一起外出就餐，其中的乐趣与桌上的饭菜和谈话的质量直接相关。夫妻中其中一人有听力损失时，外出就餐可能没那么愉快，甚至会尴尬，导致听障者决定不再去餐厅或其他娱乐场所，那么这也影响另一方。听力学家的咨询重点在于帮助双方意识到听力损失对另一半的影响，以及帮助他们找到解决方案，让他们重返过去一起享受的活动。附录12.4提供了在外出就餐时的建议。这些建议对于许多听力学家来说可能是常识，但患者不一定能想到这些建议。

Cooper夫妇完成了两次回访之间需要阅读的内容，Creswell博士和他们进行了简短的讨论：

Creswell博士：记得你们读过外出用餐时的建议，那些建议能帮到你们吗？我们刚才讨论的手势也能派上用场。

Cooper夫人：我觉得我在餐厅里做不到，那有点过了。

Creswell博士：嗯，也许是这样。但想一下，你的朋友们已经知道你有听力损失。如果你在开始吃饭的时候说，"你们都知道我有时候听不太清楚。为了避免一直打断大家，让大家重复说几遍，我想给你们展示两个手势。这个手势意味着需要放慢速度，这个手势意味着说话要稍微大声一点。我理解你们愿意帮助我，也理解你们不一定能记得住。我在需要的时候，可以用这些手势提示你们吗？"Cooper太太，如果你这么说，你认为你的朋友们会怎么说？

Cooper太太（轻微地回应）：我不知道。

Creswell博士：嗯，不尝试我们谁都不会知道。但我想他们应该会笑着看着你，然后耸耸肩说，"当然，为什么不呢？"相信他们会看到这个建议的好处。

▶ 对于Cooper太太来说，表达自己的听力需求是困难的。但在听力学家和丈夫的鼓励下，她可以学会告诉他人她需要什么。

重点提醒

告知他人自己的听力损失，并大胆告诉他人交流时如何配合，这对一些患者来说可能很困难，即使听力学家已经解释了这些行动的好处。在这种情况下，对患者利用线条工具进行舒适度评级可能非常有帮助，可以说："我看出你对这些建议有点犹豫。在0到10的等级中，你对自己这样做的舒适度如何？"如果评分较低，我们可以简单地探索患者的恐惧或担忧，并结合在第3.3.3和3.3.4节中介绍的认知和行为咨询法帮助患者。这样的对话通常不超过10分钟，但对改善沟通会产生重大影响。如果听力学家只是简单地提供一份改善沟通手册，而没有讨论他们使用的舒适度，那么很多患者可能无法充分利用这些沟通技巧。

12.4.5 把新的沟通习惯融入日常生活交流

在最后一次助听器验配回访中，听力学家必须指导患者应用所学的沟通技巧并建立新的沟通习惯，并融入日常生活交流。如果不这样做，患者最终会遗忘带回家的材料，最后把它们全部都扔进了垃圾桶。

Creswell博士：Cooper 先生和夫人，我猜你们已经阅读完我提供的所有资料了，其中一些沟通技巧你们已经在用了。

Cooper夫人：是的，我先生很快学会了和我交谈之前先引起我注意的技能。

Creswell博士：很好，你们已经掌握了几个好的沟通方法。我想还有更多技巧，你们可能知道，但还没有去尝试，对吗？

Cooper先生：那是肯定的。我们之前讨论过，练习清晰的说话方式会非常有帮助。

Creswell博士：很好，我也喜欢这个。现在我建议你们在日常生活的交流中使用这些新的沟通技巧，并养成习惯。如果你们不去尝试，就无法体会它们的用处。今晚，我希望你们在你们认为会有帮助但还没做到的沟通技巧旁边打一个钩，然后在那一页做个标记。接下来的一周，你们每晚翻到那一页阅读那个沟通技巧，并问自己在当天的沟通中是否用了这个技巧。你很可能会发现自己并没有做到，这很正常，因为学习新的沟通技巧并养成习惯是非常困难的。我们只要告诉自己明天再试一次，然后把书放在一边。然后第二天晚上再做同样的事情。再次问自己是否记得使用那个技巧，很可能你会再次忘记。记得每晚都要做这个练习，读一读你选择的技巧，问自己当天是否用了。一个星期后，这就会成为你的沟通习惯的一部分，并开始缓解听力损失可能带来的一些挫败感和愤怒。一旦你成功地将其中一个技巧融入你的沟通习惯，你可以在另一个技巧旁边打一个钩，然后再次开始这个流程。不久之后，你们两人之间的交流就会更顺畅。我可以向你们保证，尽管助听器不会解决你们所有的沟通问题，但你们的沟通肯定会顺畅很多。

▶ 正如我们在11.3.2节中所讨论的，知识的践行是患者教育成功的关键组成部分。Creswell博士在进行改善沟通的指导过程中，结合沟通技巧的阅读材料、练习和共同的讨论，始终和Cooper夫妇互动，形成了很好的合作团队，促使Cooper夫妇改变沟通习惯，并帮助他们将阅读材料上的沟通技巧真正融入到他们的日常生活当中。同时她认可了这对夫妇自己找到的解决方案，满足它们对积极认可的需要。虽然Creswell博士已经完成了Cooper太太的助听器验配，在随访过程中她可以随时回顾和Cooper夫妇讨论过的任何问题或沟通技巧。

12.5 助听器验配以外的沟通改善方案

无论我们为患者提供什么样的听力康复，都要让患者理解其必要性并建立听力康复的意愿和能动性，其中有效的咨询是最关键的部分（有关患者意愿和自我效能的讨论，请参见第九章）。听力学家可以鼓励患者和沟通伙伴参与小组康复和咨询（如第十三章所讨论），在小组中不断地提高沟通技能。同时，对患者和沟通伙伴直接进行沟通训练也很有帮助，但是这样的训练通常难以实现。这时，PG-ST法一方面可以为患者及其家属提供沟通技巧的学习和自我训练，另一方面让听力学家可以指导患者改善沟通。除此之外，患者可以在听力中心或家里使用电脑程序化的沟通训练，来提高唇读能力、语言理解能力、词汇记忆和注意力。除了常规的助听器验配和相关技术的应用，这些改善沟通技巧的应用是帮助患者成功沟通的关键。

总 结

本章介绍了一些听障患者改善沟通并减少挫折感的技巧，适用于验配助听器后仍然存在沟通困难的患者。本章末尾的附录提供了更多细致有用的建议。研究表明，在科学验配助听器的基础上再辅以改善沟通的听力康复训练，对患者及其家人以及听力学实践都有益处。美国听力学会和美国言语语言听力协会的最佳实践指南均建议听力学家为患者提供某种形式的康复训练。然而，大多数听力学家在解决患者的听力需求时，依然忽略了这一重要的内容。相对于患者期望的全面听力康复服务，我们需反省自己是否提供了综合的服务。

助听器验配后，你会如何帮助患者改善沟通能力？

尝试戴耳塞一整天。一天下来，思考听力下降对您和他人的影响，并关注自己的挫折感、参与度和沟通对话的情况。如果你被告知这样的听力损失会永久伴随你，你的态度会有所不同吗？请记住，许多助听器用户的听力比你使用耳塞造成的听力损失更差，耳塞提供的最大衰减可能小于 30 dB。此外，耳塞造成的是传导性听力损失，该损失不会造成感音神经性听力损失患者中常见的耳蜗畸变。

如果您目前没有给患者提供沟通技巧方面的指导，请以 1 到 10 的等级问问自己，您认为这对那些需要的患者有多重要，你对于这方面的舒适程度为多少。如果您的舒适度较低，请探索造成这个结果的原因，以及如何在为患者提供这项重要服务时获得更大的信心。

下次你向患者和他们的沟通伙伴提供沟通建议时，花一点时间来解释其中的一两个建议，告诉他们这些建议如何能帮助提高患者的沟通能力。然后迅速对这些建议的使用舒适度进行评估，并探讨他们可能存在的任何问题。

附录 12.1　给听障患者的沟通建议

即使助听器被验配到最佳状态，有时您也会听不清他人所说的话。若要最大程度地减少这种情况的发生，以及可能造成的挫败感，请尝试以下建议。

尽量减少噪声干扰。即使对于听力正常的人来说，嘈杂的环境也会造成听力问题。如果可能的话，请关闭背景噪声（如电视、收音机、洗碗机、吸尘器或自来水），或尽可能地远离声源。如果您的助听器有方向性麦克风，请调整自己的位置，以便将干扰噪声置于您身后。

努力看清说话者的脸。对话沟通的最佳距离是 0.9 米到 1.8 米。调整自己的位置，使说话者的脸上有充足的光线，并且保证光线不会直射您的眼睛。观察说话者脸上的表情和嘴唇动作，这些表情和嘴唇动作可以帮助您听得更清楚。研究表明，增加视觉信息的提示可以将言语理解提高多达 20%。

不要说"嗯？"或"什么？"告诉说话者你听错的原因，这样他们就不会以同样的方式重复说话内容——例如，"请大声说话"或"请慢一点复述"等等。出于对说话者的礼貌，请提供这些引导，这样他们就不需要把整句话全部重复一遍——例如，"你说星期六什么时候去看望你的妹妹？"这样的回答比用"嗯？"更加合适，不需要说话者重复所有的内容。

尽量避免打断。尽量不要太频繁地打断他人说话，但在必要时尽量降低打断带来的影响。有时候，与说话者提前沟通好，利用预先安排好的手势来提示他们放慢速度或大声说话，或者将遮挡在脸部的手拿走等等，可能会有所帮助。

提供反馈。没有人只喜欢听负面的反馈。"你的说话音量和速度都恰到好处；我明白你说的所有内容"，这些反馈提供了一个很好的鼓励作用，也告诉了说话者怎样是最好的沟通方式。

未雨绸缪。尝试预测困难的听觉环境。例如，如果外出吃饭，请避免预订繁忙（嘈杂）的时间段，并告诉店家您希望坐在光线充足的区域，远离人流量大的区域。同样，提早到达会议或讲座的场地，您将有机会选择一个使您听得更清楚的座位。

设定切合实际的目标。对您期望听清或理解的内容要现实一点。如果您处于几乎不可能听清的嘈杂环境中，最好放松心情，把难题放到一边。下一个场景您可能会听得更轻松。

记录重要信息。一些重要说明或关键字应该被写下来，以免造成混淆，例如地址、电话号码、测量值、美元数字等。

不要假装听懂了！假装听懂会让您错失练习良好沟通技巧的机会。如果您选择不告知他人您的听力损失，沟通当中误解的发生频率会大大增加，您与说话者的关系也会得到损害。

助听器的局限性。请记住，即使是最昂贵的助听器也有其局限性。通常，使用额外的辅助听力设备可以将不可能听清的沟通场景变成可能听清的沟通场景。

附录 12.2　给听障患者交流对象的沟通建议

> 助听器虽然帮助很大，但可能无法解决所有的听力和沟通问题。当这些问题仍然存在时，请尝试以下这些建议。

在说话之前，先引起听障患者的注意。说出这个人的名字并等待其回应，这样可以大大减少您重复说话的需要。同样，请记住，听障患者可能不会听到有人进入房间的微弱声音。当您接近或敲门（即使门是开着的）时，先叫他们的名字是一种非常好的温和的方式，可以提醒对方有人来了。

发音清楚，并将语速降低至正常稍慢，以便听障患者听得清。在句子之间的停顿也会有所帮助。有效沟通的最佳距离是0.9米到1.8米。尽量确保您的脸上光线充足，光线不要直射听障患者的眼睛。

不要大喊大叫。喊叫实际上会让听障患者耳朵里的声音信号发生失真。说话的声音可以比平时稍大一些，并确保他们能清楚地看到您的脸，以便他们识别您的面部表情和嘴唇动作。切勿直接对着听障患者的耳朵说话，而要让他们看到你的脸。听障患者在视觉上提取的信息可以提高其言语理解多达20%，即使他们没接受过正式的唇读培训课程。

不要遮挡您的脸。不要把障碍物放在您的脸前，确保说话时嘴里没有任何东西。烟斗、香烟、铅笔、眼镜架、口香糖等物品都会分散听障患者的注意力。

改变表达方式而不是重复同一内容。很多时候，句子中同样的一两个单词会被听障患者多次听错。换一种表达方式表达相同的内容，会帮助消除听障患者的挫败感。

如果电视或收音机正在播放，洗碗机正在运行等等，请避免交谈。即使对于听力正常的人来说，嘈杂的干扰声也造成听力问题和沟通困难。请总是邀请听障患者到房间里较安静的区域进行对话交流，或关闭噪声干扰。

如果对话主题发生变化，请及时提醒听障患者。当谈话主题在小组或个人对话中发生改变时，如下提醒方式可能会有所帮助："Tom，我们正在谈论昨晚的球赛。"

与听障患者直接交谈，而不是和他们身边的人交谈。很多时候，听力正常的家人可能会通过避免与听障患者交谈来减少重复的需要。例如，"舅舅最近怎么样？"这个对话很容易就会被转移到舅妈身上，而舅舅就在旁边不到一米的地方。在这种情况下，听障患者最多只能成为众多聚会活动中的边缘人物。

保持耐心、积极和放松的心态。与听障患者的沟通有时可能会困难，当沟通伙伴变得不耐烦、消极或紧张时，沟通交流就会变得更加困难。如果有疑虑，请向听障患者本人询问如何更好地让他们理解我们之间的对话。

附录12.3　清晰说话指南

养成清晰的方式说话的习惯已被证明可以使听障患者的言语理解增加多达15%至25%——即使在噪声环境下也是如此。通过一些练习，几乎任何人都可以掌握清晰的说话方式，当听障患者的家庭成员使用这种技巧时，它可以显著地减少听障患者因为听错而造成的挫败感。

什么是清晰的说话方式？ 清晰的说话方式是指每个单词中每个音节的精准发音。请一定注意不要删除单词的结尾或囫囵吞枣，并保留自然的词语重音。清晰的说话方式需要比正常说话略大的音量，但不需要大喊大叫。说话者需要自然地强调句子中的关键词。清晰的说话方式以自然较慢的速度产生，当您尝试以清晰的方式说话时，这些行为会自动产生，而不是故意放慢语速。清晰的说话方式不是以停顿或夸张的方式来表达，而是保持口语的正常节奏。使用清晰的说话方式时，您应该在所有短语和句子之间允许自然停顿。

请记住，以清晰说话方式对话时，您应该尽可能清晰而准确地说话。您不应该有意识地大声说话或放慢语速，而应该努力尽可能准确地将每个词语发音清楚。

保持耐心。 请记住，使用清晰的说话方式不是您成长中学习的与他人交谈的自然方式，也不是您现在或将继续与生活中大多数人的交谈方式。可以预料的是，在与生活中的听障患者交谈时，您会忘记切换到清晰的说话方式。但是随着时间的推移和日常练习，您会发现，您可以在两种说话模式之间几乎随意切换。如果你忘记了，和您交谈的人可以学习使用以手指轻轻点击下巴的方式来温馨提醒您使用清晰的说话方式。这可以防止您在说话过程中受到干扰。

记住，清晰的说话方式并不意味着它可以替代您在与听障患者交谈时应遵循的沟通指南。相反，清晰的说话方式应该是您使用沟通指南时很不错的辅助。

附录12.4　听障患者外出就餐时的建议

外出就餐可能是对听障患者来说最具挑战性的沟通场景。盘子的撞击声、周围餐桌上的对话、餐厅工作人员的喧嚣等等——这些共同给听障患者造成了令人困扰的噪声干扰。

即便对于听力正常的人来说，餐厅的噪声水平有时都会让人接受不了。事实上，一些餐厅是为高噪声水平而设计的，目的是为年轻人群营造派对的氛围。显然，这些是听障患者要避免的餐厅类型。但除此之外，您还可以做一些事情来帮助确保更愉快的用餐体验和更轻松的用餐对话时光。

餐厅选择。选择好的餐厅与从菜谱中选择好的菜品同等重要。请尽量选择有吸收噪声设计的餐厅。相比装修材料较硬的餐厅，使用更宽的桌间距、地毯、软质沙发面料和窗帘的餐厅将能够最大限度地减少混响和回音的产生。

就像生活中的大多数事情一样，时机非常重要。避免在人流量密集且噪声大的高峰时段外出就餐。下午4：30左右出发前往您最喜欢的餐厅，晚餐可能会在5：15左右准备好——这对许多人来说是一个非常合适的晚餐时间。这个时间可能看起来很早，但如果这意味着一个更愉快的就餐体验，而不是饱受折磨的噪声环境，也许这是一个值得考虑的备选方案。

选择合适的座位。餐厅里的座位选择可以给就餐带来截然不同的体验。您可以告知店家您的听力障碍，并要求将座位安排在餐厅较安静的区域（远离出口和人流量大的区域）。对于听障患者来说，背靠餐厅墙壁坐着通常是有帮助的，这样的座位安排可以避免来自后方额外噪声干扰。但是，如果您的助听器有方向性麦克风的高级功能，可以抑制来自后方和侧面的噪声，您就应该调整座位的位置，将噪声源置于您身后，将方向性麦克风的性能发挥到最大化。

如何点单。当您进入餐厅时，先关注墙上张贴的当晚的特色菜单。如果没有类似公告，您可以在服务员过来点餐前先问前台要一份纸质的特色菜单。并且，毫不犹豫地告诉服务员您的听力障碍。餐厅的最终目的是让您的就餐有愉快体验，良好的就餐体验还可能会给服务员带来额外的小费。

应对人多的环境。和几个亲密好友一起吃饭时，聊天会更轻松。如果和一大帮人在一起，就尽量和旁边或对面的人多聊天。这种情况下，您不可能听得到远处的人在说什么。如果看清了这一点，您就不会过度焦虑。

记住，稍微提前计划一下，很多让人沮丧的沟通障碍就可以被避免或减少。为下次出门提前做些思考和准备，这样你就可以好好享受美食和朋友们的陪伴了。

第十三章

小组咨询
和听障康复小组

Group Counseling within Hearing Loss
Intervention

Rodrigues 先生今天的工作又非常艰难。他把屋顶建筑材料的订单都送错了地方，给工地经理留下的电话号码也是错误的，而且在工地的噪声下与人费劲交谈的过程中，他最近频发的偏头痛又犯了。他被告知在工地的噪声环境中不能佩戴助听器，即使在他可以佩戴助听器的环境中，他发现即使是微弱的噪声也会影响他理解对话的能力。Rodrigues 先生觉得其他人无法理解他的听力问题，这让他很沮丧。他的上司大声说道："你不是戴了助听器吗？"甚至他的妻子也不能理解他。"Romeros 家的人今晚还要来吃饭，我什么时候才能安静地休息一下呢？"他自问。他越来越想了解其他有听力问题的人是如何生活的，他不可能是唯一一个每天都感到如此挫败的人。"我希望可以和人聊一聊，"他想，"那些有同样问题的人，他们是如何应对的？"

在上一章中，我们讨论了如何有效地指导患者和其沟通伙伴改善沟通。虽然这种方法可以弥补听力服务中的一大空白，但它仍可能无法同小组康复与咨询的优势相媲美。小组康复与咨询可以让听障同伴相互支持和交流，也可以让患者在可控环境中与他人一起练习新的沟通技巧，这些优势是常规看诊或单靠专业人员的临床经验和技能无法具备的。

有专人指导的小组康复适合于听力中心的各年龄段听障者，组织者和参与者都可以从小组活动中受益。无论是听障儿童的父母、爷爷奶奶、兄弟姐妹，大年龄听障儿童自身，还是成年听障患者和他们的家人，都可以从那些经历过相同困难的同伴那里找到安慰、指导和激励。这一章的目标是探讨听力学家如何将小组康复与咨询纳入听力康复服务项目，如何在小组活动过程中解决听力损失对患者和其家庭带来的负面影响。

学习目标

阅读本章后，读者应该能够：

- 讨论小组康复如何能够帮助听障患者以及家属。
- 详细描述你如何在自己的听力中心开展小组康复与咨询。

13.1 听障儿童康复小组

正如在2.1、2.2和6.1节中讨论的，儿童出生时或在后天出现严重的听力障碍，对父母都是一种极为悲痛的经历。由于被赋予了听障儿童的父母这种新角色，他们必须重新看待自己、家庭关系、友情，以及所处的社会。他们的意志、精神和信仰体系都会受到巨大的挑战（Atkins，1994）。

在父母和家庭成员得知孩子听力损失的头几周内，他们的情绪反应可能会很强烈而起伏不定。陷入这种情绪中的父母开始质疑自己的育儿能力，他们不知道如何去适应并照顾一个有听力问题的孩子。父母和家庭适应这种情况的程度可能会受到很多因素的影响（请参看图13.1）。这其中的大部分因素会在小组康复活动中涉及，能让患者和家属找到解决方案。

对于孩子们的听力康复和教育方法，各种不同的选择和观念可能会使父母感到困惑。但是，当与具有相似问题的父母一起探讨时，问题变得更好解决。尽管刚开始大家有点陌生，但很快就可以进行有益的交流而感到舒适。长期见面交流的父母之间可以建立深厚的友谊，这对孩子未来的康复也非常有价值。

对于许多家庭来说，听障儿童父母小组是唯一能获得同伴支持和交流的机会。实际上，除了父母之外，对听障儿童的成长和发展至关重要的亲属，甚至包括儿童自己，都能从对应小组活动中受益。因此也可以设立家庭其他成员的小组，需要考虑是小组的特点。另外，作为所有小组康复活动的补充，父母和家庭可以通过阅读相关资料（附录6.4，7.2和8.9）以获得更多指导。

婚姻和谐度。听力障碍儿童的存在会突出婚姻关系中的优缺点。

单亲家庭。对单亲父母的要求更加高，往往需要他们投入更多的情感、时间和金钱资源。

继父母身份。对继父母来说，影响程度取决于他们在孩子生活中的承诺和责任。

家庭规模。大家庭会显著影响父母/孩子和兄弟姐妹的关系。如果孩子在家庭"不受欢迎"，父母的矛盾情绪更大，这常常会引发隔代人和兄弟姐妹之间的问题。

出生顺序。对长子的期望和要求通常更高。当长子有听力障碍时，父母对之后出生的孩子的期望可能会改变，他们可能需要去实现父母对长子的期待。

亲子性格匹配度。一般来说，孩子的性格与听力障碍无关。孩子和父母性格匹配度不高可能会给他们的关系带来额外的压力。

财务状况。在年轻家庭中，孩子的听力损失可能需要大量的康复费用和听力设备费用等意外的经济负担。为了让一方更多地参与孩子的教育或康复，一个双收入的家庭变成一个单收入的家庭，可能会加剧经济负担。

急性或慢性压力。满足听障孩子的需求可能会让父母产生情绪和经济上的压力，还会加剧其他家庭成员由于健康、就业等问题引起的压力。

适应变化的能力。有些人更能接受变化带来的挑战，而有些人则害怕和反感变化，即使改变是有帮助的。

家庭接纳度。对孩子听力损失的接纳度会影响家庭在社区的归属感。家庭成员可能会感觉被贬低、指点等各种负面情绪，这会影响了家庭内相互支持的力度。

既往接触过残疾或听力损失。以前的经历是积极还是消极会直接影响家庭的适应情况。有时候难以放下以往的态度去接受新的信念。

图13.1 影响听障儿童家庭适应听力损失的因素

资料来源：改编自 Atkins（1994）。

13.1.1 父母康复小组

作为听力学家，我们只能间接体验听障儿童父母所经历的沮丧、愤怒、困惑和失望。当孩子们不能完全适应环境或听不到生活中的警报信号时，我们只能观察或想象作为父母的恐惧和担忧，只有其他听障孩子的父母理解听力损失带来的痛苦和担忧的程度。通常只有和其他的父母见面时，听障孩子的父母才能完全敞开心扉。我们有责任提供机会让这些父母通过家长互助小组获得独特的成长体验。

Russo 夫人是一位年轻的母亲，有四个 7 岁以下的孩子，最近她得知 22 个月大的儿子 Joseph 听力严重受损。Joseph 已经通过了新生儿筛查——不幸的是，他的筛查结果属于极少发生的假阴性。比较他兄弟姐妹的同一阶段，Russo 夫妇发现 Joseph 的言语和语言发展落后时，他们要求进行听力测试。他们难以接受 Joseph 听力损失的消息，这对她的丈夫更加困难，他希望有朝一日这唯一的儿子能够接管家族企业。一个超常长时间工作的男人现在几乎全时间埋头于工作，很少有空与他的妻子分担维持家庭、抚养孩子以及带孩子就诊的责任，而助听器验配和听力康复相关的就诊次数很多。虽然地理位置上离得不远，但 Russo 先生的家人从来都不关心，也很少提供帮助。Russo 太太不愿意向她的公婆寻求帮助，她担心公婆会因为孙子的听力损失而责怪她。"我们这边没有人有这样的问题。"他们很早之前就这样说。

▶ Russo 太太感到非常孤独，因为她要抚养一个有听力损失的孩子。她不认识和她有类似问题的人。虽然她的丈夫不会和她一起参加，但她发现听力学家给她推荐的家长小组给了她一直在寻求的指导和支持。

听障儿童父母康复小组的康复和治疗价值早已被公认。如果听力学家没有推荐新诊断的儿童父母到康复小组或者与有经验的父母取得联系，这几乎等同于失职。父母康复小组的存在有周期性，小组成员感觉他们的大部分问题已经得到了解决后就会离开，他们会在没有小组的情况下继续他们的生活，保持与教师和言语病理治疗师的专业联系，而与听力学家的接触通常会少一些。在这个小组，后续也会有新成员加入，但小组最终会解散。

然而，随着孩子的成长父母必须面对一系列全新的问题。父母的愤怒、沮丧和内疚等情绪经常会因孩子的听力损失反复出现，这些情绪也会在孩子成长的不同阶段重新浮出水面。正如第七章中讨论的，青少年时期对于任何家庭都是独特的挑战，而听力损失的存在只会加剧这些挑战。如果提供这样的康复小组，可以让父母一起对听力学家的指导进行反思，同时讨论孩子与健听同伴的互动情况，以及分享、同理随着青少年更加独立带给父母的担忧和恐惧。

13.1.2　父亲康复小组

父亲康复小组是从父母小组中分出来的亚组，Atkins（1994）讨论了康复小组对父亲们的作用。当父亲们发现自己的孩子不如他们想象中的完美时，经常会感觉自我形象受到打击。他们可能难以想象并接纳父亲这一角色，因为现状与他们原来期待的大不相同。他们发现自己身处一个意想不到的世界，陌生感让他们感到无力，对于需要学习的事情感到不适，他们可能也对此感到矛盾。许多父亲不认为全程参与孩子的康复过程是他的职责，他们自己的社会角色可能使他们在接纳自己这方面迷失了方向，不确定该走哪条路，无法承担家庭领导者的角色。

父亲康复小组允许他们有机会表达情绪，并走进不愿在配偶面前公开面对的不舒适区。有机会与其他面临相同恐惧和忧虑的父亲建立联系，对父亲和他们的家庭都可能具有非常治愈的效果。

13.1.3　爷爷奶奶康复小组

听障孩子的出现会对整个大家庭产生影响，而爷爷奶奶可能是最直接受到影响的人。爷爷奶奶通常都渴望和他们的孙子孙女建立紧密的联系，并希望帮助他们的成年子女养育孩子。然而，一些爷爷奶奶感觉到他们的孩子们有困难时，不确定是否可以在没有被邀请的情况下主动前来帮忙。如果原本的婚姻关系已经紧张，听障的出现又带来了新的压力，这种犹豫可能会更加明显。如果父母分居或离婚，爷爷奶奶们往往会感到自己被夹在中间，难于与孙辈们接触。就像父母们为没有完美的孩子而感到悲伤一样，爷爷奶奶们也会这样。爷爷奶奶们可以在康复小组中有机会分享自己的恐惧和忧虑，同时发现应对新生活的方法，这是无比珍贵的。

爷爷奶奶也可以为他们的成年子女提供财务援助和情感支持。如果他们住在附近，也可以在日常家务、接送孙子孙女参加活动、照看孩子等方面提供巨大的帮助。爷爷奶奶在康复小组内可以从容地提出帮助的领域，不用担心会侵犯到小家庭的独立空间。如果父母还没有准备好接受爷爷奶奶的帮助，他们也没有拒绝好意的压力。在父母康复小组内讨论如何寻求帮助也是有用的。

13.1.4 兄弟姐妹康复小组

听障儿童的兄弟姐妹也发现自己面临新的挑战而且要承担新的责任。家庭动态的改变可能让他们感到不知所措和困惑。兄弟姐妹经常因为家里听障儿童的存在而深思，有些可能会有一种"幸存者的罪恶感"（为什么是我兄弟而不是我），或感到更深的悲伤和困惑。

当专业人士和父母投入到听障儿童的康复时，很容易忽视这些儿童兄弟姐妹的感受和担忧。在父母康复小组中也讨论兄弟姐妹的问题是有帮助的，这样可以减轻他们的压力（参见附录6.1）。兄弟姐妹经常觉得没有人可以倾诉、讨论，以理解他们独特的困境，在小组中与其他同龄人分享共同面临的问题是有益的。

9岁的Chris的弟弟有听力损失，他以为只有他有这样的情况。自从弟弟Jason被诊断出听力损失后，Chris感觉自己在家里就像是二等公民。Jason总是被带去参加各种就诊或康复活动，回来的时候经常带着他做的小手工，然后这些小手工会展示在冰箱上显眼的位置，每个看到的人都会对此称赞。邻居和亲戚总是会询问Jason的情况，然后坐在地板上和他交谈或和他玩耍。Jason似乎得到了所有人的关注，而Chris却得不到任何关注。随着Chris的挫折感越来越强，他在学校的表现也开始下滑。他最近的季度成绩单显示，他在遵守规则秩序和分享方面有一些困难，而且他开始在学校以破坏性的方式来获取关注。虽然这不是正面的关注，但对他来说至少是得到了关注。

12岁的Melissa注意到家庭氛围的改变和父母最近的烦恼，弟弟需要不断看诊，这给父母带来更多的压力。于是她刻意表现得很好，她不想给父母的生活带来更多的痛苦或压力。当她把最近取得的优异成绩的成绩单交给父母后，父母却没有任何反应，对此她感到被忽视和伤害，她感觉自己所有的努力都是理所应当的，不值得被父母赞扬。

▶ 听力学家可以安排线上或线下的康复小组来关注听障儿童兄弟姐妹的需要，让他们了解到他们并不孤单，他们所感受到的困境和挫折是正常和可以理解的，他们的努力和优点可以得到认可。此外，如第6.4节和附录6.5所提到的，听力学家可以帮助父母更深入地理解听力损失对其兄弟姐妹产生的影响。这种服务是非常的宝贵。

13.1.5 听障青少年康复小组

主流教育环境中的听障青少年经常感到孤独，由于他们与其他听障孩子不在一起上学，不清楚是否别人也在课堂内外存在交流困难。正如第七章中所讨论的，这些青少年一方面非常希望自己能和其他人一样，但又必须处理他们与众不同的听力问题，这可能会令他们非常困扰和沮丧。青少年康复小组可以让他们和面临相同状况的青少年交流，一起探讨应对策略、辅助听力装置和相关技术，并和先天性听障成年人见面，甚至与同龄人一起进行休闲活动。通常，这些青少年的父母可以在另一个房间中讨论家长问题，与此同时他们的孩子与其他同龄人见面。在这里听力学家最有价值的服务之一就是提供一个环境，让这些青少年能够和其他同龄的听障患者见面交流。

> **重点提醒**
>
> 在儿童听力中心为患儿父母和其他家庭成员提供小组康复和咨询是一项非常有价值的补充服务，他们可以在一起分享自己的担忧并互相学习。

13.2　成年听障者康复小组

在2.1.1和8.3节中我们讨论了听力损失对成人情绪、家庭氛围、个人生活方式和总体健康的负面影响。这些对成年人听力康复的重大影响因素在临床服务中往往被忽视的。当听力学家更加了解听力障碍带给患者各方面的影响后，往往不会满足于只是提供传统的助听器验配服务。

如12.1节所讨论的，听力学家通常在三到五次的看诊时间内就完成了助听器验配，之后很少或者根本就没有康复训练或相关服务了——这既不是听力学创始人的设想也不是最好的听力康复服务模式。

第12.4节中我们讨论了把助听器验配和PT-ST法指导患者改善沟通相结合这种更有效的听力康复服务，它可以找出并解决对沟通不利的环境因素和沟通者不良的说话习惯。让成年听障者之间交流互动的小组康复也可以达到这种效果。美国听力损失协会是一个重要的消费者权益保护组织，他们建议听障者验配助听器后参与小组康复。

目前大部分听力中心在验配助听器的过程中并没有提供有效的康复服务。将咨询融入看诊过程，即以人为本的听力康复服务可以弥补这类听力中心的不足，为成年患者及其家属提供更全面的服务，尤其适合那些对现状感到不安希望提升患者服务的听力中心和听力学家。因此小组康复能同时满足听障患者和听力学家的需求，成年听障者康复小组的好处和上面讨论的各种儿童康复小组的好处是一样的。

　　成人听障患者 Joe 的妻子名叫 Sarah（Morgan-Jones，2001），她说："在厨房里，我坐在桌子旁……实际上我在等 Joe 忙完他的事后来帮忙……我并没有抱怨，因为他会帮忙。但是，当你的脸朝着冰箱在冰箱里拿东西时，你不能和他沟通，比如我们的牛奶喝完了……这没有意义，因为他听不到的。"Sarah 接着说："晚上 Joe 会把助听器摘下，我感觉他就像消失了……完全消失了……我不觉得孤独，但我总觉得需要付出很大的努力来保持沟通和维持夫妻关系。这对我这很困难，因为我喜欢与人说话和表达。"

　　▶ 当听力损失出现时，夫妻之间往往会失去轻松的对话和随时交谈的便利。如果夫妻没有其他连接方式，这会阻碍双方的交流进而影响夫妻关系。本案例中的夫妻可以在小组康复中就这方面了解其他夫妻遇到的困难和解决方法，成年听障者康复小组还可以有很多类似的优点。

13.2.1 哪些患者适合参加成年听障者康复小组？

　　在 9.3.1 节我们讨论了患者对改变的准备情况和意愿度。当然，并不只是第一次验配助听器的患者适合康复小组或小组教育课程，那些拒绝助听器的患者通过小组活动也可以大大受益，因为他们可以和刚刚采取了行动而使用助听器的患者交流。他们看到同伴正在很好地使用助听器，会从否认听力问题的阶段转变为想要采取行动解决问题的阶段。此外，我们都有一些已经成功验配助听器多年的患者，他们也可以从小组教育课程中的"改善沟通训练"中受益。

　　临床人员经常指出成年患者参加康复小组很困难，很可能是因为这个活动被看作是助听器验配过程中的一个附加可选项目。听力学家应该效仿骨科医生在手术后要求患者进行物理疗法的做法，将支持性的康复训练视为整体康复方案的一个必要组成部分，而不是作为一个选项。对于还没有准备好进行助听器验配的患者，可以鼓励他们来参加小组活动，同时强调家属将得到有助于改善家庭内部沟通的指导。

并非每个听障者都需要在验配助听器之后参加康复小组，Taylor（2012）建议可根据2项听力检查结果来进行推荐：在QuickSIN等噪声下的言语测试，以及患者对背景噪声的容忍度。后者可以通过由Nabelek和她的同事们（2004，2006）所描述的可接受噪声水平（Acceptable Noise Level，ANL）来评估。这个测试在声场中进行，通过调整多人言语噪声的水平，使其达到患者在听到舒适的言语信号时可接受的最高噪声水平。这两项结果都不好的患者仅仅通过助听器验配成功就实现康复的可能性较低。尽管确定谁可能从额外的听力康复计划中受益比较容易，以及在噪声下的听力问题是听力损失患者的主要抱怨（Kochkin，2010），并且可以通过噪声下的言语测试来筛查患者是否需要参加康复小组，但让人惊讶的是，噪声下的言语测试并不是常规进行的。Clark，Huff和Earl（2017）发现只有15%的听力学家在言语测试中常规添加干扰信号。

13.2.2 听障者康复小组的好处

正如前面提到的，任何小组康复都能提供听障者同伴支持和交流的机会，小组中听障患者提出的解决方案会更容易被小组中的听障患者接受，进而被应用于日常生活中。

如果患者和家属能够学会使用有效的方法来预防或减轻由于听力损失引起的沟通问题，他们就会在心理状态、整体健康、生活质量、沟通和社交等方面体验到相应的改善（Sherbourne，White，& Fortman，2002）。当我们提供机会让患者在互动中识别阻碍他们沟通的因素后，也就为他们提供了更大的改善交流的可能性。这种努力使得患者从助听器上获得了更大的帮助，从而提高助听器验配长期的满意度。

小组康复不仅对患者及其家属有利，对听力中心也可以带来显著的好处。在助听器验配时提供康复服务的听力中心会获得更多的患者口碑，小组康复也成为其特色服务之一。听力学家最关心的问题之一是如何挤出时间来将小组康复融入到繁忙的日常工作中。令人惊讶的是，患者参加小组康复之后减少了维修保养的次数，因此为听力学家节省了时间并提高了效率。另外，小组康复能提高助听器的满意度并减少助听器的退货（Northern & Beyer，1999；Abrahamson，2000），间接增加了经济上的回报。

13.2.3 小组康复沟通训练课程

谈到成人听力康复时，我们往往会想到在安静和背景噪声下的不同水平的听觉训练。尽管这种方法有一些价值，但研究表明，注重于日常沟通的指导方法效果更好（Kricos & Holmes，1996）。小组康复中患者教育的主题也应该是如何更好地沟通；因此，所有的讨论都与沟通有关——哪些因素阻碍沟通，哪些方面可以改善沟通。我们可以先简单直观地介绍耳朵和听力图，让他们确实可以听懂。重要的是介绍以下内容：听障者为什么有时候可以听到

表13.1 沟通失败的可能原因

说话者因素	环境因素	听者因素
说话响度	背景噪声的水平	听力损失程度
语速	房间内的视线	听力损失的类型
言语清晰度	室内声学	当下的情绪
面部表情/说话内容不匹配	干扰物体：墙壁、角落等	助听器使用不当
肢体语言/说话内容不匹配	沟通伙伴之间的距离	唇读能力差
外国口音/方言	视觉干扰	注意力不集中
说话时背对着	使用视觉辅助工具	分散注意力的感觉
嘴里有东西	使用听觉辅助装置	烦人的耳鸣
分散注意力的行为	视野差	不切实际的期望
当下的情绪	房间通风不足	疲劳

修改自：Trychin（1994）。

但听不清楚，为什么在某些环境可以听到而在别的环境却听不到（Clark，2002）；了解导致沟通不畅的听者、说话者和环境因素（参见表13.1），让听障者学习避免这些因素；改善沟通的技巧、清晰说话的方法以及不假装听懂的重要性；助听器的好处和适当的期望值，以及听觉辅助装置的优点（参见图13.2）。这些内容可以分2至3次完成。这种活动的名称可以叫做沟通训练课程或改善沟通的课程等类型的名字，而不建议使用带"治疗"或"康复"字眼的名称，那样的话患者可能不太愿意参加。

- 了解听力测试结果和听力损失的原因
- 与听力水平相关的言语声学
- 听力不好的原因
- 沟通失败的原因
- 改善沟通的技巧
- 清晰说话的方法
- 听者和说话者沟通指南
- 助听器护理和维护
- 助听器的期望、好处和局限性
- 辅助听觉装置/警报设备
- 残疾人法规
- 了解什么是"听配能"

图13.2　小组康复中沟通训练的内容

过去的五年来 Rabbi Leavitt 的听力越来越差，他和他的妻子在家里填写了沟通能力自我评估量表（见附录9.1和9.2）。Alvarez博士和他们一起讨论了自我评估量表的结果，让他们看到了听力损失对他们的日常和社交生活的各种负面影响，然后对患者进行了听力测试和结果的咨询，并提供了各种助听器供患者选择。患者最终选择带电感线圈的 RIC 式助听器，也做了双耳耳模。

当 Alvarez 拿起患者档案准备签字时说："跟我去前台吧。我想让 Mary 安排你参加我们的小组康复和沟通培训课程。助听器将大大改善你们的日常沟通，但为了让你们的生活尽可能地走上正轨，我需要你们俩学习一些新的沟通技巧和习惯。这相当于物理理疗，为了加强助听器的效果她还将安排回访。"

▶ 如果听力学家把小组康复作为助听器验配流程的一部分而不是附加服务时，患者的依从性要高得多。我们不应该将听力康复的这一重要组成部分作为非必需的可选项，而应该以一种无法被患者拒绝的方式来介绍，这样才能帮助患者实现利益最大程度的康复。

总 结

听力学家可以积极创造各种途径，让听障者和家属进行小组康复和咨询。小组可以由听损儿童的父母、爷爷奶奶、兄弟姐妹、年龄稍大的儿童自己或者成人听障者组成。当我们将听力康复局限在助听器验配的过程时，我们对患者、我们的专业和自己都是不负责任的。

讨论问题

1.小组康复对参与者有哪些好处？

2.成人听障者小组康复的好处有哪些？

学习活动

在听力康复过程中，探索听障患者社交网络中的交流伙伴是很有用的。

Ida研究所开发了社交圈工具，帮助听障者探索自己的社交网络、确认最重要的社交伙伴以及可能遇到的交流挑战（Montano&AlMakadma，2012）。

让患者与伴侣一起探索其社交圈的人以及与这些人发生交流的方式和场景（例如电话、商场等），在各种交流场景中可能会遇到哪些困难，如何解决这些困难？

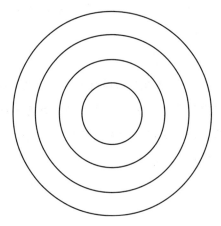

"社交圈工具"是由四个同心圆组成。最内部圆环中心部分代表了患者自己。下一个外圆环内圈代表了最重要的交流伙伴，再下一个圆环中圈代表了很重要的交流伙伴，但是他们没有内圈中的人那么亲近和重要。最外部圆环代表了那些社交中经常出现却并不很重要的人。

后 记

同理疲劳的风险

The Risk of Empathy Fatigue

　　本书一直在介绍专业人员如何通过咨询为患者提供康复并"给予同理",但是我们不能疏忽"给予同理的代价(costs of giving)"。同理患者会消耗专业人员的时间和精力(包括体力、精神和情感),我们自己的时间和精力是有限的,但我们在工作中却要持续接待并同理患者。如果我们不照顾自己,可能很容易陷入精疲力竭,也称为"同理疲劳(empathy fatigue)"(Stebnicki,2008)。

　　听力康复专业人员的职责就是为听障人士服务,一方面我们要努力跟上行业变化的快速节奏,另一方面也要为患者和家属提供良好的咨询,有时我们会感到负担过重甚至造成自身压力过大。另外,当患者还没有准备好接受康复而拒绝我们时,或是不认可我们的工作时,甚至有些患者误把我们看作是冷漠的销售人员时,我们可能对自己工作的价值和意义产生怀疑。

　　坚持完美和保持高效在任何行业都是不可能的,当然,听力学家在咨询的过程中不可完美地处理每个情况,也不应期待我们能百分之百解决患者和家属的沟通问题。作为非心理咨询师,降低我们自身的期望值能减少内疚(Kennedy & Charles,2017)。如果没有认识到这一点,我们在提供咨询过程中的压力可能会很大。

听力学家要管理自己的情绪

　　第三章中介绍过 Albert Ellis 的认知咨询理论和相关咨询方法(第3.3.3节),Ellis 认为信念决定行为和情绪,并且我们有这能力控制信念。在为患者提供服务的过程中,当我们感到沮丧或筋疲力尽时,就可以使用这种方法。

　　建设性地管理情绪的过程称为情绪调节(emotion regulation)(Grandey,2000),了解情绪产生的两个阶段有助于我们学会调节情绪。

- 阶段1是由刺激激发的自动原始情绪反应，如患者的攻击行为或态度会自动引发我们的愤怒情绪。
- 阶段2是我们有意识地把注意力从刺激转移后产生的继发反应。

为了从自发的原始情绪反应中抽离出来，我们会主动重新诠释刺激以减弱原始情绪的冲击（Koole，Van Dillen，& Sheppes，2016）。继发反应过程也称为认知重评（cognitive reappraisal），它涉及一个人对特定情况看法的改变，帮助我们和原始情绪反应保持距离以回到以人为本。它可以通过身体的动作实现，如深呼吸、计数1到10，或者放松肌肉；也可以通过我们内部的对话实现，如提醒我们病人的行为不是针对我们的，而是患者固有的社交行为模式（第4.5节）。

如果把情绪管理看成是从"短路冲动"到"不为所动"的动态过程，我们大多数人处于中间，大部分时候能够对情绪进行调节。但当面对身体或环境的压力时，大多数人很难"维持在中间"。听力学家也不能免受压力的影响，我们确实应该理解我们工作中的压力，并学习出现状况时如何调节情绪（Halbesleben，2008）。

听力学家与职业倦怠

Maslach（2003）认为职业倦怠（burnout）是包含情感耗竭、人格解体和个人业绩下降的综合征群。倦怠反映了长时间的压力和由此产生的整体能力下降，典型表现为工作意愿和精力不足。倦怠的问题在医疗行业受到高度关注，Felton（1998）将它描述为"医疗行业的职业病"。

不要认为听力学家能不受压力的影响而免除职业倦怠，研究表明听力学家是这方面的易感人群。Blood et al.（2007）通过倦怠问卷发现教育听力学家的职业倦怠程度和其他专业人士一样高。

为了更详细地调查职业倦怠，Severn，Searchfield和Huggard（2012）检查

了听力学家普遍感到压力的六个方面：①紧迫的时间；②患者的听力管理；③联系病人；④接诊流程的遵守；⑤病人问责；⑥后勤管理和设备管理。这个探索性的研究发现听力学家的压力受就业设置和服务人数的影响。私立听力中心的老板比公共听力中心的雇员承受更大的压力；儿童听力学家比成人听力学家承受更多的压力。患者人数多而接诊时间短造成的时间紧迫带来的压力最大。

总之，研究中82位听力学家的平均倦怠风险比其他医疗专业人士稍低一点。有趣的是，该研究还发现听力学家的年龄增长与倦怠风险之间存在显著关系，这可能是由于长期的同理疲劳和满意度下降，但还不清楚这是不是导致离职的原因。然而，研究表明，这些会严重影响听力康复的质量（Felton，1998），因此应该引起高度重视。

职业倦怠的表现？

职业倦怠的可能症状包括：：①慢性疲劳、头痛、腰酸、失眠等身体症状。②抑郁和缺乏动力等情绪或认知症状。③烦躁、没耐心、无精打采和过度使用某样东西或过食等行为（Ross，2011；Zellars et al.，2000）。当然，读者要记住这些症状可能与很多问题相关，具体情况具体分析和自我察觉对于识别倦怠至关重要。

导致倦怠的因素包括不切实际的期望、过度努力、不够客观、任务过多、组织紊乱，以及对健康和心理需要的忽视。这些因素是可以管理的，它需要我们注意"自我关怀（self-care）"（Shapiro et al.，2007）。

避免职业倦怠

当患者和其家属没有和我们同样的听力康复紧迫性时，我们渴望帮助他们的同时也感到压力。听力康复过程中也存在各种负面情绪，我们可能经常发现自己要面对患者的愤怒。这些都会导致专业人士的工作满意度下降和倦怠。我们如何避免？以下是一些建议：

- 维持健康的生活方式，包括健康饮食和定期锻炼
- 建立并维持工作的支持系统
- 建立并维持均衡的生活，让工作和兴趣同时发展
- 工作中有情绪困扰时和老板或者同事倾诉，以缓解压力，避免同理疲劳（Walvoord，2006）
- 如果怀疑有倦怠，和同事讨论以下问题：

　　—我为什么工作？

　　—这个职业如何满足我的需求？

　　—我知道工作的局限性吗？

　　—我可以接受这些局限性吗？

　　—我的职业观和个人价值观是什么？

　　—当患者不愿意改变时，我是否可以强求？

　　—我可以帮到每位患者吗？

Van Hecke（1994）指出，对我们自己局限性的认识可以帮助我们同理自己。我们必须认识到专业能力的局限性，也对我们的职责和能提供的康复有合理的认识。和患者一样，如果我们梦想无所不能，也会因梦想破碎而痛苦。

听力学家的自我关怀

研究清楚地表明，听力学家存在倦怠风险，遗憾的是，这在医疗服务中被认为是理所当然的。我们一定要采取措施预防倦怠，不然会直接影响到对患者的服务，尤其会影响我们咨询的能力和有效性。

Severn等人（2012）的研究发现，大多数听力学家没有建立自己的支持系统或应对策略来缓解职业压力，这毫无疑问是个问题。其他专业人员已在积极推动工作中的自我关怀（Ross，2011；Shapiro et al.，2007）。我们建议听力学一方面要在康复过程中注入更多的咨询，另一方面要预防同理疲劳，增加自我关怀。

参考文献

References

Aazh, H., & Moore, B.C.J. (2018). Thoughts about suicide and self-harm in patients with tinnitus and hyperacusis. Journal of American Academy of Audiology, 29, 255–261.

Abdala de Uzcategui, C., & Yoshinaga-Itano, C. (1997). Parents' reactions to newborn hearing screening. Audiology Today, 9(1), 24–27.

Abrahamson, J. (2000). Group audiologic rehabilitation. Seminars in Hearing, 21(3), 227–233.

Abrams, H.B., & Kihm, J. (2015). An introduction to marketrak IX: A new baseline for the hearing aid market. Hearing Review, 22 (6), 16–21.

Abrams, M.A., Hung, L.L., Kashuba, A.B., Schwartzberg, J.C., Sokol, P.E., & Vergara, K.C. (2007). Health literacy and patient safety: Help patients understand. Reducing the risk by designing a safer, shamefree health care environment. Chicago: American Medical Association.

Adams, K., Cimino, J., Arnold, R, & Anderson, W. (2012). Why should I talk about emotion? Communication patterns associated with physician discussion of patient expressions of negative emotion in hospital admission encounters. Patient Education and Counseling, 89, 44‐50.

Agrawal, Y., Carey, J., Della Santina, C.C., Schubert, M.C., & Minor, L. B. (2009). Disorders of balance and vestibular function in US adults: Data from the National Health and Nutrition Examination Survey, 2001–2004. Archives of Internal Medicine, 169(10), 38–44.

Agrawal, Y., Ward, B.K., & Minor, L.B. (2013). Vestibular dysfunction: Prevalence, impact and need for targeted treatment. Journal of Vestibular Research, 23(3), 113‐117.

Alpiner, J.G., Meline, N.C., & Cotton A.D. (1991). An aural rehabilitation screening scale: self-assessment, auditory aptitude, and visual aptitude. Journal of the Academy of Rehabilitative Audiology, 24, 7583.

Altman, E. (1996). Meeting the needs of adolescents with impaired hearing. In F. Martin & J. G. Clark (Eds.), Hearing care for children (pp. 197–210). Needham Heights, MA: Allyn & Bacon.

Alvord, L.S. (2008). Falls assessment and prevention: Home, hospital and extended care. San Diego: Plural Publishing.

American Academy of Audiology. (2004). Audiology: Scope of practice. Accessed March 5, 2018: http://www.audiology.org/resources/documentlibrary/Pages/ScopeofPractice.aspx.

American Academy of Audiology. (2006). Ethics in audiology: Guidelines for ethical conduct in clinical, educational and research settings. Reston, VA: Author.

American Academy of Audiology. (2016). Code of ethics. https://www.audiology.org/publicationsresources/document-library/code-ethics. Accessed December 29, 2017.

American Academy of Pediatrics. (2009). Position statement: Role of the pediatrician in youth violence prevention. Pediatrics, 124, 393–402. Available: http://pediatrics.aappublications.org/content/124/1/393.full.html.

American Medical Association. (2006). Improving communication — Improving care. Patient Centered Communication Censensus Report. Available: http://www.ama-assn.org/resources/doc/ethics/pccconsensus-report.pdf.

American Speech-Language-Hearing Association (2010). Code of Ethics. Accessed December 29, 2017: www.asha.org/policy.doi:10.1044/policy.ET2010-00309.

Amieva, H., Ouvrard, C., Giulioli, C., Meillon, C, Rullier, L., & Dartigues, J. F. (2015). Self-reported hearing loss, hearing aids, and cognitive decline in elderly adults: A 25-year study. Journal of the American Geriatrics Society, 63(10), 2099–2104.

Andaz, C., Heyworth, T., & Rowe, S. (1995). Nonorganic hearing loss in children — A two-year study. Journal of Oto-Rhino-Laryngology and Its Related Specialties, 57, 33–55.

Anderson, J.L., Dodman, S., Kopelman, M., & Fleming, A. (1979). Patient information recall in a rheumatology clinic. British Journal of Rheumatology, 18, 18–22.

Anderson, K. (2002). Early Listening Functioning (ELF). Downloadable from: https://successforkidswithhearingloss.com/wp-content/uploads/2011/08/ELF-Oticonver-sion.pdf.

Antia, S., Jones, P., Luckner, J., Kreimerer, K., Reed, S. (2011). Social outcomes of children who are deaf and hard of hearing in general educational classrooms. Exceptional Children, 77(4), 487–502.

Arana-Ward, M. (1997). As technology advances, a bitter debate divides the deaf. The Washington Post, May 11.

Armero, O, Crosson, S., Kasten, A., Martin, V. & Spandau, C. (2017). Cognitive screening model expands health care delivery. Hearing Journal, 70 (6), 12–13.

Atkins, C. P. (2007). Graduate SLP/Aud clinicians on counseling: Self-perceptions and awareness of boundaries. Contemporary Issues in Communication Science and Disorders, 34, 4–11.

Atkins, D. (1994). Counseling children with hearing loss and their families. In J.G. Clark and F.N. Martin (Eds.), Effective counseling for audiologists: Perspectives and practice (pp. 116–146). Boston, MA: Prentice Hall.

Bachara, G., Raphal, J., & Phelan, W. (1980). Empathy development in deaf preadolescents. American Annals of the Deaf, 125, 38–41.

Baker, F., & Mackinlay, E. (2006). Sing, soothe, and sleep: A lullabye education programme for first-time mothers. British Journal of Music Education, 23(2), 147–160.

Bandura, A. (1969). Social learning theory of identificatory processes. In D. A. Goslin (Ed.), Handbook of socialization theory and research. Chicago: Rand McNally.

Barrera, I., Corso, R., & Macpherson, D. (2012). Skilled dialogue: Strategies for responding to cultural diversity in early childhood (2nd ed.) Baltimore, MD: Paul H. Brooks.

Barrow, H. (1993). An overview of the uses of standardized patients for teaching and evaluating clinical skills. Academic Medicine, 68(6), 443–453.

Bartels, S. (2004). Alzheimers' and depression. Available at: http://www.audiologyonline.com/interview/interview_detail.asp?interview_id=293.

Battle, D. E. (1997). Multicultural considerations in counseling communicatively disordered persons and their families. In T. Crowe (Ed.), Applications of counseling in speech-language pathology and audiology (pp.118–141). Baltimore: William & Wilkins.

Bauer, C. A., & Brozoski, T. J. (2011). Effect of tinnitus retraining therapy on the loudness and annoyance of tinnitus: A controlled trial. Ear & Hearing, 32(2),145–155.

Bauman, S., & Pero, H. (2010). Bullying and cyberbullying among deaf students and their hearing peers. An exploratory study. Journal of Deaf Studies and Deaf Education, 16(2), 236–253.

Beazley, S., & Moore, M. (1995). Deaf children, their families, and professionals: Dismantling barriers. London: David Fulton Publishers.

Beck, D. L., & Harvey, M. A. (2009). Creating successful professional-patient relationships. Audiology Today, 21(5), 36–47.

Beck, D.L., Harvey M.A., & Schum, D.J. (2007). Motivational interviewing and amplification. Hearing. Review. Accessed December 4, 2010: http://www. hearingreview. com/issues/articles/200710_01.asp.

Beck, D.L., Weinstein, B.E., & Harvey, M. (2018). Dementia Screening: A role for audiologists, Hearing Review. 25(7): 36–39.

Becker, M.H. (Ed.). (1974). The Health Belief Model and personal health behavior. Health Education Monograph, 2, 324–508.

Berkman, N.D., Davis, T.C., & McCormack, L. (2010). Health literacy: What is it? Journal of Health Communication: International Perspectives, 15(2), 9–19.

Bernstein, L., Bernstein, R.S., & Dana, R.H. (1974). Interviewing: A guide for health professionals. New York: Appleton-Century-Crofts.

Bess, F. H., Dodd-Murphy, J., & Parker, R. (1998). Children with minimal sensorineural hearing loss: Prevalence, educational performance, and functional status. Ear & Hearing, 19(5), 339–355.

Bess, F., Lichenstein, M., Logan, S., Burger, M.C., & Nelson, E. (1989). Hearing impairment as a determinant of function in the elderly. Journal of the American Geriatrics Society, Vol 37(2), 123–128.

Birren, J.E., & Renner, V.J. (1977). Research on the psychology of aging: Principles and experimentation. In J.E. Birren & K.W. Schaie (Eds.), Handbook of the Psychology of Aging (pp. 3–38). New York: Van Nostrand Reinhold.

Blatchford, D. (1997). Full face: A correspondence about becoming deaf in midlife. Hillboro, OR: Butte Publications.

Blood, G. W., Blood, I. M., & Danhauer, J. (1977). The hearing aid effect. Hearing Instruments, 28, 12.

Blood, I., Cohen, L., & Blood, G. (2007). Job burnout, geographic location, and social interaction among educational audiologists. Perceptual and Motor Skills, 105, 1203–1208.

Bok, D. (2006). Our underachieving colleges: A candid look at how much students learn and why they should be learning more. Princeton NY: Princeton University Press.

Boudreault, P., Baldwin, E., Fox, M., Durrant, L., Tullis, L. ...Palmer, C. (2010). Deaf adults' reasons for genetic testing depend on cultural affiliation: Results from a prospective, longitudinal genetic counseling and testing study. Journal of Deaf Studies and Deaf Education, 15(3), 209–227.

Bow, F. (2003). Transition for deaf and hard-of-hearing students: A blueprint for change. Journal of Deaf Studies and Deaf Education, 8 (4), 485–493.

Botwinick, J. (1984). Aging and behavior. New York: Springer.

Bristor, M. (1984). The birth of a handicapped child — A holistic model for grieving. Family Relations, 33, 25–32.

Brown, J.B., Stewart, M., Weston, W., & Freeman, T. (2003). Introduction. In M. Stewart, J. Brown, & T. Freeman (Eds.), Patient-centered medicine: Transforming the clinical method (pp. 3-15). Abington, UK: Radcliffe Medical Press.

Brown, J.B., Weston, W.W., & Stewart, M. (2003). The third component: Finding common ground. In M. Stewart, J. Brown, & T. Freeman (Eds.), Patient-centered medicine: Transforming the clinical method (pp. 83-99). Abington, UK: Radcliffe Medical Press.

Brownell, J. (1996). Listening: Attitudes, principles, and skills. Needham Heights, MD: Simon & Schuster.

Brugel, S., Posta-Nilsenova, M., & Tates, K. (2015). The link between perceptions of clinical empathy and nonverbal behavior: The effect of a doctor's gaze and body orientation. Patient Education and Counseling, 98, 1260-1265.

Brunger, J., Murray, G., O'Riordan, M., Matthews, A., Smith, R., & Robin, N. (2000). Parental attitudes toward genetic testing for pediatric deafness. American Journal of Human Genetics, 67, 1621-1625.

Caballero, A & Munoz, K. (2018). Considerations for culturally sensitive hearing care. The Hearing Journal, 71(2), 14-16.

Cain, B. (2007). A review of the mental workload literature: RTO-TR-HFM-121-Part-II. Fort Belvoir, VA: Defense Technical Information Center. Accessed March 14, 2018:

http://www.dtic.mil/dtic/tr/fulltext/u2/a474193.pdf

Cain, M., & Mitroff, S. (2011). Distractor filtering in media multitaskers. Perception, 40, 183-192.

Caissie, R., & Tranquilla, M. (2010). Enhancing conversational fluency: Training conversation partners in the use of clear speech and other strategies. Seminars in Hearing, 31: 95-103.

Campbell, M L. (1994). Breaking bad news to patients. Journal of the Academy of Medical Association, 271(13), 1052.

Carmen, R. (Ed.). (2014). Hearing loss and hearing aids: A bridge to healing (4th ed.). Sedona, AZ: Auricle Ink Publishers.

Cavitt , K.M. (2018). Integrating over the counter and disruptive innovations into a brick and mortar world. Presentation at the American Academy of Audiology Convention, Nashville, TN.

Center for Disease Control, National Center for Injury Prevention and Control (2015). Understanding bullying. Retrieved: https://www.cdc.gov/violenceprevention/pdf/bullying_factsheet.pdf.

Centers for Disease Control and Prevention (2017). National center for health statistics. Retrieved February 11, 2018: https://www.cdc.gov/nchs/fastats/adolescent-health.htm.

Cheng, L.L., & Butler, K. (1993). Difficult discourse: Designing connection to deflect language impairment. Paper presented at California Speech-Language-Hearing Association Annual Convention, Palm Springs, CA.

Christiansen, J.B., & Leigh, I. (2004). Children with cochlear implants: Changing parent and Deaf community perspectives. Archives of Otolaryngology-Head and Neck Surgery, 130(5), 673-677.

Cienkowski, K.M., & Pimentel, V. (2001). The hearing aid 'effect' revisited in young adults. British Journal of Audiology, 35(5), 289-295.

Cima, R.F.F., Andersson, G., Schmidt, C.J., & Henry, J.A. (2014). Cognitive-behavioral treatments for tinnitus — A Review of the literature. Journal of the American Academy of Audiology, 25, 29-61.

Clark, J.G. (1980). Audiology for the school speech-language clinician, Springfield, IL: Charles C. Thomas.

Clark, J.G. (1981). Uses and abuses of hearing loss classification. Asha, 23, 493-500. Clark, J.G. (1982). Counseling in a pediatric audiologic practice. Asha, 24, 521-526.

Clark, J.G. (1983). Beyond diagnosis: The professional's role in education consultation. Hearing Journal, 36, 20-25.

Clark, J.G. (1984). Counseling tinnitus patients. In J.G. Clark & P. Yanick, (Eds.), Tinnitus and Its Management: A clinical text for audiologists (pp. 95-106). Springfield, IL: Charles C. Thomas.

Clark, J. G. (1985). Alaryngeal speech intelligibility and the older listener. Journal of Speech and Hearing Disorders, 50, 60-65.

Clark, J.G. (1987). Micromotive and macrobehavior. Guest Editorial, Asha, 28: 61.

Clark, J.G. (1989). Counseling the hearing impaired: Responding to patient concerns. Hearing Instruments, 40(9), 50-55.

Clark, J.G. (1990). The "Don't Worry — Be Happy" professional response. The Hearing Journal, 4(4), 21-23. Clark, J.G. (1994). Understanding, building, and maintaining relationships with patients. In J.G. Clark & F.N. Martin (Eds.) Effective counseling in audiology: Perspectives and practice (pp. 18-37). Boston: Allyn & Bacon.

Clark, J.G. (1999). Working with challenging patients: An opportunity to improve our counseling skills. Audiology Today, 11(5), 13–15.

Clark, J.G. (2000). Profiles in aural rehabilitation: Interview with Richard Carmen. The Hearing Journal, 53(7), 28–33.

Clark, J.G. (2001). Hearing aid dispensing: Have we missed the point? The Hearing Journal, 54(5), 10–19.

Clark, J.G. (2002a). Adding closure to the dispensing process: Large group aural rehabilitation and its role in hearing health care. The Hearing Review, 9(3), 34–37. Clark, J.G. (2002b). If it's not hearing loss, then what? Confronting nonorganic hearing loss in children. Audiology Online. Audiologyonline.com/Article/October 14.

Clark, J.G. (2007). Patient-centered practice: Aligning professional ethics with patient goals. Seminars in Hearing, 28(3), 163–170.

Clark, J.G. (2008). Listening from the heart. Audiology Online. http://www.audiologyonline.com/articles/article_detail.asp?article_id=2095.

Clark, J.G. (2010). Sisyphus personified: Audiology's attempts to rehabilitate adult hearing loss. The Hearing Journal, 63(4), 26–28.

Clark, J.G. (2012). Now what? Steps toward improving communication with hearing aids. Middletown, OH: Clark Audiology, LLC.

Clark, J.G. (2013). Avoiding the enemy camp. Available: http://advancingaudcounseling.com/?p=111.

Clark, J.G., Huff, C., & Earl, B. (2017). Clinical practice report card: Are we meeting best practice standards for adult rehabilitation? Audiology Today, 29(6), 14–25.

Clark, J.G., Kricos, P., & Sweetow, R. (2010). The circle of life: A possible rehabilitative journey leading to improved patient outcomes. Audiology Today, 22(1), 36–39.

Clark, J.G., Maatman, C., & Gailey, L. (2012). Moving patients forward: Motivational engagement. Seminars in Hearing, 33(1), 35–44.

Clark, J. G., & Weiser, C. (2014). Patient motivation in adult audiologic rehabilitation. In J. Montano & J. Spitzer (Eds.), Adult audiologic rehabilitation. San Diego: Plural Publishing.

Clayton, J.M., Hancock, K.M., Butow, P.N., Tattersall, M.N., & Currow, D.C. (2007). Clinical practice guidelines for communicating prognosis and end-of-life issues with adults in the advanced stages of a life-limiting illness, and their caregivers. Medical Journal of Australia, 186(12

Suppl), S77, S79, S83–108.

Cohn, D., & Taylor, P. (2010). Baby boomers approach age 65 — glumly: Survey findings about Americas largest generation. Retrieved July 10, 2011: http://pewresearch.org/pubs/1834/baby-boomers-oldage-downbeat-pessimism.

Cole, E., & Flexer, C. (2016). Children with hearing loss: Developing listening and speaking, birth to six (3rd ed.) San Diego: Plural Publishing.

Colvin, G. (2008). Talent is over-rated: What really separates world class performers from everyone else. New York: Portfolio.

Committee on Approaching Death: Addressing Key End of Life Issues. (2015). Dying in America: Improving quality and honoring individual preferences near the end of life. Washington, DC: Institute or Medicine National Academies Press. Available: http://nap.edu/18748.

Cooley, C. (1902). Human nature and the social order. New York: Charles Scribner.

Cooper, C., Selwood, A. & Livingston, G. (2008). The prevalence of elder abuse and neglect: A systematic review. Age and Aging, 37, 151–160.

Cormier, S., & Hackney, H. (2012). Counseling strategies and interventions (8th ed.). Boston: Allyn & Bacon. Cormier, S. (2016). Counseling strategies and interventions (9th ed.). Boston: Allyn & Bacon.

Cox, R. (2005). Evidence-based practice in the provision of amplification. Journal of the American Academy of Audiology, 16, 419–438.

Cox, R., & Alexander, G. (1995). The Abbreviated Profile of Hearing Aid Benefit. Ear & Hearing, 16, 176–186.

Crandell, C. C. (1998). Hearing aids: Their effects on functional health status. The Hearing Journal, 51, 22–32.

Crowe, T. A. (1997). Emotional aspects of communicative disorders. In T. A. Crowe (Ed.), Applications of counseling in speech-language pathology and audiology (pp. 30–47). Baltimore: Williams & Wilkins.

Cruikshank, M. (2003). Learning to be old: Gender, culture and aging. Lanham, MD: Rowman & Littlefield.

Culpepper, B., Mendel, L. L., & McCarthy, P. A. (1994). Counseling experience and training offered by ESBaccredited programs. Asha, 36(6), 55–58.

Daly, J., M., Jogerst, G.J., Brinig, M.F., & Dawson, J.D. (2003). Mandatory reporting: Relationship of APS statute language on state reported elder abuse. Journal of Elder Abuse and Neglect, 15 (2), 1–21.

Dammeyer, J. (2010). Psychosocial development in a Danish population of children with cochlear implants and deaf and hard-of-hearing children. Journal of Deaf Studies and Deaf Education, 15, 50 – 58.

Danhauer, J.L., Johnson, C.E., Newman, C.W., Williams, V.A., & Van Vliet, D. (2011). We can do more to educate our patients about falls risk. Audiology Today, 23(5), 68–69.

David, D., Zoizner, G. & Werner, P. (2018). Self-stigma and age-related hearing loss: A qualitative study of stigma formation and dimensions. American Journal of Audiology, 27, 126–136.

Davis, G.A. (2014). Aphasia and related cognitive-communicative disorders. Boston: Pearson.

DeCasper, A. & Fifer., W. (1980). Of human bonding: Newborns prefer their mothers' voices. Science, 208 (4448), 1174–1176.

DeMartino, B., Kumaran, D., Seymour, B., & Dolan, R. (2006). Frames, biases, and rational decision-making in the human brain. Science, 33(5787), 684–687.

Dengerink, J. E., & Porter, J. B. (1984). Children's attitudes toward peer wearing hearing aids. Language, Speech, and Hearing Services in Schools, 15, 205–208.

DesGeorges, J. (2003). Family perceptions of early hearing, detection, and intervention systems: Listening to and learning from families. Mental Retardation and Developmental Disability Research Reviews, 9(2), 89–93.

Desmond, A. L. (2004). Vestibular function: Evaluation and treatment. New York: Theime.

DeWalt, D. A., Callahan, L. F., Hawk, V. H., Broucksou, K. A., Hink, A., Rudd, R., & Brach, C. (2010). Health literacy universal precautions toolkit. Rockville, MD: Agency for Healthcare Research and Quality.

Dillon, H., James, A., & Ginis, J. (1997). Client Oriented Scale of Improvement (COSI) and its relationship to several other measures of benefit and satisfaction provided by hearing aids. Journal of American Audiology Association, 8(1), 27–43.

DiLollo, A., & DiLollo, L. (2014). Re-storying hearing: The use of personal narratives in person-centered audiologic rehabilitation. SIG 7 Perspectives on Aural Rehabilitation and Its Instrumentation, 21, 38–45.

DiMatteo, R. (2004). Social support and patient adherence to medical treatment: A meta-analysis. Health Psychology, 43(2), 207-218.

Doggett, S., Stein, R., & Gans, D. (1998). Hearing aid effect in older females. Journal of American Academy of Audiology, 9(5), 361-366.

Dryden, W., & Feltham, C. (1992). Brief counseling: A practical guide for beginning practitioners. Buckingham: Open University Press.

Dunkle, R.E., & Kart, C.S. (1991). Social aspects of aging and communication. In D.R. Ripich (Ed.), Handbook of geriatric communication disorders (pp. 81- 95). Austin: Pro-Ed.

Ebbinghaus, H. (1913). Memory: A contribution to experimental psychology. New York: Columbia University Press.

Eberts, S. (2016). Are audiologists from Mars? Retrieved February 3, 2018: https://livingwithhearingloss.com/2016/08/23/are-audiologists-from-mars/.

Egan, G. (2007). Skilled helping around the world: Addressing diversity and multiculturalism. Belmont, CA: Thompson Higher Education.

Egan, G. (2009). Exercises in helping skills (9th ed.). Pacific Grove, CA: Brooks/Cole.

Ekberg, K., Grenness, C., & Hickson, L. (2015). Addressing patients' social concerns regarding hearing aids within audiology appointments for older adults. American Journal of Audiology, 23, 337-350.

Elkayam, J., & English, K. (2003). Counseling adolescents with hearing loss with the use of selfassessment/significant other questionnaires. Journal of the American Academy of Audiology, 14 (9), 485-499. Available at http://gozips.uakron.edu/~ke3/SAC-A-0311.pdf.

Elliot, A.J, & Dweck, C.S. (Eds.) (2007). Handbook of competence and motivation. NY: Guildford Press.

Elliot, A.M., Alexander, S.S., Mescher, A.A, Mohan, D., & Barnato, A.E. (2016). Differences in physicians' verbal and nonverbal communication with Black and White patients at the end of life. Journal of Pain and Symptom Management, 51,1-8.

Ellis, A. (1996). Better, deeper, and more enduring brief therapy: The rational emotive behavioral approach. New York: Brunner/Mazel Publishers.

Ellis, A. & Greiger, R. (1977). Handbook of rational-emotive therapy. New York: Springer-Verlag.

Engle, G. (1964). Grief and dying. American Journal of Nursing, 64, 93.

English, K. (2001). Integrating new counseling skills into existing audiology practices. Available at: http://www.audiologyonline.com/articles/article_detail.asp?article_id=248

English, K. (2002). Counseling children with hearing impairment and their families. Boston: Allyn & Bacon. English, K. (2008, April). Evaluating a counseling skills rubric. Poster presented at AudiologyNOW!, Charlotte NC.

English, K. (2011a). Effective patient education: A roadmap for audiologists. ENT & Audiology News, 20(4), 99–100.

English, K. (2011b). "Not because it is easy, but because it is hard:" Helping children choose hearing aids and FM use. Paper presented at the Hearing for Children workshop, Pittsburgh PA.

English, K. (2012). Self–advocacy for students who are deaf or hard of hearing (2nd ed.). Available: http://gozips.uakron.edu/~ke3/Self–Advocacy.pdf English, K. (2013). Children with hearing loss, parents, and "auditory imprinting." Available: http://advancingaudcounseling.com/?p=82.

English, K. (2015). The most important instrument in audiology. Available: http://advancingaud-counseling.com/?p=260.

English, K. (2016). Counseling assumptions/explaining the audiogram. Available: http://advancin-gaudcounseling.com/?p=360.

English, K. (2018). Ask about peer support, and parents say YES. Available: http://advancingaud-counseling.com/?p=1376.

English, K., Jennings, M.B, Lind, C., Montano, J., Preminger, J., Saunders, G., Singh, G., & Thompson, E. (2016). Family–centered audiology care: Working with difficult conversations. Hearing Review, 23(6), 14–17.

English, K., Kooper, R., & Bratt, G. (2004). Informing parents of their child's hearing loss: "Breaking bad news" guidelines for audiologists. Audiology Today, 16(2), 10–12.

English, K., Naeve–Velguth, S., Rall, E., Uyehara–Isono, J., & Pittman, A. (2007). Development of an instrument to evaluate audiologic counseling skills. Journal of the American Academy of Audiology, 18(8), 675–687.

English, K., & Pajevic, E. (2016). Adolescents with hearing loss and the International Classification of Functioning, Health and Disability: Children & Youth version. Seminars in Hearing, 37(3), 235–244.

English, K., Rojeski, T., & Branham, K. (2000). Acquiring counseling skills in mid–career: Outcomes of a distance education course for practicing audiologists. Journal of American Academy of Audiology, 11, 84–90.

English, K., Walker, E., Farah, K., Munoz, Scarinci, N., ... & Jones, C. (2017). Implementing family-centered care in early intervention for children with hearing loss: Engaging parents with a Question Prompt List. Hearing Review, 24(11), 12–18. English, K., & Zoladkiewicz, L. (2005). AuD students' concerns about interacting with patients and families. Audiology Today, 17(5), 22–25.

Erdman, S. (2000). Counseling adults with hearing impairment. In J. Alpiner & P. McCarthy (Eds.), Rehabilitative audiology: Children and adults (3rd ed.) (pp. 435–470). Baltimore, MD: Lippincott Williams & Wilkins.

Espmark, K., Rosenhall, U., Erlandsson, S. & Steen, B. (2002). Two faces of presbycusis: Hearing impairment and psychosocial consequences. International Journal of Audiology, 41, 125–135.

Fallowfield, L. J. (2004). Communicating sad, bad, and difficult news in medicine. The Lancet, 363 (9405), 312–319.

Falvo, D. (2011). Effective patient education: A guide to increased adherence (4th ed.). Sudbury, MA: Jones & Bartlett.

Fegran, L., Hall, E.O., Uhrenfeldt. L., et al. (2014). Adolescents' and young adults' transition experiences when transferring from paediatric to adult care: A qualitative metasynthesis. International Journal of Nursing Studies, 51(1): 23–35.

Felton, J. (1998). Burnout as a clinical entity: Its importance in health care workers. Occupational Medicine, 48(4), 237–250.

冯定香. 应用激励工具开展以人为本的听力康复[J]. 中国听力语言康复科学杂志, 2021, 19 (1): 3-6.

冯定香. 以人为本听力康复对听障儿童家庭的益处. 中国听力语言康复科学杂志, 2021增刊听语观潮: 3-6.

冯定香. 开展以人为本听力康复服务的 方法和工具[J]. 中国听力语言康复科学杂志, 2022, 20 (6): 405-408.

Ferguson, M., Maidment, D., Russell, N., Gregory, M., & Nicholson, R. (2016). Motivational engagement in first-time hearing aid users: A feasibility study. International Journal of Audiology, 3, 23–33.

Fernald A. (1985). Four month old infants prefer to listen to motherese. Infant Behavior and Development, 8, 181–195.

Finset, A. (2016). The elephant in the room: How can we improve the quality of clinical communication during the last phases in patients' lives? Patient Education and Counseling, 99(1), 1–2.

Fiscella, K., Meldrum, S., Franks, P., Shields, C., Duberstein, P., McDaniel, S.H., & Epstein, R.M. (2004). Patient trust: Is it related to patient-centered behavior of primary care physicians? Medical Care, 42, 1049–1055.

Fitzpatrick, E., Graham, I., Durieux-Smith, A., Angus, D., & Coyle, D. (2007). Parents' perspectives on the impact of the early diagnosis of children hearing loss. International Journal of Audiology, 46(2), 97–106.

Flasher, L., & Fogle, P. (2012). Counseling skills for speech-language pathologists and audiologists (2nd ed.). Clifton Park, NJ: Delmar.

Frankel, R. (2017). The evolution of empathy research: Models, muddles, and mechanisms. Patient Education and Counseling, 100, 2128–2130.

Fukuyama, F. (1992). The end of history and the last man. New York: Avon.

Gagne, J.P., Southall, K., & Jennings, M.B. (2011). Stigma and self-stigma associated with acquired hearing loss in adults. The Hearing Review, 18(8), 16–22.

Gagné, J.P., Southall, K., & Jennings. (2009). The psychological effects of social stigma: Applications to. people with acquired hearing loss. In J.J. Montano & JB Spitzer (Eds.), Adult audiologic rehabilitation (pp. 63–89). San Diego: Plural Publishing.

Galanti, G. (2014). Caring for patients from different cultures (5th ed). Chicago: University of Pennsylvania Press.

Gallese, V., Eagle, M., & Migone, P. (2007). Intentional attunement: Mirror neurons and the neural underpinnings of interpersonal relationships. Journal of the American Psychoanalytic Association, 55(1), 131–175.

Gans, R. (2013). The changing face of America the beautiful. Audiology Today, 25(6), 33–38.

Garay, S. (2003). Listening to the voices of Deaf students: Essential transition issues. Teaching Exceptional.Children, 35(4), 44–48.

Garstecki, D., & Erler, S. (2001). Personal and social conditions potentially influencing women's hearing loss management. American Journal of Audiology, 10, 78–90.

Geers, A.E. (2003). Predictors of reading skill development in children with early cochlear implantation. Ear & Hearing, 24, 595-685.

Geers, A., Brenner, C., & Tobey, E. (2011). Long-term outcomes of cochlear implantation in early childhood: Sample characteristics and data collection methods. Ear & Hearing, 32(1), s2-s12.

Gillespie, H., Kelly, M., Duggan, S., & Dornan, T. (2017). How do patients experience caring? Scoping review. Patient Education and Counseling, 100, 1622-1633.

Ginott, H. (1969). Between parent and teenager. New York: MacMillan Co.

Girgis, A., & Sanson-Fisher, R. W. (1995). Breaking bad news: Consensus guidelines for medical practitioners. Journal of Clinical Oncology, 13(9), 2449-2456.

Glass, L. E., & Elliot, H. (1992). The professionals told me what it was, but that's not enough. SHHH Journal, 13(1), 26-29.

Goldstein, D. P., & Stephens, S. D. G. (1981). Audiologic rehabilitation: Management model I. Audiology, 20, 432-452.

Goleman, D. (2006). Emotional intelligence: Why it can matter more than IQ (2nd ed). New York: Bantam Books.

Goodman, A. (1965). Reference aero levels for pure-tone audiometer. Asha, 7, 262-263.

Gopinath, B., Schneider, J., Hartley, D., Teber, E., McMahon, C. M., Leeder, S. R., & Mitchell, P. (2011). Incidence and predictors of hearing aid use and ownership among older adults with hearing loss. Annals of Epidemiology, 21, 497‑506.

Gorawara-Bhat, R., Hafskjold, L., Gulbrandsen, P., & Eide, H. (2017). Exploring physicians' verbal and nonverbal responses to cues/concerns: Learning from incongruent communication. Patient Education and Counseling, 100, 1979-1989.

Gottlieb, B. H. (1997). Conceptual and measurement issues in the study of coping with chronic stress. In B.H. Gottlieb (Ed.), Coping with chronic stress (pp. 3-42). New York: Plenum.

Gould, R. (1978). Transformations: Growth and change in adult life. New York: Simon & Shuster.

Goulston, M. (2010). Just listen: Discover the secret to getting through to absolutely anyone. New York: AMACOM.

Graham, L., & Cates, J. (2006). Health care and sequestered cultures: A perspective from the Old Order Amish. Journal of Multicultural Nursing and Health, 12(3), 60-66.

Grandey, A. (2000). Emotion regulation in the workplace: A new way to conceptualize emotional labor. Journal of Occupational Health Psychology, 5(1), 95−100.

Green, R. (1999). Audiological identification and assessment. In J. Stokes (Ed.), Hearing impaired infants: Support in the first eighteen months (pp. 1−38). London: Whurr Publishers.

Gregory, M. (2012). A possible patient journey: A tool to facilitate patient−centered care. Seminars in Hearing, 33(1), 9−16.

Grenness, C., Hickson, L. Laplante−Lévesque, A., & Davidson, B. (2014). Patient−centered care: A review for rehabilitative audiologists. International Journal of Audiology, 53 (Suppl), S60−S67.

Grenness, C., Hickson, L., Laplante−Lévesque, A., Meyer, C., & Davidson, B. (2015). The nature of communication throughout diagnosis and management planning in initial audiologic rehabilitation consultations. Journal of American Academy of Audiology, 26(1), 36−50.

Halbesleben, J. (2008). Handbook of stress and burnout in health care. New York: Nova Science Publishers.

Hall, E.T. (1966). Beyond culture. New York: Anchor Press.

Harris, L. K., Van Zandt, C. E., & Rees, T. H. (1997). Counseling needs of students who are deaf and hard of hearing. The School Counselor, 44, 271−279.

Harvey, M.A. (2003). What's on your mind? SHHH Hearing Loss, 22(5), 33−34.

Hawkins, D.B. (1990). Technology and hearing aids: How does the audiologist fit in? Asha, 32, 42−43.

Hayford, S.R., & Furstenberg, F.F. (2008). Delayed adulthood, delayed desistance? Trends in the age distribution of behavior problems. Journal of Research on Adolescence, 18(2), 285‒304.

Hearing Loss Association of America (n. d.). http://www. hearingloss. org/sites/default/files/docs/ HLAA_POLICYSTATEMENT_Group_Hearin g_Aid_Orientation_Programs.pdf.

Heath, G., Farre, A., & Shaw, K. (2017). Parenting a child with a chronic illness as they transition into adulthood: A systematic review and thematic synthesis of parents' experiences. Patient Education and Counseling, 100(1), 76−92.

Hetu, R., Jones, L., & Getty, L. (1993). The impact of acquired hearing loss on intimate relationships: Implications for rehabilitation. Audiology, 30, 363−381.

Hickson, L., Worrall, L., & Scarinci, N. (2007). Active Communication Education (ACE): A program for older people with hearing impairment. London: Speechmark.

Hill, C. (2014). Helping skills: Facilitating exploration, insight, and action (4th ed.). Washington,

DC: American Psychological Association.

Hintermair, M. (2006). Parental resources, parental stress, and socioemotional development of deaf and hard of hearing children. Journal of Deaf Studies and Deaf Education, 11(4), 493–513.

Hood, L., & Keats, B. (2011). Genetics of childhood hearing loss. In R. Seewald & A.M. Tharpe (Eds.), Comprehensive handbook of pediatric audiology (pp. 113–123). San Diego: Plural Publishing.

Hoover–Steinwart, L., English, K., & Hanley, J. E. (2001). Study probes impact on hearing aid benefit of earlier involvement by significant other. Hearing Journal, 54 (11), 56–59.

Hubbard, R.W. (1991). Mental health and aging. In D.R. Ripich (Ed.), Handbook of geriatric communication disorders (pp. 97–111). Austin: Pro–Ed.

Hudson, K. (2013, June). When your patient is not your patient. Available: http://advancingaud-counseling.com/?p=104 Ida Institute. (2009). A possible patient journey. Available: https://idainstitute.com/public_awareness/news/blog/show/ida–launches–patient–journey–tool/.

Jacobson, G., & Newman, C. (1990). Development of the Dizziness Handicap Inventory. Archives of Otolaryngology, Head & Neck Surgery, 116(4), 424–427.

Jambor, E. & Elliot, M. (2005). Self–esteem and coping strategies among Deaf students. Journal of Deaf Studies and Deaf Education, 10(1), 63–81.

James, W. (1892). The principles of psychology. New York: Holt.

Janis, I. L., & Mann, L. (1977). Decision making: A psychological analysis of conflict, choice and commitment. New York, NY: Free Press.

Janz, K., & Becker, M.H. (1984). The Health Belief Model: A decade later. Health Education Quarterly, 11(1), 1–47.

Jerger, S., Roeser, R., & Tobey, E. (2001). Management of hearing loss in infants: The UTD/Callier Center Position Statement. Journal of the American Academy of Audiology, 12(7), 329–336.

Josselman, R. (1996). The space between us: Exploring the dimensions of human relationships. Thousand Oaks, CA: Sage Publications.

Kagawa–Singer, M., & Kassim–Lakha, S. (2003). A strategy to reduce cross–cultural miscommunication and increase the likelihood of improving health outcomes. Academic Medicine, 78(6), 577–587.

Kamil, R. J., & Lin, F. R. (2015). The effects of hearing impairment in older adults on communication partners: A systematic review. Journal of the American Academy of Audiology, 26(2), 155–182.

Kannapell, B., & Adams, P. (1984). An orientation to deafness: A handbook and resource guide. Washington, DC: Gallaudet University Press.

Kaplan, H. (1996). The nature of Deaf culture: Implications for speech and hearing professionals. Journal of the Academy of Rehabilitative Audiology, 25, 71–84.

Kelly, H., & Thibaut, J. (1978). Interpersonal relationships: A theory of interdependence. New York: John Wiley.

Kemper, K., Kemper, S., & Hummert, ML. (2004). Enhancing communication with older adults: Overcoming elderspeak. Journal of Gerontology Nursing, 30(10), 17–25.

Kennedy, E. & Charles, S. (2017). On becoming a counselor: A basic guide for nonprofessional counselors and other helpers (4th ed.) New York: Paulist Press.

Kent, B.A. (2003). Identity issues of hard of hearing adolescents aged 11, 13, and 15 in mainstream settings. Journal of Deaf Studies and Deaf Education, 8(3), 315–324.

Kessels, R.P.C. (2003). Patients' memory for medical information. Journal of Royal Society of Medicine, 96, 219–222.

Kirkwood, D.H. (2003). Survey of dispensers finds little consensus on what is ethical practice. The Hearing Journal, 56, 19–26.

Kochkin, S. (2000). MarkeTrak V: Why my hearing aids are in the drawer: The consumer's perspective. The Hearing Journal, 53(2), 34 – 41.

Kochkin S. (2010). MarkeTrak Ⅷ: Consumer satisfaction with hearing aids is slowly increasing. The Hearing Journal 63(1), 19–32.

Kochkin, S. (2011). MarkeTrak Ⅷ: Patients report improved quality of life with hearing aid usage. The Hearing Journal, 64(6), 25–32.

Kochkin S. (2012). MarkeTrak Ⅷ: The key influencing factors in hearing aid purchase intent. The Hearing Review, 7(3), 12 – 25.

Kochkin, S. & Rogin, C.M. (2000). Quantifying the obvious: The impact of hearing instruments on quality of life. The Hearing Review, 7(1), 6–34.

Koole, S., van Dillen, L., & Sheppes, G. (2016). Self-regulation of emotion In K. Vohs and R. Baumeister (Eds.), Handbook of self-regulation (3rd ed.)(pp. 24–41). NY: Guilford Press.

Kricos, P. (2000a). Family counseling for children with hearing loss. In J. Alpiner & P. McCarthy (Eds.), Rehabilitative audiology: Children and adults (3rd ed.) (pp. 275–302). Philadelphia: Lippincot Williams & Wilkins.

Kricos, P. B. (2000b). The influence of nonaudiological variables on audiological rehabilitation outcomes. Ear & Hearing, 21, 7S–14S.

Kricos, P., Erdman, S., Bratt, G., & Williams, D. (2007). Psychosocial correlates of hearing aid adjustment. Journal of the American Academy of Audiology, 18, 304–322.

Kricos, P.B. & Holmes, A.E. (1996). Efficacy of audiologic rehabilitation or older adults. Journal of the American Academy of Audiology, 7, 219–229.

Kricos P, & McCarthy P. (2007) From ear to there: A historical perspective on auditory training. Seminars in Hearing, 28(2), 89 – 98.

Kroth, R. L. (1987). Mixed or missed messages between parents and professionals. Volta Review, 89 (5), 1–10.

Krupat, E., Frankel, R., Stein, T., & Irish, J. (2006). The Four Habits Coding Scheme: Validation of an instrument to assess clinicians' communication behavior. Patient Education and Counseling, 62, 38–45.

Kubler–Ross, E. (1969). On death and dying. New York: Macmillan.

Kuhot, H. (1977). The restoration of the self. Madison, CT: International Universities Press.

Kuo, D., Houtrow, A., Arango, P., Kuhlthau, K., Simmons, J., & Neff, J. (2012). Family–centered care: Current applications and future directions in pediatric health care. Maternal and Child Health Journal, 16(2), 297–305.

Kurtzer–White, E., & Luterman, D. (2003). Families and children with hearing loss: Grief and coping. Mental Retardation and Developmental Disabilities, 9(4), 232–235.

Kutner, M., Greenberg, E., Jin, Y., & Paulsen, C. (2006). The Health Literacy of America's Adults: Results From the 2003 National Assessment of Adult Literacy (NCES 2006 – 483). U.S. Department of Education. Washington, DC: National Center for Education Statistics.

Lambert, D., & Goforth, D. (2001). Middle school hard of hearing survey. Educational Audiology Review, 18(4), 13–19.

Lesner, S. A., Thomas–Frank, S., & Klingler, M.S. (2001). Assessment of the effectiveness of an adult audiologic rehabilitation program using a knowledge–based test and a measure of hearing aid satisfaction. Journal of the Academy of Rehabilitative Audiology, 34, 29–39.

Leroy, S. (2009). "Why is it so hard to do my work?" The challenge of attention residue when switching between work tasks. Organizational Behavior and Human Decision Processes, 109, 168 – 181.

Lin, F.R., Ferrucci, L., Metter, E.J., An, Y., Zonderman, A.B., & Resnick, S.M. (2011). Hearing loss and cognition in the Baltimore longitudinal study of aging. Neuropsychology, 25(6), 763– 770.

Linnsen, A., Joore, M., Minten, R., van Leeuwen, Y., & Anteunis, C. (2014). Qualitative interviews on the beliefs and feelings of adults toward their ownership, but non-use of hearing aids. International Journal of Audiology, 52, 670–677.

Locaputo, A., & Clark, J.G. (2011). Increasing hearing aid orientation information retention through use of DVD instruction. The Hearing Journal, 44(3), 44–50.

Loeb, R., & Sarigiani, P. (1986). The impact of hearing impairment on self-perceptions of children. Volta Review, 86, 89–100.

Lukomski, J. (2007). Deaf college students' perceptions of their social-emotional development. Journal of Deaf Studies and Deaf Education, 12(4), 486–494.

Lundberg, G., & Lundberg, J. (1997). "I don't have to make everything all better": Six practical principles that empower others to solve their own problems while enriching your relationship. New York: Penguin Books.

Lupien, S., McEwen, B., Gunnar, M., & Heim, C. (2009). Effects of stress throughout the lifespan on the brain, behaviour, and cognition. Neuroscience, 10, 434–445.

Luterman, D. (1979). Counseling parents of hearing impaired children. Boston: Little Brown.

Luterman, D. (1996). Counseling persons with communication disorders and their families (3rd ed.). Austin, TX: Pro Ed.

Luterman, D. (2008). Counseling persons with communication disorders (5th ed.). Austin, Tx: Pro-Ed.

Luterman, D. (2017). Counseling persons with communication disorders (6th ed.). Austin, Tx: Pro-Ed.

Luterman, D., & Kurtzer-White, E. (1999). Identifying hearing loss: Parents' needs. American Journal of Audiology, 8(1), 13–18.

Lynch, E., & Hanson, M. (2011). Developing cross–cultural competence: A guide for working with children and their families (4th ed.). Baltimore: Paul H. Brooks.

MacLeod–Gallinger, J. (1993). Deaf ethnic minorities: Have they a double liability? Paper presented at the American Educational Research Association.

Madell, J., & Flexer, C. (2018). Maximize children's school outcomes: The audiologist's responsibility. Audiology Today, 30(1), 19–26.

Mahoney, M.J. (2004). Cognitive and constructive psychotherapies: Theory, research and practice. New York: Springer.

Manchaiah, V. K., & Stephens, D. (2013). Perspectives on defining 'hearing loss' and its consequences. Hearing, Balance and Communication, 11(1), 6–16.

Mann, M. (1991). Adjustment issues of hearing impaired adolescents. In J. A. Feigin & S. Stalmachewizc (Eds.), Pediatric amplification: Proceedings of the 1991 National Conference (pp. 173–180). Omaho, NE: Boys Town Research Hospital.

Marcus, HR., & Herzog, AR. (1991). The role of the self–concept in aging. Annual Review of Gerontology and Geriatrics, 11, 110–143.

Marinelli, A. (2017). A qualitative examination of the listening effort experience of adults with hearing loss. University of Connecticut: Unpublished dissertation.

Mark, G., Gonzalez, V., & Harris, J. (2005). No task left behind? Examining the nature of fragmented work.

Proceedings of the SIGCHI Conference on Human Factors in Computing Systems. New York: ACM.

Marschark, M. (2017). Raising and educating a deaf child: A comprehensive guide to the choices, controversies, and decisions faced by parents and educators. New York: Oxford University Press.

Martin, F.N. (1994). Conveying diagnostic information. In J. G. Clark & F. N. Martin (Eds.), Effective counseling in audiology (pp. 38–67). Needham Heights, MA: Allyn & Bacon.

Martin, F. N. (1996). Parent and family counseling. In Martin, F. N. & Clark, J. G. (Eds.) Hearing care for children (pp. 183–196). Needham Heights, MA: Allyn & Bacon.

Martin, F.N., Abadie, K.T., & Descouzis, D. (1989). Counseling families of hearing impaired children: Comparisons of attitudes of Australian and US parents and audiologists. Australian Journal of Audiology, 11, 41–54.

Martin, F.N., George, K., O' Neal, J., & Daly, J. (1987). Audiologists' and parents' attitudes regarding counseling of families of hearing impaired children. Asha, 29(2), 27–33.

Martin, F.N., Krall, L., & O'Neal, J. (1989). The diagnosis of acquired hearing loss. Asha, 31(11), 47–50.

Martin, F. N., Krueger, J. & Bernstein, M. (1990). Diagnostic information transfer to hearing-impaired adults.

Texas Journal of Audiology and Speech Language Pathology, 16, 29–32.

Martin, K., & Ritter, K. (2011). Navigating the emotional impact of diagnosis. Volta Voices, 18(3), 14–16.

Martinez-Devesa, P., Perera, R., Theodoulou, M., & Waddell, A. (2010). Cognitive behavioural therapy for tinnitus. Cochrane Database of Systematic Reviews. Available: http://onlinelibrary. wiley.com/doi/10.1002/14651858.CD005233.pub3/full Maslach, C. (2003). Burnout: The cost of caring. Los Altos, CA: ISHK Books.

May, R. (1939). The art of counseling. New York: Abingdon Press.

McCarthy, P., & Alpiner, G. (1983). An assessment scale of hearing handicap for use in family counseling. Journal of Academy of Rehabilitative Audiology, 16, 256–270.

McCarthy, P. & Sapp, J.V. (1993). Rehabilitative considerations with the geriatric population. In J. Alpiner and P McCarthy (Eds). Rehabilitative audiology: Children and adults. Baltimore, MD: Williams & Wilkins.

McGuire, J.F., Wu, M., & Storch, E. (2015). Cognitive-behavioral therapy for 2 youths with misophonia. Journal of Clinical Psychiatry, 76(5), 573–574.

McGuire, LC. (1996). Remembering what the doctor said: Organization and older adults' memory for medical information. Experimental Aging Research, 22, 403–428.

McLean, D., & Link. B. (1994). Unraveling complexity: Refining concepts, measures, and research designs in the study of life events and mental health. In W. Avison and I. Gotlib (Eds.), Stress and mental health: Contemporary issues and prospects for the future (pp. 15–43). NY: Plenum Press.

McWhinney, I. (2014). The evolution of clinical method. In M. Stewart, J. Brown, and T. Freeman (Eds.), Patient-centered medicine: Transforming the clinical method (3rd ed)(pp. 17–30). London: Radcliffe Publishing.

Meadow-Orlans, K, Spencer, P.E., & Koester, L.S. (Eds.) (2004). The world of deaf infants: A longitudinal study. New York: Oxford University Press.

Meadow, K. (1976). Personality and social development of deaf persons. Journal of Rehabilitation of the Deaf, 9, 3–16.

Meadow, K. (1980). Deafness and child development. Berkeley, CA: University of California Press.

Mental Health First AidTM — USA (2016). National Council for Behavioral Health, Washington, DC. Available: https://www.mentalhealthfirstaid.org.

Medina, J. (2008). Brain rules. Seattle: Pear Press.

Meibos, A., Muoz, K, Schultz, J., Price, T., Whicker, J.J., Caballero, A., & Graham, L. (2017). Counseling users of hearing technology: A comprehensive literature review. International Journal of Audiology, 56, 903–908.

Meinzen–Derr, J., Lim, L., Choo, D. , Buynisi, S., & Wiley, S. (2008). Pediatric hearing impairment caregiver experience: Impact of duration of hearing loss on parental stress. International Journal of Pediatric Otorhinolaryngology, 72, 1693–1703.

Merrell, K. W. (2007). Strong teens, grades 9–12: A social and emotional learning curriculum. Baltimore: Paul H. Brooks.

Middleton, A., Hewison, R., & Mueller, F. (1998). Attitudes of deaf adults toward genetic testing for hereditary deafness. American Journal of Human Genetics, 63, 1175–1180.

Miller, J.D., Dalby, J.M., Watson, C.S., & Burleson, D.F. (2004). Training experienced hearing–aid users to identify syllable–initial consonants in quiet and noise. Journal of Acoustic Society of America, 115, 2387.

Mitchell, C. (1988). Counseling for the parent. In R.J. Roeser and M.P. Down (Eds.), Auditory disorders in children (2nd ed.)(pp. 350–364). New York: Thieme.

Moeller, M. P. (2007). Current state of knowledge: Psychosocial development in children with hearing impairment. Ear & Hearing, 28(6), 729–739.

Moeller, M. P., Carr, G., Seaver, L., Stredler–Brown, A., & Holzinger, D. (2013). Best practices in familycentered early intervention for children who are deaf or hard of hearing: An international consensus statement. Journal of Deaf Studies and Deaf Education, 18(4), 429–445.

Montano, J.J. (2011). Building relationships: An important component to the aural rehabilitation process. ENT & Audiology News, 20(4), 90–92.

Montano, J.J., & AlMakadma, H. (2012), The communication rings: A tool for exploring the social networks of individuals with hearing loss. Seminars in Hearing 33(1), 46–52.

Moody, H.R. (2010) Aging: concepts and controversies. Los Angeles: Pine Forge Press, Sage Publications.

Morsa, M., Gagnayre, R., Deccache, C., & Lombrail, P. (2017). Factors influencing the transition from pediatric to adult care: A scoping review of the literature to conceptualize a relevant education. Patient Education and Counseling, 100, 1796–1806.

Morgan-Jones, R.A. (2001). Hearing differently: The impact of hearing impairment on family life. London: Whurr Publishers, Ltd.

Morris, J. (1991). Pride against prejudice: Transforming attitudes to disability. Philadelphia: New Society.

Mueller, HG. (2005). Probe-microphone measures: hearing aid fitting's most neglected measure. The Hearing Journal, 58(10), 21–30.

Mueller, H.G. (2014). 20Q: Real-ear probe-microphone measures — 30 years of progress. Accessed February 3, 2018: www.audiologyonline.com/articles/20Q-probe-mic-measures-12410.

Mueller, H.G., & Picou, E.M. (2010). Survey examines popularity of real-ear probe-microphone measures. The Hearing Journal, 63(5), 27–32.

Muñoz, K., Olsen, W.A., Twohig, M.P., Preston, E., Blaiser, K., & White, K. (2015). Pediatric hearing aid use: Parent-reported challenges. Ear & Hearing, 36(2), 279–287.

Nabelek, A. J., Freyaldenhoven, M.C., Tampas, J.W., & Burchfield, S.B. (2006). Acceptable noise level as a predictor of hearing aid use. Journal of the American Academy of Audiology, 17, 626–639.

Nabelek, A.J., Tampas, J.W., & Burchfield, S.B. (2004). Comparison of speech perception in background noise with acceptance of background noise in aided and unaided conditions. Journal of Speech, Language and Hearing Research, 47, 1001–1011.

Nair, E.L., & Cienkowski, K.M. (2010). The impact of health literacy on patient understanding of counseling and education materials. International Journal of Audiology, 49(20), 71–75.

Najjar, J., Davis, L., Beck-Coon, K., & Doebbeling, C. (2009). Compassion fatigue: A review of the research to date and relevance to cancer-care providers. Journal of Health Psychology, 14(20), 267–277.

National Association of State Directors of Special Education. (2011). Children who are deaf and hard of hearing: State of the educational practices. Alexandria VA: Author.

National Center for Special Education Research. (2011). The secondary school experiences and academic performance of students with hearing impairments: Facts from the National Longitudinal Study 2 (NLTS-2). Washington DC: Department of Education.

National Institute of Aging (n.d.). Alzheimers disease and related dementias. Retrieved March 4, 2018: https://www.nia.nih.gov/health/alzheimers.

Naylor, G., Öberg, M., Wantröm, G., & Lunnar, T. (2015). Exploring the effects of narrative embedded in the hearing aid fitting process on treatment outcomes. Ear & Hearing, 36(5), 517-526.

Nellum-Davis, P. (1993). Clinical practice issues. In D. Battle (Ed.), Communication disorders in multicultural populations. Stoneham, MA: Andover Medical Publishers.

Neria, C. (2009). Where are the voices of adolescents? An examination of adolescent cochlear implant users' socio-emotional development. Perspectives on School-Based Issues, 10, 123-126.

Newman, C. W., Jacobson, G. P., & Spitzer, J. B. (1996). Development of the Tinnitus Handicap Inventory. Archives of Otolaryngology Head and Neck Surgery, 122, 143-148.

Newman, C., & Weinstein, B. (1988). The Hearing Handicap Inventory for the Elderly as a measure of hearing aid benefit. Ear & Hearing, 9(2), 81-85.

Newman, C., Weinstein, B., Jacobson, G., & Hug, G. (1990). The Hearing Handicap Inventory for Adults: Psychometric adequacy and audiometric correlates. Ear & Hearing, 11, 430-433.

Newman, C., Weinstein, B., Jacobson, G., & Hug, G. (1991). Test-retest reliability of the hearing handicap inventory for adults. Ear & Hearing, 12, 355-357.

Nichols, M. (2009). The lost art of listening: How learning to listen can improve relationships (2nd ed.). NY: Guilford Press.

Norris, K. (1996). The cloister walk. New York: Riverhead Books.

Northern, J.L., & Beyer, C.M. (1999). Reducing hearing aid returns through patient education. Audiology Today, 11, 10-11.

Oliva, G. (2004). Alone in the mainstream: A Deaf woman remembers public school. Washington, DC: Gallaudet University Press.

Owens, R. E. & Farinella, K. A. (2019). Introduction to communication disorders: A lifespan evidence-based perspective. Boston, MA: Pearson.

Padden, C., & Humphries, T. (1990). Deaf in America: Voices from a culture. Cambridge, MA: Harvard University Press.

Pajevic, E., & English, K. (2014). Teens as health care consumers: Planned transition and empowerment. Audiology Today, 26(6), 14−18.

Palmer, C., Nelson, C., & Lindley, G. (1998). The functionally and physiologically plastic adult auditory system. Journal of Acoustic Society of America, 103(4), 1705 − 1721.

Palmer, C.V. (2009). Best practice: It's a matter of ethics. Audiology Today, 21 (5), 31−35.

Palmer, G., Martinez, A., Fox, M., Zhou, J., Shapiro, N., Sininger, Y., Grody, W., & Schimmenti, L. (2009). A prospective, longitudinal student of the impact of GJB2/GJB6 genetic testing of the beliefs and attitudes of parents of deaf and hard−of−hearing infants. American Journal of Medical Genetics Part A, 149A(6), 1169−1182.

Palmer, P. J. (1998). The courage to teach. San Francisco: Jossey−Bass.

Parkes, C. M., & Prigerson, H.G. (2009). Bereavement: Studies of grief in adult life (4th ed.). New York: Routledge.

Parsons, R. D. (1995). The skills of helping. Boston: Allyn & Bacon.

Peck, J. (2011). Pseudohypacusis: False and exaggerated hearing loss. San Diego: Plural Publishing.

Philp, R. (2007). Engaging tweens and teens: A brain−compatible approach to reaching middle and high school students. Thousand Oaks, CA: Corwin Press.

Pichora−Fuller, M. K., & Singh, G. (2006). Effects of age on auditory and cognitive processing: Implications for hearing fitting and audiologic rehabilitation. Trends in Amplification, 10(1), 29−59.

Pietrzyk, P. (2009). Counseling comfort levels of audiologists. University of Cincinnati, Unpublished Capstone.

Pipher, M. (2006). Writing to change the world. New York: Berkeley Publishing.

Pipp−Siegel, S., Sedey, A., & Yoshinaga−Itano, C. (2002). Predictors of parental stress in mothers of young children with hearing loss. Journal of Deaf Studies and Deaf Education, 7(1), 1−17.

Platt, F., & Gaspar, D. (2001). "Tell me about yourself" : The patient−centered interview. Annals of Internal Medicine, 134(11), 1079−1085.

Plaut, V., & Marcus, H.R. (2007). The "inside" story: A cultural−historical analysis of being smart and motivated, American style. In A. Elliot & C. Dweck (Eds.). Handbook of competence and motivation (pp. 457–488). NY: Guilford Press.

Pollak, K.I., Arnold, R.M., Jeffreys, A.S., Alexander, S.C., Olsen, M.K., Abernethy, S.P., et al. (2007). Oncologist communication about emotion during visits with patients with advanced cancer. Journal of Clinical Oncology, 25(36), 5748–5752.

Poost–Foroosh, L., Jennings, M. B., Shaw, L., Meston, C., & Cheesman, M. (2011). Factors in client–clinician interaction that influence hearing aid adoption. Trends in Amplification, 15, 127 – 139.

Preminger, J., & Meeks, S. (2012). The Hearing Impairment Impact — Significant Other Profile (HII–SOP): A tool to measure hearing loss–related quality of life in spouses of people with hearing loss. Journal of American of Audiology, 23(10), 807–823.

Prochaska, J.O., & DiClemente, C.C. (1982). Transtheoretical therapy: Toward a more integrative model of change. Psychotherapy: Theory, Research, and Practice, 19(3), 276–288.

Prochaska, J.O., & Velicer, W.F. (1997). The transtheoretical model of health behavior change. American Journal of Health Promotion, 12(1), 38–48.

Pudlas, K. (1996). Self–esteem and self–concept: Special education as experienced by deaf, hard of hearing, and hearing students. British Columbia Journal of Special Education, 20(1), 23–39.

Qi, S., & Mitchell, R.E. (2012). Large–scale academic achievement testing of deaf and hard–of–hearing students: Past, present, and future. Journal of Deaf Studies and Deaf Education, 17(1), 1–18.

Quittner, A., Barker, D., Cruz, I., Snell, M., Grimley, M., & Botteri, M. (2010). Parenting stress among parents of deaf and hearing children: Associations with language delays and behavior problems. Parenting, Science, and Practice, 10(2), 136–155.

Ray, S., Wong, C, White, D., & Heaslip, K. (2013). Compassion satisfaction, compassion fatigue, work life conditions, and burnout among frontline mental health care professionals. Traumatology, 19(4), 255–267.

Redman, B.K. (2007). The practice of patient education: A case study approach. St. Louis, MO: Mosby.

Reese, B. (2018, January). Mitigating implicit bias in inter–professional health education. Presentation, University of Cincinnati.

Reese, J.L., & Hnath–Chisolm, T. (2005). Recognition of hearing aid orientation content by first–

time users. American Journal of Audiology, 14, 94–104.

Reich, G.E. & Griest, S.E. (1991). A survey of hyperacusis patients. In J.M. Aran and R. Dauman (Eds.), Tinnitus 91, Proceedings of the Fourth International Tinnitus Seminar (pp. 249–253). New York: Kugler Publications.

Reik, T. (1948). Listening with the third ear. New York: Farrer, Strauss.

Rickey, L., & English, K. (2016). Audiology care at the end of life. Audiology Today, 28(4),16–22.

Rizzolatti, G., & Craighero, L. (2004). The mirror-neuron system. Annual Review of Neuroscience, 27, 169–192.

Robbins, A. (2011). Potential meets reality in early intervention for children with hearing loss. In R. Seewald and A.M. Tharpe (Eds.), Comprehensive handbook of pediatric audiology (pp. 778–797). San Diego: Plural Publishing.

Robins, R.W., & Trzesniewski, K. H. (2005). Self-esteem development across the lifespan. Current Directions in Psychological Science, 14(3), 158–162.

Rogers, C. (1951). Client-centered therapy. Boston, MA: Houghton Mifflin.

Rogers, C. (1959). A theory of therapy personality and interpersonal relationships. In S. Koch (Ed.), Psychology: A study of science (pp. 184–256). New York: McGraw-Hill.

Rogers, C. (1961). On becoming a person. Boston: Houghton Mifflin.

Rogers, C. (1979). Foundations of the person—centered approach. Education, 100 (2), 98–107.

Rogers, C. (1980). A way of being. Boston: Houghton Mifflin.

Rollnick, S., Miller, W. R., & Butler, C. C. (2008). Motivational interviewing in health care. New York, NY: Guilford Press.

Roseberry-McKibbin, C. (1997). Working with linguistically and culturally diverse clients. In K. Shipley (Ed.), Interviewing and counseling in communicative disorders (pp. 151–173). Baltimore: Williams & Wilkins.

Rosenbaum, M., Ferguson, K., & Lobas, J. (2004). Teaching medical students and residents skills for delivering bad news: A review of strategies. Academic Medicine, 79, 109–117.

Ross, A.O. (1964). The exceptional child in the family. New York: Grune & Stratton.

Ross, E. (2011). Burnout and self-care in the practice of speech-pathology and audiology. In R.J. Fourie (Ed.), Therapeutic processes for communication disorders: A guide for clinicians and students (pp. 213–228). New York: Psychology Press.

Roter, D. & Hall, J (2006). Doctors talking with patients, patients talking with doctors. Westport: Auburn House.

Roth, A., Lankford, J., Meinke, D., & Long, G. (2001). Using AI to manage patient decisions. Advance for Audiologists, 3(6), 22–23.

Rotter Incomplete Sentences Blank (2nd ed.). (1992). San Antonio: Psychological Corporation.

Russ, S., Kuo, A., Poulakis, M., Rickards, F., Saunders, K., Jarman, F., Wake, & M., Oberklaid, F. (2004). Qualitative analysis of parents' experience with early detection of hearing loss. Archives of Disease in Childhood, 89, 353–358.

Russo, NM, Nicol TG, Zecker SG, Hayes EA, Kraus, N. (2004). Auditory training improves neural timing in the human brainstem. Behav Brain Res 156(1):95–103.

Russomagno, V. (2001). Using our knowledge of social styles to better counsel our patients. American Academy of Audiology Annual Convention, San Diego, CA.

Sanders, D.A. (1980). Hearing aid orientation. In M.C. Pollack (Ed.), Amplification for the hearing impaired (2nd ed.) (pp. 343–391). NY: Grune & Stratton.

Sanders, G. H., Frederick, MT., Silverman, S. C. Nielsen, C & Leplante-Levesque, A. (2017). Development and pilot evaluation of a novel theory-based intervention to encourage help seeking for adult hearing loss. Journal of the American Academy of Audiology, 28, 920–931.

Sandridge, S., & Newman, C. (2006). Improving the efficiency and accountability of the hearing aid selection process — Use of the COAT. Available: http://www. audiologyonline. com/articles/article_detail.asp?article_id=1541. Sartre, J. P. (1964). The words: An autobiography. New York: Random House.

Scherbourne, K., White, L., & Fortnum, H. (2002). Intensive rehabilitation programmes for deafened men and women: An evaluation study. International Journal of Audiology, 41, 195–201.

Schow, R., & Nerbonne, M. (1980). Hearing handicap and Denver scales; Applications, categories, interpretation. Journal of the Academy of Rehabilitative Audiology, 13, 66–77.

Schow, R., & Nerbonne, M. (1982). Communication screening profile: Use with elderly clients. Ear & Hearing, 3(3), 135–147.

Schulte-Ruther, M., Markowitsch, H., Fink, G., & Piefke, M. (2007). Mirror neuron and Theory of Mind mechanisms involved in face-to-face interactions: A functional magnetic resonance imaging approach to empathy. Journal of Cognitive Neuroscience, 19(8), 1354–1372.

Schum, D. (1996). Intelligibility of clear and conversational speech of young and elderly talkers. Journal of American Academy of Audiology, 7, 212–218.

Severn, M.S., Searchfield, G.D., & Huggard, P. (2012). Occupational stress amongst audiologists: Compassion satisfaction, compassion fatigue, and burnout. International Journal of Audiology, 51 (1), 3–9.

Selye, H. (1956). The stress of life. NY: McGraw–Hill.

Shames, G. (2006). Counseling the communicatively disabled and their families (2nd ed.). Mahwah, NJ: Lawrence Erlbaum.

Shapiro, S., Brown, K., & Biegel, G. (2007). Teaching self–care to caregivers: Effects of mindfulness–based stress reduction on the mental health of therapists in training. Training and Education in Professional Psychology, 1(2), 105–115.

Sherbourne, K, White, L., & Fortnum, H. (2002). Intensive rehabilitation programmes for deafened men and women: An evaluation study. International Journal of Audiology. 41: 195–201.

Shieh, C., & Hosei, B. (2008). Printed health information materials: Evaluation of readability and suitability. Journal of Community Health Nursing, 25(2), 73–90.

Shipley, K., & Roseberry–McKibbon, C. (2006). Interviewing and counseling in communicative disorders: Principles and procedures (3rd ed). Austin, TX: PRO–ED.

Shrestha, L., & Heisler, E. (2011). The changing demographic profile of the United States. Washington, DC: Congress Research Service. Available online: http://www.fas.org/sgp/crs/misc/RL32701. pdf.

Silberner, J. (2008). Britain weighs social cost of "wonder" drugs. National Public Radio: All Things Considered. Available: http://www.npr.org/templates/story/story.php?storyId=91996282.

Singh, G., Lau, S.T., & Pichora–Fuller, M.K. (2015). Social support predicts hearing aid satisfaction. Ear & Hearing, 36(6),664‐676.

Singh, G., Hickson, L., English, K., Scherpiet, S., Lemke, U., Timmer, B., et al. (2016). Family-centered adult audiologic care: A Phonak position statement. Hearing Review, 23(4), 16–21. Sjoblad, S., Harrison, M., Roush, J. & McWilliam, R. A. (2001). Parents' reactions and recommendations after diagnosis and hearing aid fitting. American Journal of Audiology, 10(1), 24–31.

Skafte, M.D. (2000). The 1999 hearing instrument market — The dispenser's perspective. The Hearing Review,7(6), 40.

Skinner, B.F. (1953). Science and human behavior. New York: Free Press.

Smart, J. (2016). Disability, society, and the individual. (3rd ed.) Austin, TX: Pro-Ed.

Smith, A., Jain, N., & Wallhagen, M. (2015). Hearing loss in palliative care. Journal of Palliative Medicine, 18(6), 559-562. Available: http://online. liebertpub. com/doi/pdf/10.1089/jpm.2014.0367.

Smith, S.D. (1994). Genetic counseling. In J.G. Clark & F.N. Martin (Eds.), Effective counseling in audiology: Perspectives and practice (pp. 70-91). Boston: Prentice Hall.

Sneed, J.R., & Whitbourne, S.K. (2005). Models of the aging self. Journal of Social Issues, 61(2), 375-388.

Sobsey, D. (2004). Marital stability and marital satisfaction in families of children with disabilities: Chicken or Egg? Developmental Disabilities Bulletin, 32, 62-83.

Sparrow, R. (2005). Defending Deaf culture: The case of cochlear implants. Journal of Political Philosophy, 13(2), 135-152.

Sperry, L. (2010). Culture, personality, health, and family dynamics: Cultural competence in the selection of culturally sensitive treatments. The Family Journal: Counseling and Therapy for Couples and Families, 18(3), 316-320.

Spencer, P., & Marschark, M. (2010). Evidence-based practices in educating deaf and hard-of-hearing students. New York: Oxford University Press.

Spencer, P., Bodner-Johnson, B., & Gutfreund, M. (1992). Interacting with infants with hearing loss: What can we learn from mothers who are deaf? Journal of Early Intervention, 16(1), 64-78.

Sprenger, M. (1999). Learning and memory: The brain in action. Alexandria, VA: Association for Supervision and Curriculum Development.

Squires, M., Spangler, C., Johnson, C., & English, K. (2013). Bullying is a safety and health issue: How pediatric audiologists can help. Audiology Today, 25(5),18-26.

Stebnicki, M. A. (2008). Empathy fatigue: Healing the mind, body, and spirit of professional counselors. New York: Springer.

Stecker, G.C., Bowman, G.A., Yund, E.W., Herron, T.J., Roup, C.M., & Woods, D.L. (2006). Perceptual training improves syllable identification in new and experienced hearing aid users. Journal of Rehabilitative Research and Development, 43, 537 - 552. Stein, R., Gill, K., & Gans, D. (2000). Adolescents' attitudes toward their peers with hearing impairment. Journal of Educational Audiology, 8, 1-8.

Stein, T., Frankel, R., & Krupat, E. (2005). Enhancing clinician communication skills in a large healthcare organization: A longitudinal study. Patient Education and Counseling, 58, 4-12.

Steinberg, A., Kaimal, G., Ewing, R., Soslow, L., Lewis, K., & Krantz, I. (2007). Parental narratives of genetic testing for hearing loss: Audiologic implications for clinical work with children and families. American Journal of Audiology, 16, 57-67.

Stemple, J.C., Roy, N & Klaben, B.K. (2014). Clinical voice pathology: Theory and management, 5th Ed. San Diego, CA: Plural Publishing.

Stepp, L. S. (2000). Our last best shot: Guiding our children through adolescence. New York: Riverhead Books.

Stern, D. (1985). The interpersonal world of the infant. New York: Basic Books.

Stewart, M., Brown, J., & Freeman, T. (2014). Patient-centered medicine: Transforming the clinical method. Abington, UK: Radcliffe Medical Press.

Stika, C.J., Ross, M., & Cuevas, C. (2002). Hearing aid services and satisfaction: The consumer viewpoint. Hearing Loss (SHHH, May/June), 25-31.

Stimson, G. (1974). Obeying doctors' orders: A view from the other side. Social Science and Medicine, 8, 97-104.

Stinson, M. S., Whitmore, K., & Kluwin, T. N. (1996). Self perceptions of social relationships in hearingimpaired adolescents. Journal of Educational Psychology, 88(1), 132-143.

Stokes, J. (Ed.).(1999). Hearing impaired infants: Support in the first eighteen months. London: Whurr Publications.

Stone, D., Patton, B., & Heen, S. (2010). Difficult conversations: How to discuss what matters most (10 yr anniversary ed). New York: Viking.

Stone, J. R., & Olswang, L. B. (1989). The hidden challenge in counseling. Asha, 31, 27-31.

Stuart, A., Moretz, M., & Yang, E. (2000). An investigation of maternal stress after neonatal hearing screening. American Journal of Audiology, 9(2), 135-141.

Sue, D., & Sue, D. (2003). Counseling the culturally diverse: Theory and practice (4th ed.). NY: Wiley.

Suter, P., & Suter, W. N. (2008). Timeless principles of learning: A solid foundation for enhancing chronic disease self-management. Home Healthcare Nurse, 26(2), 82-88.

Swan, I., & Gatehouse, S. (1990). Factors influencing consultation for management of hearing dis-
ability. British Journal of Audiology, 24, 155-160.

Sweetow, R. W. (2007). Instead of a hearing aid evaluation, let's assess functional communication
ability. The Hearing Journal, 60 (9), 26-31.

Sweetow, R.W., & Palmer, C.V. (2005). Efficacy of individual auditory training in adults: A system-
atic review of the evidence, Journal of American Academy of Audiology, 16, 494 - 504.

Sweetow, R.W. & Sabes, J.H. (2006). The need for and development of an adaptive listening and
communication enhancement (LACE™) program. Journal of the American Academy of Audiology,
17, 538-558.

Sylwester, R. (2007). The adolescent brain: Reaching for autonomy. Thousand Oaks, CA: Corwin
Press.

Tamura-Lis, W. (2013). Teach-back for quality education and patient safety. Urologic Nursing, 33
(6), 267-271, 298.

Tanner, D. C. (1980). Loss and grief: Implications for the speech-language pathologist and audiolo-
gist. Asha, 22, 916-928.

Tariq, S.H., Tumosa, N., Chibnall, J.T., Perry, M.H., & Morley, J.E. (2006). Comparison of the Saint
Louis University Mental Status Examination and the Mini-Mental State Examination for detect-
ing dementia and mild neurocognitive disorder — A pilot study. The American Journal of Geriat-
ric Psychiatry, 14(11), 900-910.

Taylor, B. (2012). Using scientifically validated tests in the timeless art of relationship building. Au-
diology Today, 24, 30-39.

Taylor, S. (2002). The tending instinct: How nurturing is essential to who we are and how we live.
New York, NY: Henry Holt.

Thaler, R.T., & Sunstein, C.R. (2009). Nudge: Improving decisions about health, wealth, and happi-
ness. New York: Penguin Books.

Thom, D., Hall, M.A., & Pawlson, L.G. (2004). Measuring patients' trust in physicians when as-
sessing quality of care. Health Affairs, 23(4), 24-132.

Thompson, M., & Grace, C. (2001). Best friends, worst enemies: Understanding the social lives of
children. New York: Ballantine Books. Time Magazine. December 31, 1999, p. 38.

Tirone, M., & Stanford, L.S., (1992). Analysis of the hearing aid orientation process. Paper presented at the annual meeting of the American Speech-Language-Hearing Association, San Antonio, TX.

Tønnesen, H. (2012). Engage in the process of change — Facts and methods. Bispebjerg, DK: WHO Collaborating Centre.

Traynor, R. M. (1999). Relating to patients. In R. Sweetow (Ed.). Counseling for hearing aid fittings (pp. 55–80). San Diego: Singular Publishing Group.

Traynor, R. M., & Holmes, A.E. (2002). Personal style and hearing aid fitting. Trends in Amplification, 6(1), 1–31.

Tremblay, K. L., & Kraus, N. (2002). Auditory training induces asymmetrical changes in cortical neural activity. Journal of Speech, Language, and Hearing Research, 45(6), 564 – 572.

Trower, P., Casey, A., & Dryden, W. (1988). Cognitive-behavioral counseling in action. London: Page publications.

Trychin, S. (1994). Helping people cope with hearing loss. In J. G. Clark and F. N. Martin (Eds.), Effective counseling in audiology (pp. 247–277). Boston, MA: Allyn & Bacon.

Trychin, S. (2001). Living with hearing Loss: What people who are hard of hearing and their significant others should know and do. Portland, ME: Adult Aural Rehabilitation Conference.

Trychin, S. (2012). Factors to consider when providing audiological services to people who have hearing loss and their communication partners. Seminars in Hearing, 33(1), 87–96.

Trychin, S. (n.d.) "Did I do that?" Book and DVD available at http://trychin.com/booksdvds.html.

Tsai, D.F.C. (2008). Personhood and autonomy in multicultural health care settings. Virtual Mentor, 10(3), 171–176.

Tye-Murray, N. & Witt, S. (1997). Communication strategies training. Seminars in Hearing, 18, 153–165.

Uchanski, R.M. (2005). Clear speech. In D.B. Pisoni & R.E. Remez (Eds.), The handbook of speech perception (pp. 207–235). Oxford: Blackwell Publishing.

Ungar, M. (2006). Strengths-based counseling with at-risk youth. Thousand Oaks, CA: Corwin Press.

U.S. Department of Education. (2011). President and First Lady call for united effort to address bullying. Available: https://www.ed.gov/news/press-releases/president-and-first-lady-call-united-effortaddress-bullying.

U.S. Department of Education, National Center for Education Statistics. (2017). Indicators of School Crime and Safety: 2016 (NCES 2017−064), Indicator 11. Retrieved from: https://nces.ed.gov/fastfacts/display.asp?id=719.

Uyehara−Isono, J. (2001). Identification of unilateral hearing loss via newborn hearing screening: Treatment options and parental perceptions. Unpublished doctoral project, Central Michigan University.

Van Dulman, S., Tromp, F., Gosfield, F., ten Cate, O., & Bensing, J. (2007). The impact of assessing simulated bad news on medical students' stress response and communication performance. Psychoneuroendocrinology, 32, 943 − 950.

Van Hecke, M. (1990). Listening with your heart: Counseling parents of children with speech and hearing impairments. HearSay, Spring/Summer, 8−14.

Van Hecke, M. (1994). Emotional responses to hearing loss. In J.G. Clark and F.N. Martin (Eds.) Effective counseling for audiologists: Perspectives and practice (pp. 92−115). Boston, MA: Prentice Hall.

Van Staa, A., Jedeloo, S., & van der Stege, H. (2011). "What we want": Chronically ill adolescents' preferences and priorities for improving health care. Patient Preference and Adherence, 5, 291−305.

Vaughan, S. (1998). The talking cure: The science behind psychotherapy. New York: Henry Holt.

Verhoff, J., & Adams, A. (2014). The perfect combination of science and teaching: The demand for and job satisfaction of educational audiologists. Audiology Today, 26(1), 16−23.

Wallhagen, M. (2009). The stigma of hearing loss. The Gerontologist, 50(1), 66−75.

Walsh, F. (2012). Family resilience: Strengths forged through adversity. In F. Walsh (Ed.), Normal family processes: Growing diversity and complexity (4th ed.) (pp. 399−427). New York: Guildford Press.

Walvoord, K. (2006). Understanding sonographer burnout. Journal of Diagnostic Medical Sonography, 22(3), 200−205.

Wang, Q. (2006). Culture and the development of self−knowledge. Current Directions in Psychological Science, 15(4), 182−187.

Warner−Czyz, A., Loy, B., Evans, C., Wetzel, A., & Tobey, A. (2015). Self−esteem in children and adolescents with hearing loss. Trends in Hearing, 19, 1−12.

Watermeyer, J., Kanji, A., & Sarvan, S. (2017). The first step to early intervention following diagnosis: Communication in pediatric hearing aid orientation sessions. American Journal of Audiology, 26, 576–582.

Wayner, D.S. & Abramson, J.E. (2001). Learning to hear again: An audiologic rehabilitation curriculum guide. Austin, TX: Hear Again Publishing.

Webster, E.J. (1977). Counseling with parents of handicapped children. New York: Grune and Stratton.

Weinstein, B.E. (2013). Geriatric Audiology (2nd Edition). New York: Thieme Publishing.

Weinstein, B., & Amsel, L. (1986). Hearing loss and senile dementia in the institutionalized elderly. Clinical Gerontologist, 4, 3–15.

Weisel, A., & Kamara, A. (2005). Attachment and individuation of deaf/hard–of–hearing and hearing young adults. Journal of Deaf Studies and Deaf Education, 10(1), 51–62.

Weismer, G. (Ed.)(2007). Motor speech disorders. San Diego: Plural Publishing.

Wheeler, A., Archbold, S., Gregory, S., & Skipp, A. (2007). Cochlear implants: The young people's perspective. Journal of Deaf Studies and Deaf Education, 12(3), 303–316.

Wilson Learning Corporation. (1978). Managing interpersonal relationships. Eden Prairie, MN: Wilson Learning Corporation.

Wood, B., & Killion, J. (2007). Burnout among healthcare professionals. Radiology Management, 29 (6), 30–34.

Woodward, J. (1972). Implications of sociolinguistic research among the Deaf. Sign Language Studies, 1, 17.

World Health Organization. (2014). Global atlas of palliative care at the end of life. London: Worldwide. Palliative Care Alliance. Available: http://www. who. int/nmh/Global_Atlas_of_Palliative_Care.pdf.

World Health Organization. (2017). International Classification of Functioning, Disability and Health (ICF)., Retrieved on January 31, 2018: http://www.who.int/classifications/icf/en/.

Wright, K., English, K., & Elkayam, J. (2010). Reliability of the Self–Assessment of Communication — Adolescent. Journal of Educational Audiology, 16, 30–36.

Wright–Berryman, J. (2018). Addressing mental health and suicide in healthcare. Grand Rounds Series Presentation, University of Cincinnati.

Yalom, I.D. (1980). Existential psychotherapy. New York, NY: Basic Cooks.

Yardley, L. Burgneay, J., Anderson, G., Owen, N., Nazereth, J., & Luxon, L. (1998). Feasibility and effectiveness of providing vestibular rehabilitation for dizzy patients in the community. Clinical Otolaryngolica, 23, 442–448.

Yechiam, E., & Hochman, G. (2014). Loss attention in a dual task setting. Psychological Science, 25, 494–502.

Yeh, J., Cheng, J., Chung, C., & Smith, T. (2014). Using a question prompt list as a communication aid in advanced cancer care. Journal of Oncology Practice, 10(3), 3137–3141.

Yoshinaga–Itano, C., Sedey, A., Coulter, D., & Mehl, A. (1998). Language of early and later identified children with hearing loss. Pediatrics, 102, 1161–1171.

Young, A., & Tattersall, H. (2007). Universal newborn hearing screening and early identification of deafness: Parents' responses to knowing early and their expectations of child communication development. Journal of Deaf Studies and Deaf Education, 12(2), 209–220.

Zellars, K., Perrewe, P., & Hochwarter, W. (2000). Burnout in health care: The role of the five factors of personality. Journal of Applied Social Psychology, 30(8), 1570–1598.

Zimmerman, B., Schunk, D., & DiBenedetto, M. (2017). The role of self–efficacy and related beliefs in selfregulation of learning and performance. In A. Elliot, C. Dweck, and D. Yeager (Eds.), Handbook of competence and motivation (2nd ed.) (pp. 313–333). New York: Guildford Press.

Zolnierek, K.B., & DiMatteo, M.R. (2009). Physician communication and patient adherence to treatment: A meta–analysis. Medical Care, 47, 826 – 834.

Zull, J. (2002). The art of changing the brain: Enriching the practice of teaching by exploring the biology of learning. Sterling, VA: Stylus.

附录表

第一章

附录1.1　四习惯模式医患沟通技能评估表 / 28

附录1.2　听力咨询技能评估表 / 30

第六章

附录6.1　用父母的声音来加强亲子关系——听觉印记法 / 187

附录6.2　听障家庭和学龄前/小学生阅读参考书单 / 188

附录6.3　听障儿童的兄弟姐妹阅读参考书单 / 189

附录6.4　供家长参考的儿童听损相关问题题库（QPL） / 190

附录6.5　针对听障儿童兄弟姐妹的家长建议 / 192

附录6.6　听障学生在课堂上的教学建议 / 193

附录6.7　老师对听障学生的心理社会支持建议 / 196

第七章

附录7.1　沟通情况自我评估表——青少年版本 / 225

附录7.2　听障青少年阅读参考书单 / 226

第八章

附录8.1　Denver自我评估量表 / 261

附录8.2　Alpiner-Meline听力康复筛查量表 / 264

附录8.3a　成人听力障碍筛查量表 / 267

附录8.3b　成人听力障碍与沟通伙伴筛查量表 / 269

附录8.4a　老年人听力障碍筛查量表 / 271

附录8.4b 老年人听力障碍与沟通伙伴筛查量表 / 273

附录8.5 听力障碍的影响——家属问卷 / 275

附录8.6 眩晕障碍量表 / 277

附录8.7 耳鸣致残量表 / 280

附录8.8 耳鸣的常识及其管理 / 283

附录8.9 听觉过敏的处理 / 290

附录8.10 应对特定噪音恐惧症 / 291

附录8.11 听障成人阅读参考书单 / 292

附录8.12 听觉辅助装置需求度评估表 / 293

第九章

附录9.1 患者沟通情况自我评估表 / 326

附录9.2 患者家属沟通情况评估表 / 327

附录9.3 患者导向的听觉改善分级问卷（COSI） / 329

附录9.4 助听器性能选择指导工具（COAT） / 330

第十二章

附录12.1 给听障患者的沟通建议 / 388

附录12.2 给听障患者交流对象的沟通建议 / 390

附录12.3 清晰说话指南 / 392

附录12.4 听障患者外出就餐时的建议 / 393

国外权威专家推荐语

这本书的写作风格引人入胜且富有洞察力，既适用于教学又适合于临床实践，每一章都包括临床案例、深入思考的讨论问题和供深入学习的活动，它是听力学书籍中的稀有宝石。

Gabriel Saunders, Ph.D.

Eriksholm Research Center, Snellersten, Denmark

Past President, Academy of Rehabilitative Audiology

这本书已经再版三次，每版的更新都很有价值并且都很精彩。听力康复的成功在某种程度上取决于有效的咨询，使用本书将帮助您理解并学会以人为本的沟通和听力咨询。

Jerry L. Northern, PhD

Professor Emeritus, University of Colorado School of Medicine, Denver, CO

Past President, American Academy of Audiology

有经验的听力康复专业人员更关注他们的医患沟通和听力咨询技巧。仔细阅读本书肯定有所帮助。

James Jerger, Ph.D.

Founding Father of the American Academy of Audiology

Distinguished Scholar-in-Residence,

School of Behavioral and Brain Sciences,

University of Texas at Dallas

生物—心理—社会模式下的以人为本听力咨询的重要性怎么强调都不为过。这本书精辟地介绍了以人为本听力咨询和康复的原理和方法，对于希望在实践中应用以人为本方法和工具的听力康复人员来说是必读的。

Lise Lotte Bundesen

Formaer Managing Director, The Ida Institute

Naarum, Denmark

作者的不懈努力促进了以人为本听力咨询和康复在临床和科研方面的蓬勃发展。

Melanie Gregory

Chief Executive, The Ear Foundation

Nottingham, England

Clark and English博士是撰写以人为本听力咨询和康复的开创性作者。

Frederick N. Martin, Ph.D.

Lille Hage Jamail Centennial Professor Emeritus

Communication Sciences and Disorders

The University of Texas at Austin

根据我的经验，我认为以人为本的听力咨询比任何现有设备或未来的技术进步都更重要。Clark and English博士一直在撰写这方面的著作，书中的大量研究证明了它对患者满意度和康复效果的显著影响。

James W. Hall III, PhD

Professor, Salus University and University of Hawaii

这本书详细介绍了以人为本听力咨询和康复的目标，以及提高咨询技能的方法。本书是所有听力康复专业人员的必备读物。拿起这本书，你一定可以感受到自己的成长。

Jeanine Doherty, Au.D.

Hearing Excellence, Owner

Christchurch, New Zealand

    听力康复领域中患者和听力学家之间的沟通互动是极其复杂和精微的，顶尖专家Clark and English博士通过不懈的努力，在书中高质量地呈现了此内容，这是一项无与伦比的工作成果。

Gurjit Singh, PhD

Senior Research Audiologist, Phonak AG

Adjunct Professor, Ryerson University

Past President, Canadian Academy of Audiology

    本书是听力康复必备书，它将帮助您抓住以人为本听力康复的核心知识并实施咨询，并了解为什么与患者及其家人建立有意义的伙伴关系至关重要。

Karen Muñoz, Ed.D.

Associate Professor

Department of Communicative Disorders and Deaf Education

Utah State University